Taschenatlas
der Augenheilkunde

3. Auflage

Fritz Hollwich

Taschenatlas der Augenheilkunde

3., überarbeitete Auflage

368 farbige Abbildungen

1987
Georg Thieme Verlag Stuttgart · New York

Prof. Dr. Dr. h. c.
Fritz Hollwich
em. Direktor der
Universitätsaugenklinik
Münster
Winterthurer Str. 5
8000 München 71

Wichtiger Hinweis: Medizin als Wissenschaft ist ständig im Fluß. Forschung und klinische Erfahrung erweitern unsere Kenntnisse, insbesondere was Behandlung und medikamentöse Therapie anbelangt. Soweit in diesem Werk eine Dosierung oder eine Applikation erwähnt wird, darf der Leser zwar darauf vertrauen, daß Autoren, Herausgeber und Verlag größte Mühe darauf verwandt haben, daß diese Angabe genau dem **Wissensstand bei Fertigstellung des Werkes** entspricht. Dennoch ist jeder Benutzer aufgefordert, die Beipackzettel der verwendeten Präparate zu prüfen, um in eigener Verantwortung festzustellen, ob die dort gegebene Empfehlung für Dosierungen oder die Beachtung von Kontraindikationen gegenüber der Angabe in diesem Buch abweicht. Das gilt besonders bei selten verwendeten oder neu auf den Markt gebrachten Präparaten und bei denjenigen, die vom Bundesgesundheitsamt (BGA) in ihrer Anwendbarkeit eingeschränkt worden sind.

CIP-Kurztitelaufnahme der Deutschen Bibliothek

Hollwich, Fritz:
Taschenatlas der Augenheilkunde / Fritz Hollwich. – 3., überarb. Aufl. – Stuttgart ; New York : Thieme, 1987. –
Engl. Ausg. u. d. T.: Hollwich, Fritz: Pocket atlas of ophthalmology

1. Auflage 1980
1. englische Auflage 1981
2. Auflage 1983
1. französische Auflage 1983
1. italienische Auflage 1983
1. spanische Auflage 1984
1. türkische Auflage 1984
2. englische Auflage 1986
2. französische Auflage 1986

Satz: W. Tutte, D-8391 Salzweg
Gesetzt auf VIP
Druck: Grammlich, D-7401 Pliezhausen

ISBN 3-13-584903-1
1 2 3 4 5 6

Geleitwort

Der vorliegende Atlas ist in seiner prägnanten Kürze der beste, den ich kenne. Das Taschenbuch, klein an Umfang, aber groß an Inhalt, wurde von Prof. Hollwich in mehr als 20 Jahren erarbeitet. Es erlaubt mit Leichtigkeit, jedes geläufige, in Farbe wiedergegebene Krankheitsbild einschließlich der zugehörigen Beschreibung aufzufinden. Darüber hinaus steht vor jedem Kapitel eine kurze Einführung, die in wenigen Sätzen die klinischen Kennzeichen der Erkrankungen des Auges beschreibt.

Es gibt zahlreiche Atlanten der Augenheilkunde: Vielfach sind jedoch die Texte zu lang, und zumeist überwiegen die Zeichnungen – obwohl jeder weiß, daß Zeichnungen niemals ganz wirklichkeitsgetreu sein können –, und nicht selten fehlt die letzte Deutlichkeit. Der Taschenatlas von Prof. Hollwich hat keinen der genannten Fehler: Er ist klar, leicht zu Rate zu ziehen und überaus anschaulich. Die 368 Farbbilder sind von höchster Qualität.

Dieser Atlas wird nicht nur jedem Arzt willkommen sein, der sich in der Augenheilkunde orientieren oder spezialisieren möchte, sondern ebenso jedem Ophthalmologen, der seine Kenntnisse auf rasche und bequeme Weise auffrischen möchte.

Gent, im Sommer 1980 — Prof. Jules François

Vorwort zur dritten Auflage

In der Neuauflage dieses Taschenatlasses wurden die kurzen Einführungen, die vor jedem Kapitel stehen, überarbeitet und auf den neuesten Stand gebracht.
Durch Umstellung einiger Bildfolgen wurde eine bessere Anpassung an den klinischen Verlauf erzielt. Bildergänzungen betrafen das diabetische Krankheitsbild.
Die Legenden wurden sämtlich überprüft sowie zum Teil neu gestaltet, um die klinischen Merkmale der zugehörigen Abbildungen verständnisgerecht herauszuarbeiten.
Mein besonderer Dank gilt Herrn Dr. h. c. GÜNTHER HAUFF und seinen Mitarbeitern, von denen ich Herrn ROLF D. ZELLER besonders nennen möchte, der nunmehr schon die 3. Auflage betreute.

München, im Januar 1987 FRITZ HOLLWICH

Vorwort zur ersten Auflage

Augenheilkunde ist – wie kaum ein anderes Fachgebiet der Medizin – Anschauungskunde. Das kleine, von außen nur zu einem geringen Teil überschaubare Organ „Auge“ ist jedoch mit optischen Hilfsmitteln nahezu vollständig in allen Abschnitten zu untersuchen – und ebenso im Bilde festzuhalten.

Auch die sorgfältigste Beschreibung eines krankhaften Vorganges am Auge bleibt lückenhaft ohne die bildhafte Wiedergabe seiner charakteristischen Kennzeichen.

Seit jeher sind deshalb Bildsammlungen in Atlasform eine wesentliche Ergänzung der Lehrbücher, eine willkommene Hilfe beim Studium und in der Fachausbildung. Aber auch der Augenarzt in der Praxis ebenso wie Ärzte anderer Fachrichtungen schätzen eine rasche Orientierungshilfe.

Die vorliegende Bildsammlung bringt in Taschenbuchform typische Krankheitsbilder aus der täglichen Praxis. In einem Querschnitt durch die Augenheilkunde erstrecken sich die farbigen Photographien über die am häufigsten auftretenden Anomalien und Erkrankungen des Vorderabschnittes sowie des Augenhintergrundes.

Eine wertvolle Erweiterung des eigenen Bildmaterials bilden 7 Farbaufnahmen über die juvenile Makuladegeneration, die Prof. J. François (Gent) und 6 Farbphotos außereuropäischer Rassen, die Prof. F.C. Blodi (Iowa City) liebenswürdigerweise zur Verfügung stellten.

Für sachkundige Hilfe bei der Sammlung des Bildmaterials habe ich vor allem meiner früheren langjährigen Mitarbeiterin an der Münsteraner Augenklinik, Frau Dr. B. Verbeck, zu danken.

Schließlich gilt mein besonderer Dank Herrn Dr. med. h.c. G. Hauff für seine Anregung zu diesem Taschenatlas und – gemeinsam mit seinen bewährten Mitarbeitern – für die große Mühe und Sorgfalt bei der Drucklegung.

München, im Sommer 1980 — Fritz Hollwich

Inhaltsverzeichnis

1. Lider

Das Lid als Schutzorgan des Augapfels ist Sitz zahlreicher Anomalien und pathologischer Veränderungen. Diese befallen das Lid allein oder in Verbindung mit Erkrankungen des Gesamtorganismus.

Die Veränderungen und Störungen sind mannigfacher Art: Sie betreffen die Lidhaut, die Lidplatte (Tarsus), die quergestreiften und glatten Lidmuskeln, den auffallend stark entwickelten Gefäß- und Lymphapparat sowie die zahlreichen Lidnerven, von denen der N. trigeminus, der N. oculomotorius und der N. facialis zu den Hirnnerven und der N. sympathicus zum autonomen Nervensystem zählen. Bei der exponierten Lage dieses Organs fallen bereits kleine und kleinste Veränderungen an den Lidern auf. Für den Augenarzt, den Dermatologen, aber auch für den Allgemeinarzt sowie für zahlreiche Fachspezialisten ist ein Überblick über die zahlreichen Anomalien, Erkrankungen und Verletzungen der Lider von Interesse.

In der nachstehenden Bildfolge wurde versucht, den Stoff nach möglichst einheitlichen anatomischen und physiologischen Gesichtspunkten zu ordnen.

Das Kapitel beginnt mit den häufigsten Entzündungen und Erkrankungen der Lidhaut und der Liddrüsen, da sie einen sehr wesentlichen Teil der Liderkrankungen bilden. Es handelt sich um die infektiösen Exantheme und Erkrankungen der Lidhaut, die allergischen Reaktionen und Lidödeme verschiedener Ursache, die Ekzeme sowie die Entzündungen der Liddrüsen (Chalazion, Hordeolum).

Weitere Abschnitte behandeln die angeborenen Fehlbildungen und erworbenen Stellungsanomalien (Ptosis) mit Hinweisen auf ihre operative Therapie. Hierher gehören die angeborenen und erworbenen Störungen im Bewegungsapparat der Lider, und zwar sowohl isoliert als auch im Wechselspiel (Lidöffnung und -schluß) zwischen der quergestreiften (M. orbicularis, M. levator palpebrae) und der glatten Lidmuskulatur (Mm. tarsales superior et inferior), sowie die Störungen der synergischen Lid-Augapfel-Bewegungen (Marcus-Gunn) und die trophoneurotischen Störungen beim Krankheitsbild des Zoster ophthalmicus.

Besonders zahlreich sind die Geschwülste der Lider abgebildet. Als angeborene, zumeist erst intra vitam sich manifestierende Geschwülste kommen Dermoide, Nävi, Hämangiome und Lymphangiome, Lipome und Neurofibrome vor. Weitere Abbildungen über die gutartigen erworbenen Zysten und Geschwülste (Xanthelasmen, Milia, Retentionszysten, Atherome, Hauthörner und Lidwarzen) sowie die semimalignen Karzinome (Basaliome, Spinaliome) und die malignen Rhabdomyome und Sarkome beschließen diesen Abschnitt.

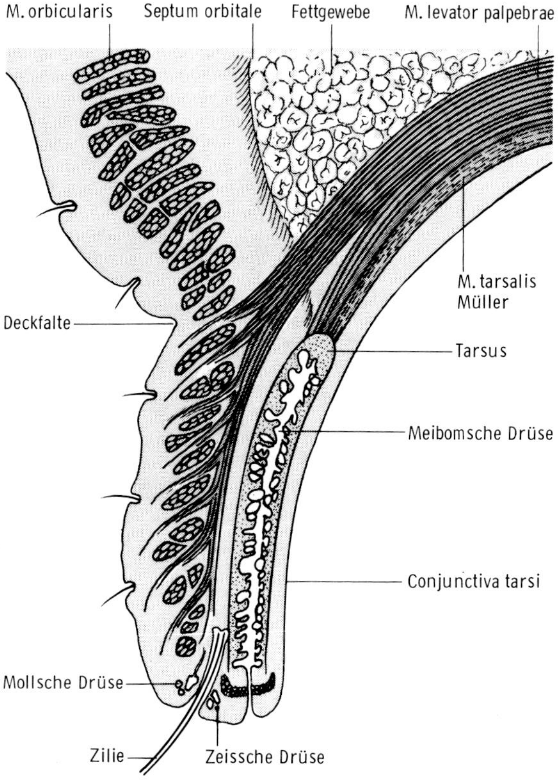

Abb. 1.**1** Querschnitt durch das obere Augenlid (schematisch). Die Talgdrüsen (Meibom- und Zeis-Drüsen) fetten den Lidrand ein, so daß die Tränen bei normaler Sekretion nicht überlaufen. Die Moll-Drüse ist eine Schweißdrüse.
Schematische Darstellung des Schließmuskels (M. orbicularis) und der Öffnungsmuskeln (M. levator palpebrae und M. tarsalis superior) der Lider. In den am Oberlid stärker ausgeprägten M. orbicularis (Schließmuskel) strahlt fächerförmig der M. levator palpebrae (willkürliche Lidhebung) ein. Dieser haftet mit einem Faserzug gemeinsam mit dem M. tarsalis superior (Müller-Muskel, unwillkürliche Lidhebung) am oberen Tarsusrand (aus *Hollwich, F.:* Augenheilkunde, 10. Aufl. Thieme, Stuttgart 1982).

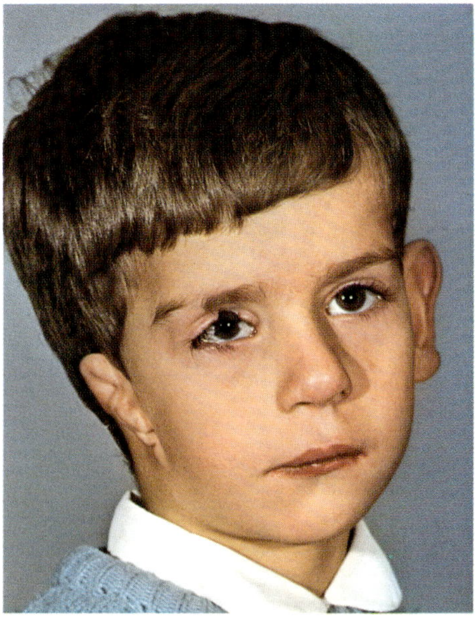

Abb. 1.**2** Oberlidkolobom rechts bei Goldenhar-Syndrom. Okuloaurikuläres Syndrom, Mikrotie und Oberlidkolobom. Wirbelbildungen der rechten Augenbrauenhaare, Zahnstellungsanomalien (5 J., ♂).

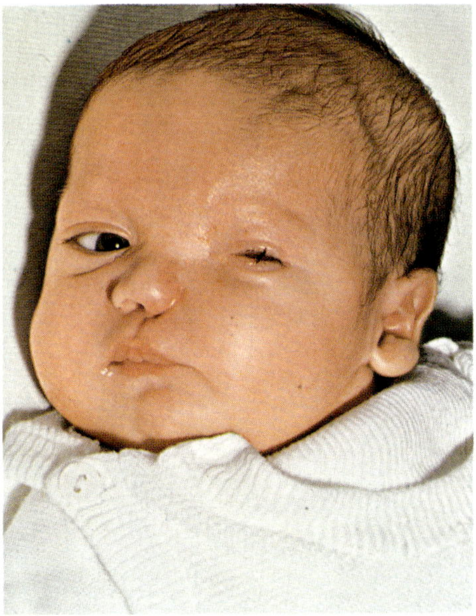

Abb. 1.**3** Hemiatrophia faciei links, Anophthalmus, angedeuteter linker Nasenflügel, Mißbildung des äußeren Ohres und Sclerodermia circumscripta (5 Wochen, ♀).

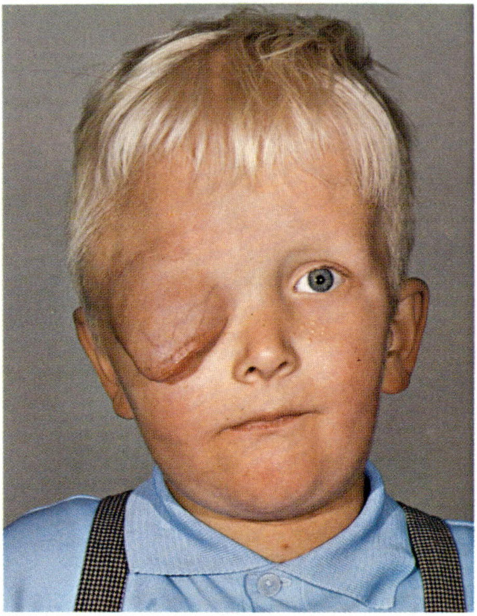

Abb. 1.**4** Halbseitige Gesichtshypertrophie und Elephantiasis des rechten Oberlides bei Neurofibromatose (von Recklinghausen). Teigige, nichtentzündliche Schwellung des rechten Oberlides, das rüsselförmig über die rechte Wange herabhängt. Einseitige Erweiterung der rechten Orbita mit Tieferstand des rechten Auges. Café-au-lait-Fleck am Hals (5 J., ♂).

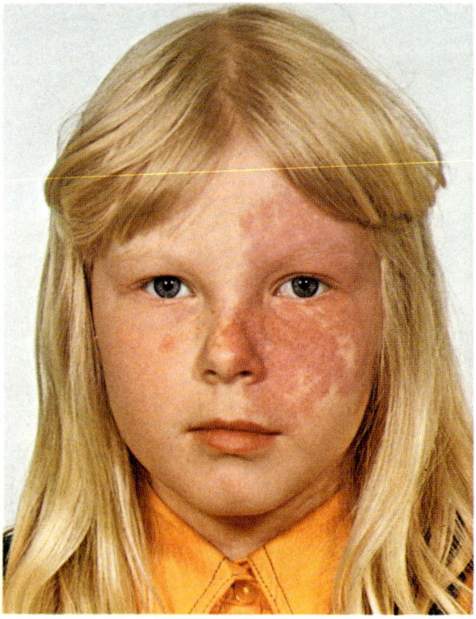

Abb. 1.**5** Naevus vasculosus flammeus faciei (Sturge-Weber-Krabbe) mit Sekundärglaukom links. Rotvioletter, auf Glasspateldruck abblassender, streng halbseitig dem Verlauf des N. trigeminus folgender Gesichtsnävus. Hämangiom der Bindehaut und der Aderhaut. Links weitere Lidspalte, größerer Bulbus. Erweiterung der episkleralen Gefäße. Tendenz zu sekundärer Drucksteigerung (8 J., ♀).

Abb. 1.**6** Masernexanthem. Im Gesicht beginnend, sind die Effloreszenzen zuerst klein, rund oder oval, später oft gezackt, dunkelrot und über das Hautniveau erhaben. Sie konfluieren zu größeren, scheckigen Plaques, dazwischen kleinere, nicht befallene Hautpartien. Das katarrhalische Stadium beginnt mit Schnupfen, Pharyngitis, Tracheitis und Bronchitis, meist nach hohem Fieber. Stadium mit Konjunktivitis und Lichtscheu folgt nach (4 J., ♀).

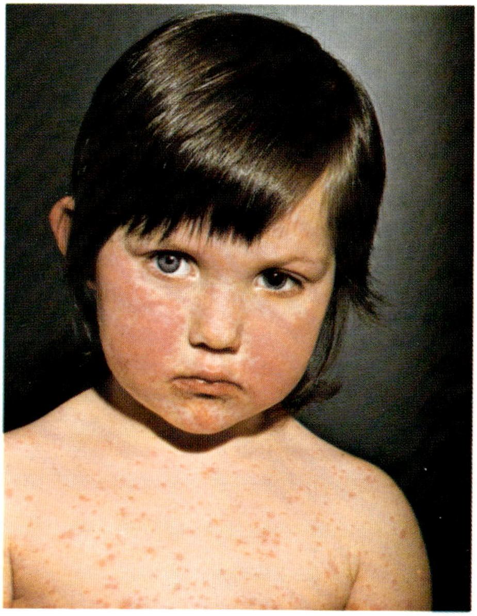

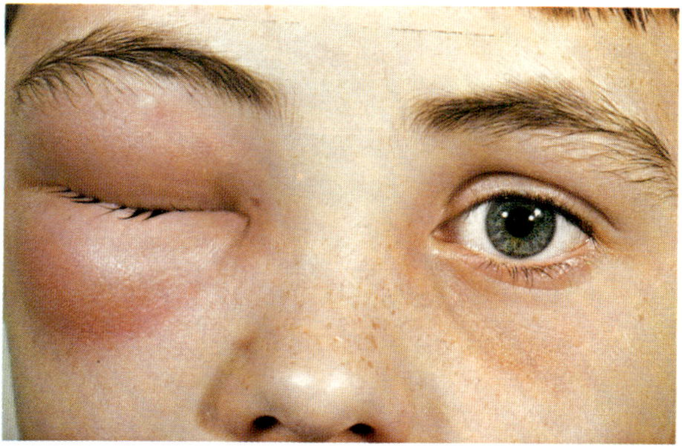

Abb. 1.**7** Lidödem nach Insektenstich am rechten Oberlid, unterhalb der Augenbraue. Als allergische Reaktion auf den Stich bildet sich seröse Flüssigkeit, die der Schwere nach absackt und das Unterlid kissenartig vorwölbt. Pseudoptose (8 J., ♂).

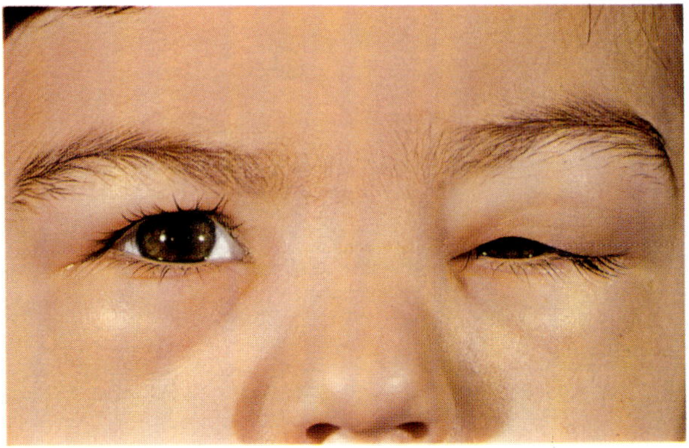

Abb. 1.**8** Akutes Lidödem beiderseits. Blasses, gedunsenes Gesicht als Ausdruck allergischer Reaktion bei Oxyuriase. Bluteosinophilie (3 J., ♀).

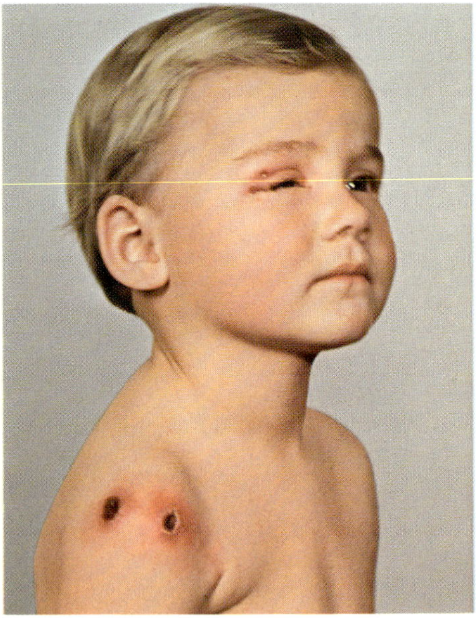

Abb. 1.**9** Vakzine-Infektion der Lider, 14 Tage nach Pockenschutz-Erstimpfung. Autoinfektion der Lider auf gleicher Seite (1 J., ♀).

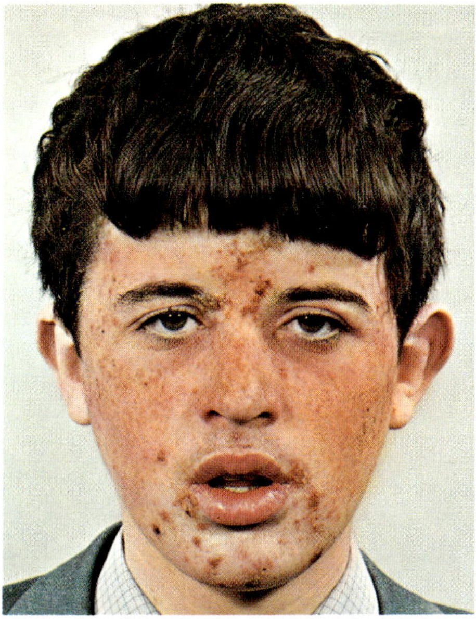

Abb. 1.**10** Impetigo contagiosa mit Lidbeteiligung. Streptogene Form. Akuter ansteckender Hautausschlag des Gesichtes mit intraepidermalen Pusteln, Bläschen und gelblich-grauen Krusten, honiggelben Borken und Einblutungen. Schwärzliche Krusten sitzen an innerem Lidwinkel, Nasenrücken und Stirn (13 J., ♂).

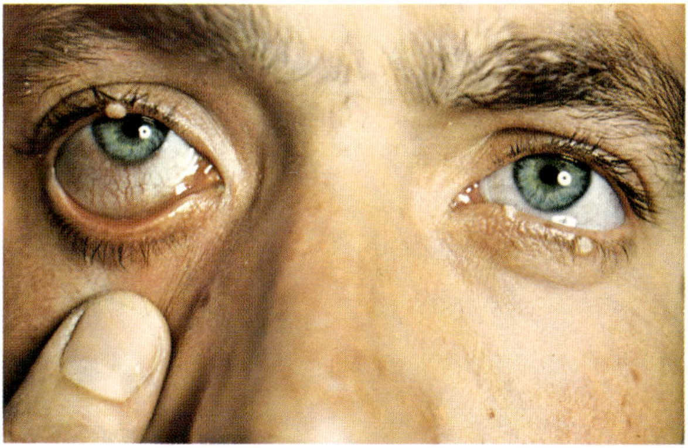

Abb. 1.**11** Molluscum contagiosum. Weißlich-gelbe, perlartige Knötchen von verschiedener Größe mit zentraler Delle an beiden Ober- und Unterlidern. Der Inhalt besteht aus verhornten Epithelien, den sog. Molluskumkörperchen. Gutartige, durch Virus hervorgerufene Infektionskrankheit, vorwiegend an der Haut des Gesichtes und der Augenlider (23 J., ♂).

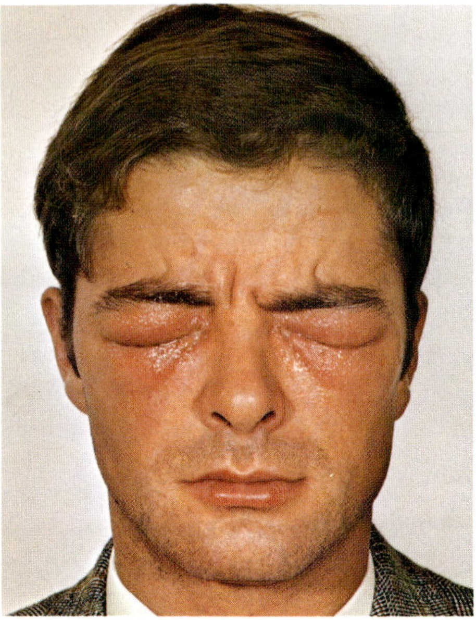

Abb. 1.**12** Akutes Kontaktekzem der Lider bei Chloramphenicol-Allergie. Starke Rötung und Schwellung mit Blaseneruptionen in der Epidermis der Lider (Stadium bullosum). Nach kurzer Zeit platzen die Bläschen, so daß eine netzende Fläche zutage tritt (Stadium madidans). Lichtscheu und Blepharospasmus (25 J., ♂).

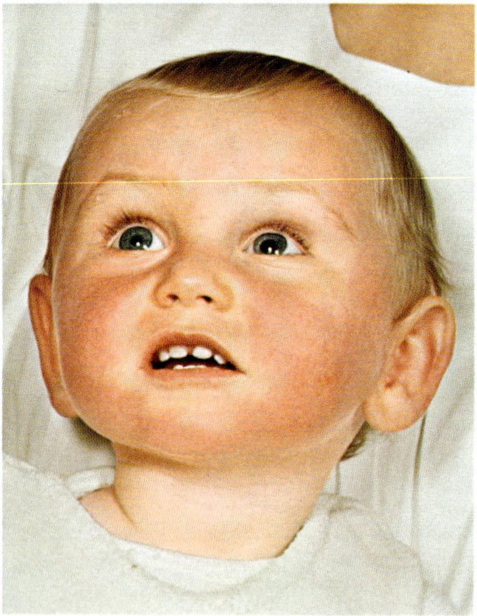

Abb. 1.**13** Kontaktallergie des Gesichtes. Überempfindlichkeit gegen Atropin. Rötung und Hyperämie der gesamten Gesichtshaut einschließlich der Ohren. Aufgetreten nach lokaler Verabreichung eines Tropfens Atropin 1% zur Refraktionsbestimmung (13 Mon., ♀).

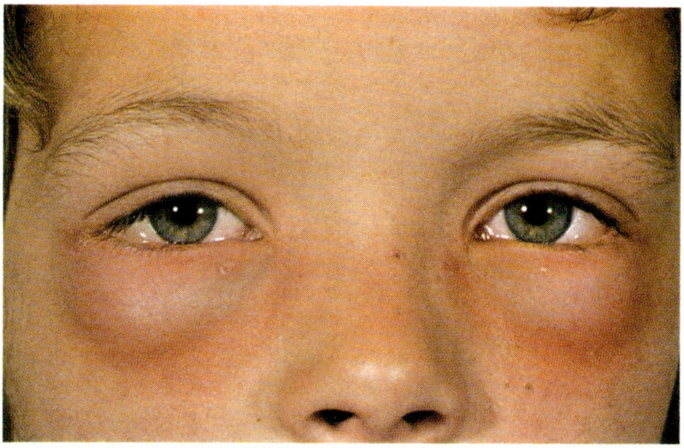

Abb. 1.**14** Allergisches Ödem der Lider bei Pollenallergie. Leichte konjunktivale Injektion und Chemose beiderseits. Kissenartige Flüssigkeitsansammlung in den Unterlidern bei gleichzeitig bestehendem Heuschnupfen (5 J., ♂).

Abb. 1.**15** Lidemphysem. Pralle Schwellung des linken Ober- und Unterlides nach Siebbeinverletzung durch Kopfstoß vor 3 Tagen. Durch die verletzte Nasennebenhöhlenwand dringt Luft beim Schneuzen ventilartig unter die Lider ein. Schneeballknirschen (29 J., ♂).

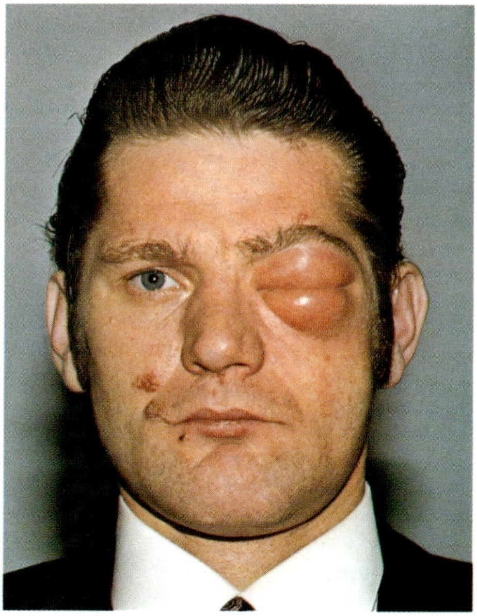

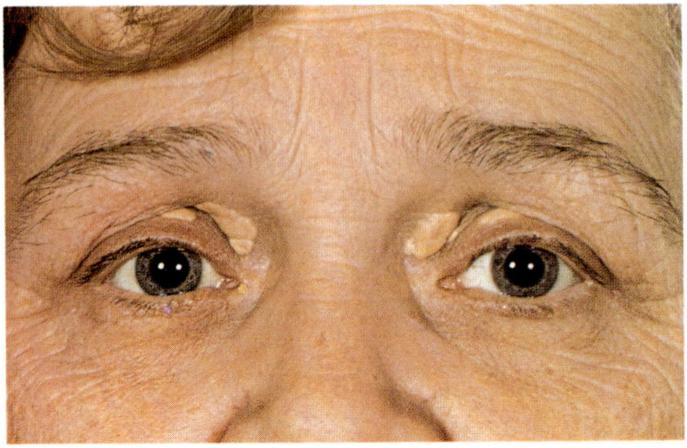

Abb. 1.**16** Xanthelasmen. Symmetrisch im inneren Lidwinkel angeordnete, gelbliche, erhabene Einlagerung von Lipoiden in der Lidhaut. Am häufigsten im Klimakterium. Mitunter Hinweis auf Diabetes mellitus, Gallengangsaffektionen, Stoffwechselstörungen und Verschlußkrankheiten der Gefäße des Herzens oder der Extremitäten (53 J., ♀).

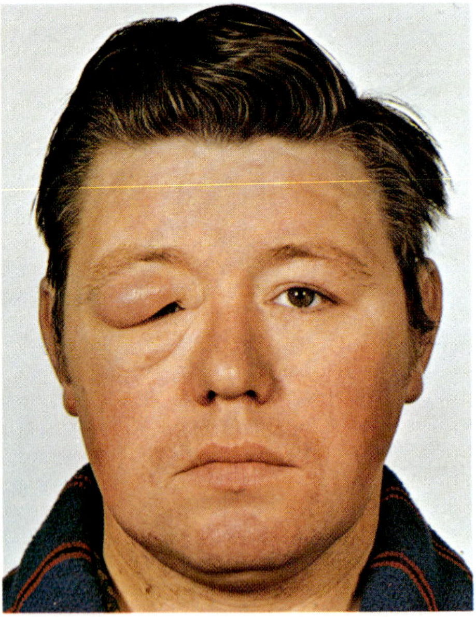

Abb. 1.**17** Hereditäre Blepharochalase (Lidhauterschlaffung). In der Regel in der Pubertät beginnend. Anfallsweise intermittierende Schwellung der Oberlider, rechts mehr als links. Abklingen des schmerzfreien Ödems nach 1–2 Tagen (40 J., ♂).

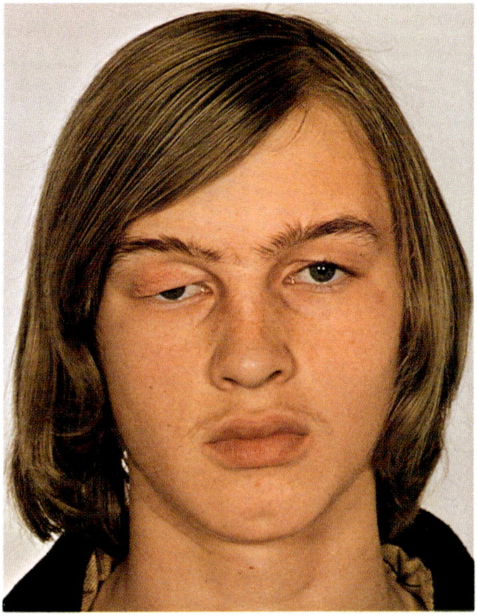

Abb. 1.**18** Ascher-Syndrom. Familiär auftretende juvenile Blepharochalase mit Doppellippe (bartwuchsfreier Saum oberhalb des Oberlippenrotes) und Struma. Rechts ausgeprägter (14 J., ♂).

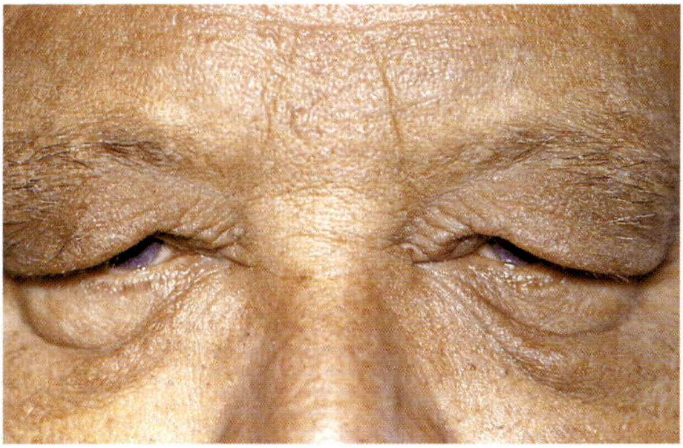

Abb. 1.**19** Präsenile Dermatochalase (Cutis laxa). Die erschlaffte Deckfalte des Oberlides hängt schildförmig über den Lidrand bis auf das Unterlid herab. Angedeutete „Tränensäcke" (Herniation des Orbitafettgewebes). Lidspalt bis auf einen schmalen nasalen Anteil verengt (65 J., ♂).

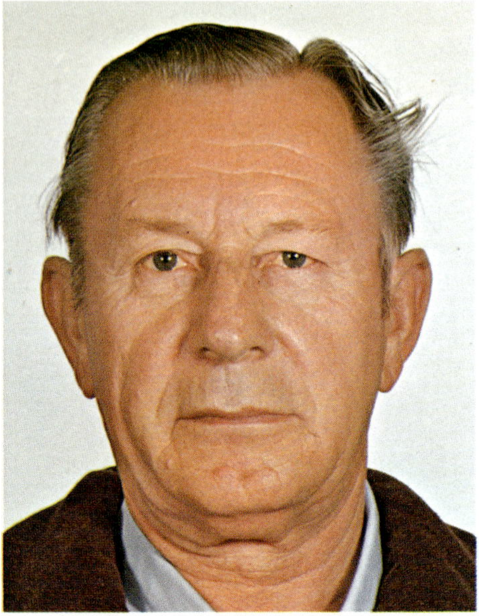

Abb. 1.**20** Senile Dermatochalase (Cutis laxa senilis) beiderseits. Die dünne und erschlaffte Oberlidhaut hängt als abziehbare Falte über den äußeren Lidrand (64 J., ♂).

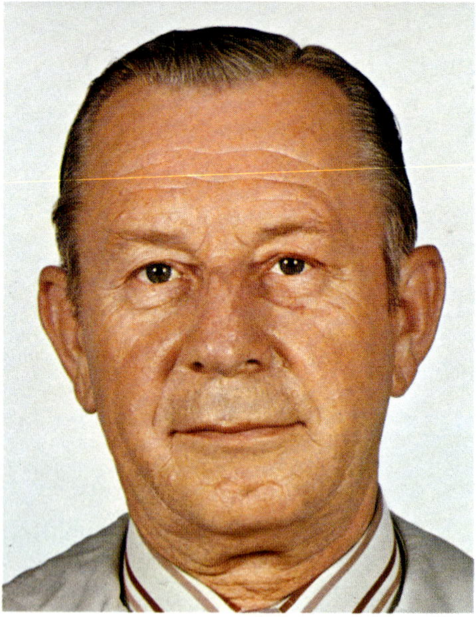

Abb. 1.**21** Derselbe Patient wie in Abb. 1.**20**. Zustand nach Dermatochalase-Operation (aus *Hollwich, F., K.M. Illig:* Klin. Mbl. Augenheilk. 166 [1975] 255).

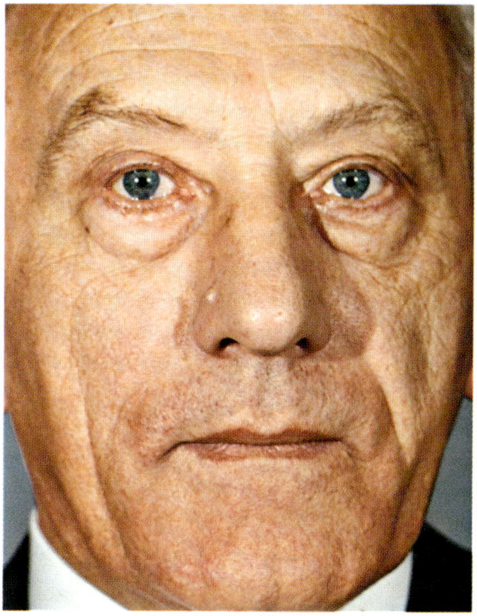

Abb. 1.**22** „Tränensäcke" beider Unterlider. Laienbezeichnung. Durch Erschlaffung der Orbitalfaszie drängt das orbitale Fettgewebe hernienartig vor. Vorkommen am häufigsten in mittlerem und höherem Alter bei pyknisch-athletischer Konstitution (64 J., ♂).

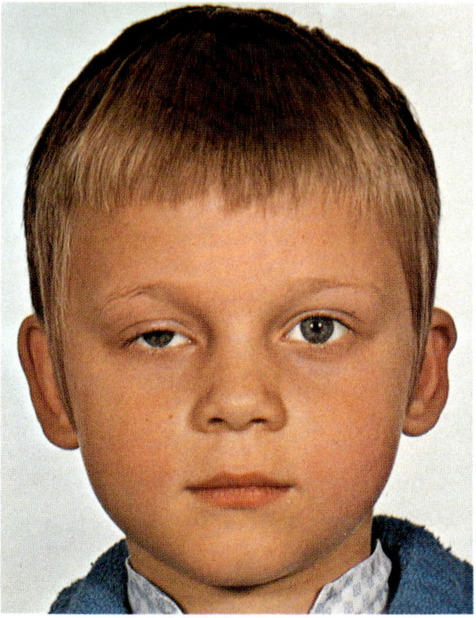

Abb. 1.**23** Ptosis congenita rechts. Herabhängen des Oberlides bis zur Pupillenmitte (6 J., ♂).

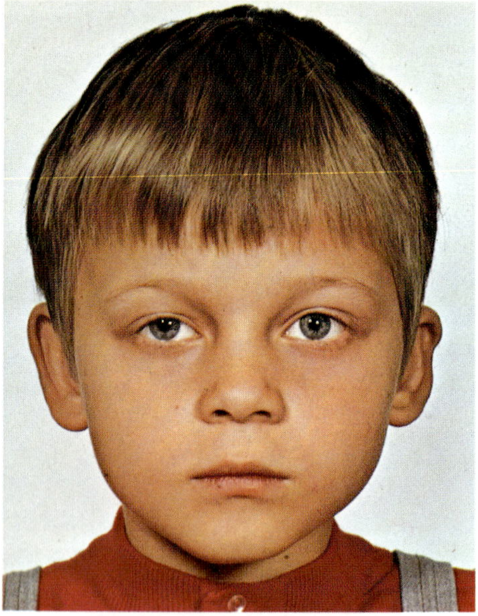

Abb. 1.**24** Gleicher Patient wie in Abb. 1.**23**. 6 Wochen nach Ptosisoperation nach Fasanella-Servat. Nahezu seitengleicher Lidspalt mit seitengleich ausgebildeter Deckfalte (6 J., ♂).

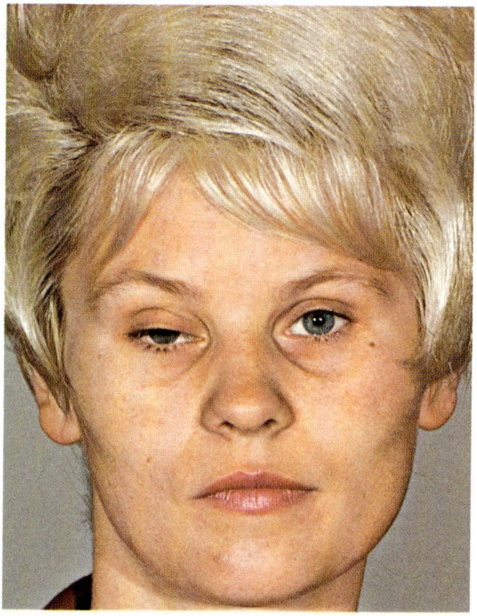

Abb. 1.**25** Ptosis congenita rechts. Das herabhängende Oberlid verdeckt die obere Pupillenhälfte völlig (29 J., ♀).

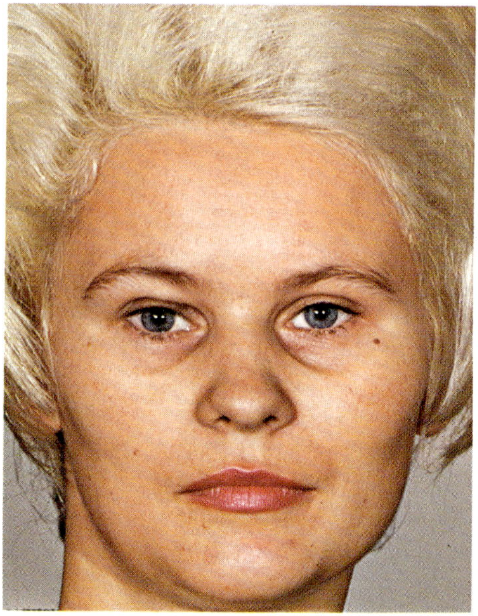

Abb. 1.**26** Gleiche Patientin wie in Abb. 1.**25** 8 Wochen nach Ptosisoperation nach von Blaskovics-Lindner. Pupillargebiet frei. Seitengleicher Lidspalt (29 J., ♀).

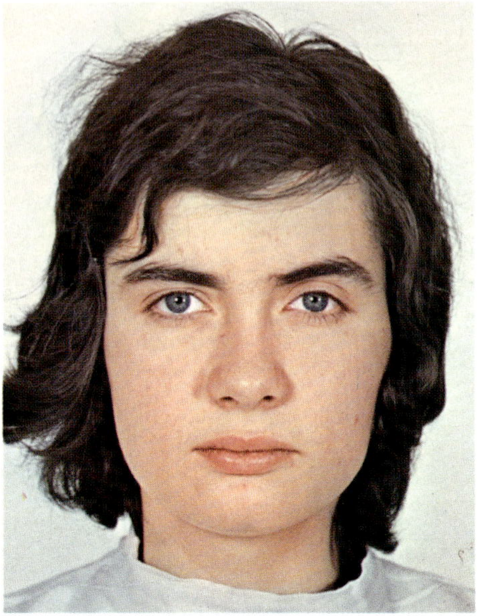

Abb. 1.**27** Horner-Syndrom links. Ptose, Miose, Enophthalmus. Links engere Lidspalte und engere Pupille. Funktionsschwäche des glatten Müller-Lidhebers (M. tarsalis superior), des M. dilatator pupillae und des M. orbitalis durch kongenitale Sympathikusparese (20 J., ♀).

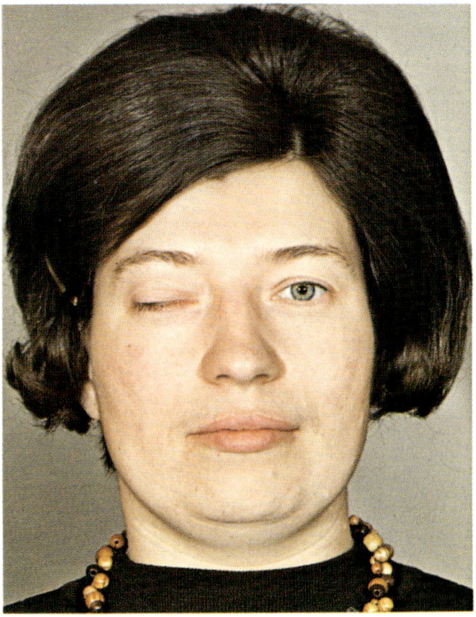

Abb. 1.**28** Ptosis paralytica bei vollständiger Okulomotoriusparese rechts. Schlaffes Herabhängen des paretischen Oberlides. Nach fieberhafter Erkältung aufgetreten. Nach Ausschluß von Tumor, Aneurysma und Diabetes: ,,rheumatische Ptosis''. Spontane Rückbildung (46 J., ♀).

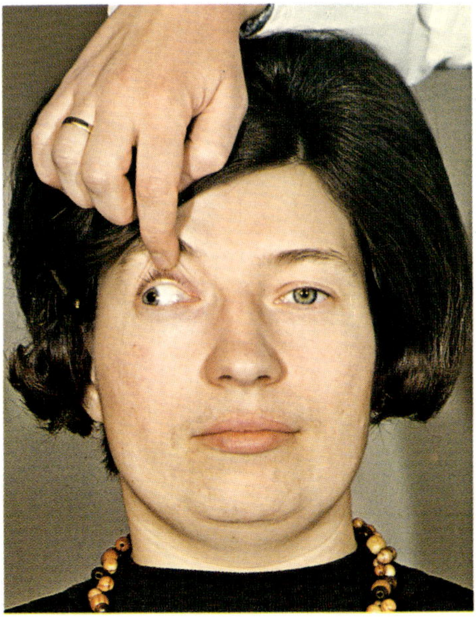

Abb. 1.**29** Gleiche Patientin wie in Abb. 1.**28** bei angehobenem Oberlid. Bulbus in Divergenz durch Zug des intakten M. rectus externus (N. abducens). Geringe Protrusio durch fehlenden Zug der paretischen, vom N. oculomotorius versorgten äußeren Augenmuskeln (Mm. rectus superior, inferior, intermus und M. obliquus inferior). Bei versuchtem Blick nach unten geringe Rollbewegung nach einwärts (Inzykloduktion) des M. obliquus superior (N. trochlearis). Mydriase sowie Licht- und Konvergenzträgheit: unvollständige innere bei vollständiger äußerer Okulomotoriuslähmung (46 J., ♀).

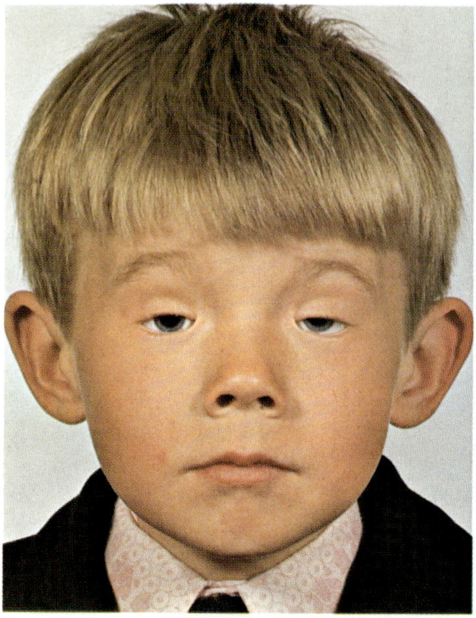

Abb. 1.**30** Ptosis bei Waardenburg-Syndrom: Kombination von Epikanthus, kongenitaler Ptose und kurzer Lidspalte (Blepharophimose). Mitunter Strabismus. Kompensatorisches Hochziehen der Augenbrauen. Erbliche Störung der Lidstellung (5 J., ♂).

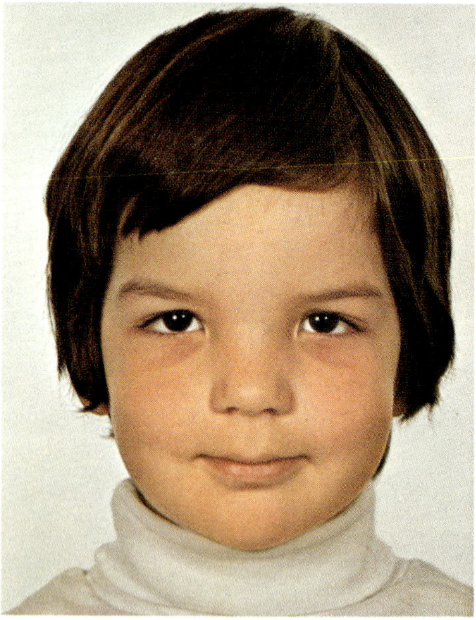

Abb. 1.**31** Epikanthus als angeborene Anomalie beim Kleinkind. Die verlängerte Deckfalte des Oberlides zieht über den inneren Lidwinkel und bedeckt Plika und Karunkel. Kann Schielen vortäuschen. Durch Wachstum des Nasenrückens Rückbildung (5 J., ♂).

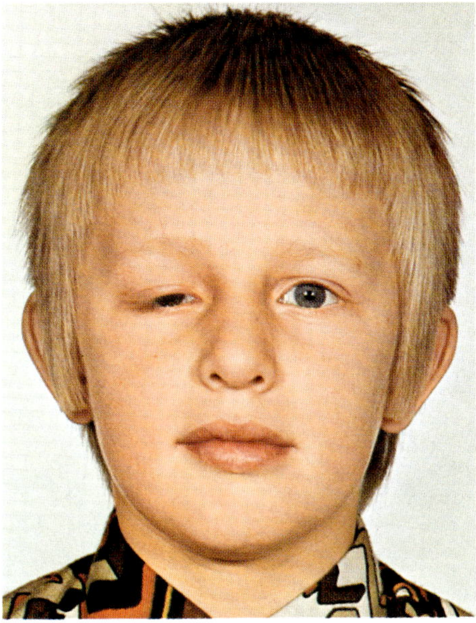

Abb. 1.**32** Ptosis congenita bei angeborener Synkinese des rechten Oberlides (Marcus-Gunn-Phänomen). Herabhängen des rechten Oberlides mit Verengung der Lidspalte, temporal mehr als nasal. Asymmetrische Lidbewegung beim Sprechen und Kauen (10 J., ♂).

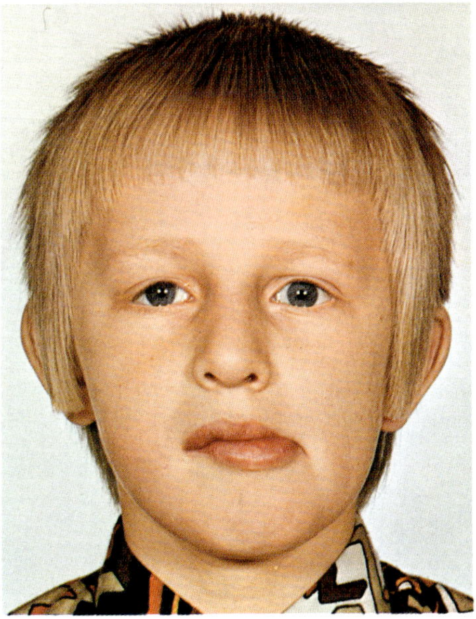

Abb. 1.**33** Gleicher Patient wie in Abb. 1.**32**. Beim Öffnen des Mundes, bei Kau- sowie Kieferbewegungen zur Gegenseite reflektorisches ruckartiges Heben (Retraktion) des rechten Oberlides. Ursache: Doppelfehlinnervation des M. levator palpebrae durch N. oculomotorius und N. trigeminus. Es entsteht eine pathologische Synkinese zwischen Lid- und Kaumuskulatur (M. masseter). Anomale Verbindung der motorischen Kerne von Trigeminus (Kaumuskulatur) und Okulomotorius (Lidheber) im Hirnstamm (10 J., ♂).

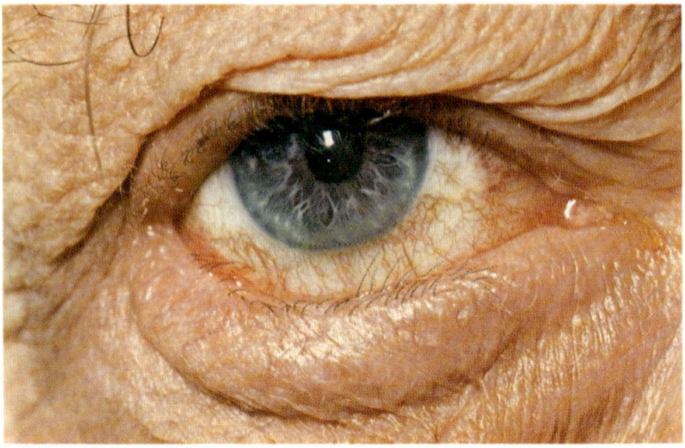

1.34

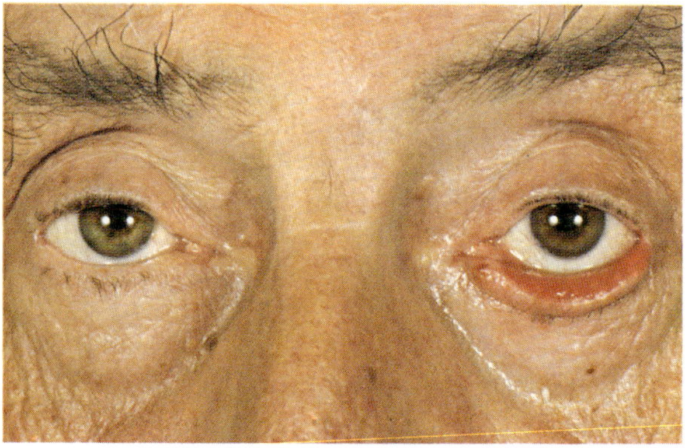

1.35

Abb. 1.**34** Entropium spasticum senile. Wulstartige Kontraktion des M. orbicularis inferior. Lidrand nach einwärts gedreht. Fehlstellung der Wimpern (Pseudotrichiase), die auf Binde- und Hornhaut scheuern. Chronische Konjunktivitis. Gefahr von Erosio und Ulcus corneae (73 J., ♂).

Abb. 1.**35** Ectropium senile. Schlaff ektropioniertes Unterlid links. Die Unterlidkante ist abgestumpft, die freiliegende Bindehaut verdickt und chronisch entzündet. Durch Abstehen des unteren Tränenpünktchens Tränenträufeln. Durch ständiges Wischen („Wischektropium") entsteht ein Circulus vitiosus (74 J., ♂).

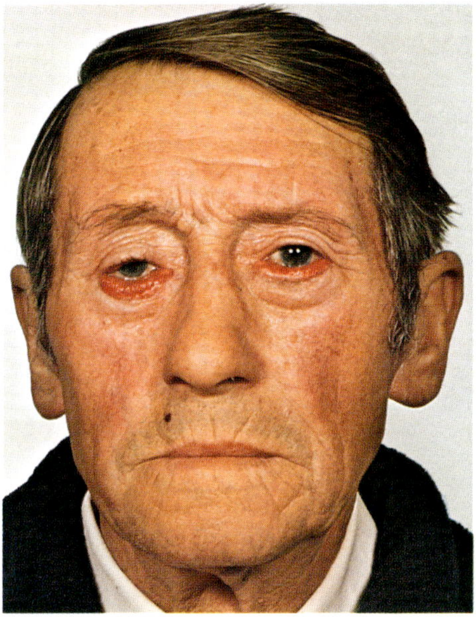

Abb. 1.**36** Ectropium senile beiderseits. Schlaff ektropionierte Unterlider. Die Unterlidkanten sind abgestumpft, die freiliegende Conjunctiva tarsi verdickt und chronisch entzündet. Tränenträufeln, „Wischektropium" (70 J., ♂).

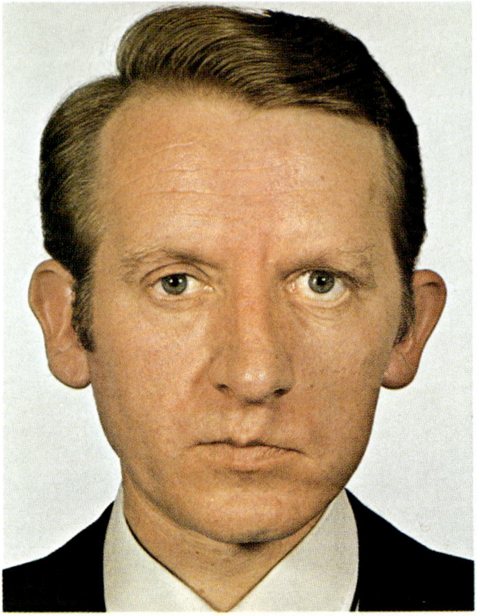

Abb. 1.**37** Ectropium paralyticum bei rheumatischer peripherer Fazialisparese links. Alle 3 Äste betroffen: Stirn (verstrichene Falten), Auge (klaffende Lidspalte), Mund (verstrichene Nasolabialfalte und hängender Mundwinkel) (43 J., ♂).

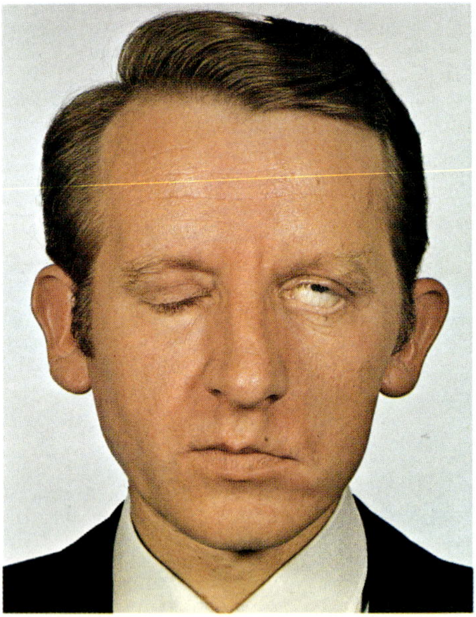

Abb. 1.**38** Fehlender Lidschluß links (Lagophthalmus) bei Fazialisparese. Bellsches Phänomen. Augapfel wird beim Lidschluß nach oben gedreht, dadurch ist das Hornhautepithel bis auf einen schmalen unteren Rand vor Austrocknung im Schlafe eben noch geschützt (43 J., ♂).

Abb. 1.**39** Narbenektropium nach Verletzung. Das Unterlid ist durch eine keloidartige, ovaläre, mit dem Orbitalrand verwachsene Narbe vom Bulbus abgezogen. Chronischer Reizzustand der Lidbindehaut. Tränenträufeln durch abstehendes Tränenpünktchen. Abgestumpfter Lidrand (38 J., ♂).

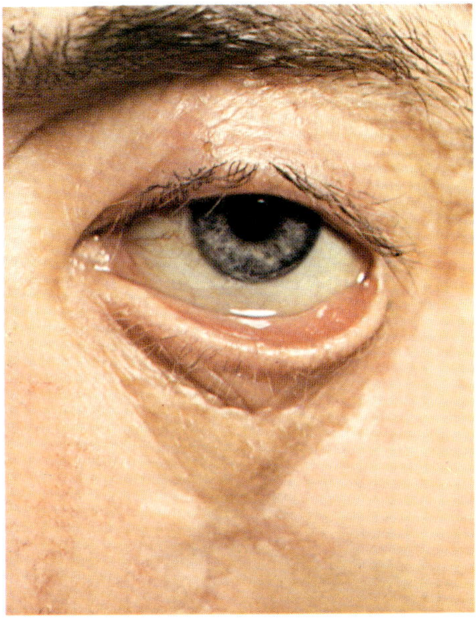

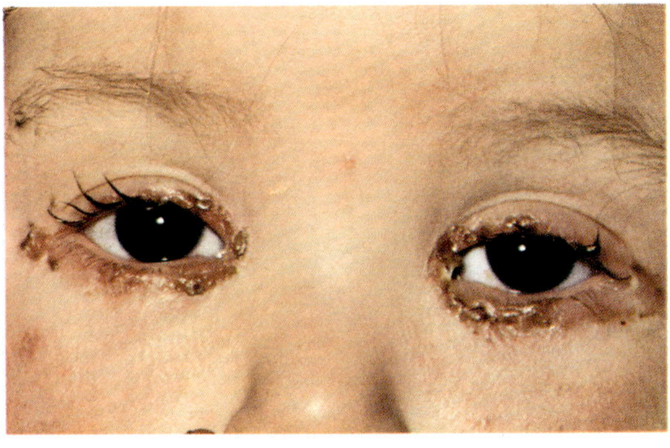

Abb. 1.**40** Blepharitis ulcerosa. Gelbliche Krusten und Borken liegen zwischen den verklebten Wimpern. Eitrig schmieriger Belag auf den verdickten Lidrändern. Staphylokokkeninfektion (4 J., ♀).

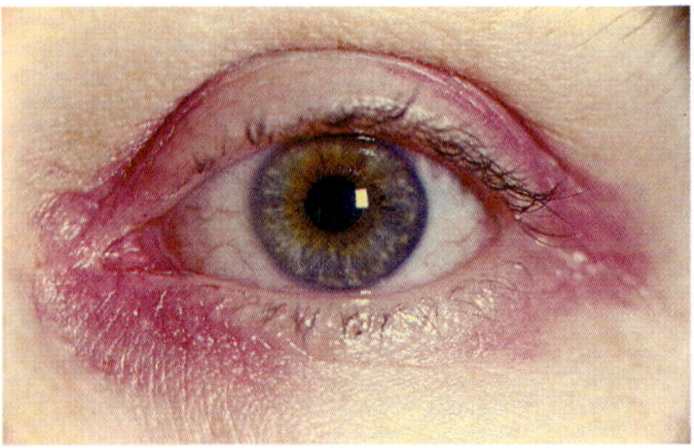

Abb. 1.**41** Blepharitis angularis. Diplobakterieninfektion im Übergangsbereich von Haut und Schleimhaut. Befall der Lidwinkel und vor allem des angulären Lidrandes, der infolge Mazeration (proteolytisches Enzym der Diplobakterien) violett erscheint. In Ober- und Unterlid ausstrahlende Verfärbung (25 J., ♂).

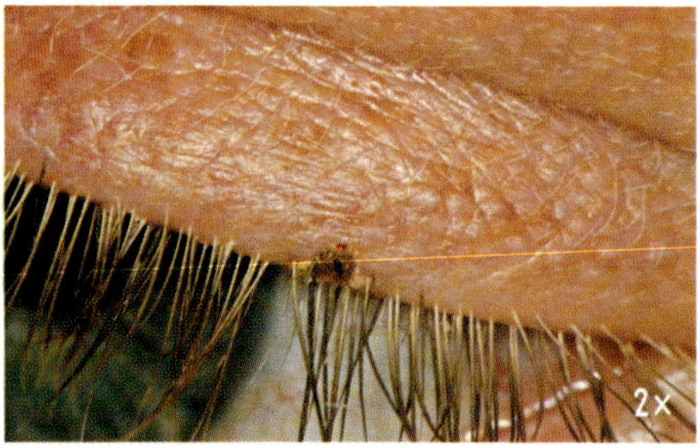

Abb. 1.**42** Pedikulose (Phthiriase) der Zilien. In der Oberlidmitte, an der Basis der Wimpern braun-schwarze Filzlausnisse (24 J., ♂).

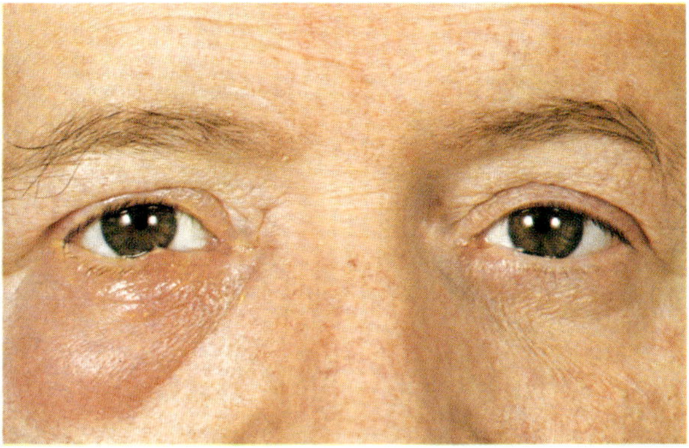

Abb. 1.**43** Hordeolum internum rechts. Akute Entzündung der Meibom-Drüse (Gerstenkorn). Eiterkuppe in der Mitte der Unterlidkante, am Ausführungsgang einer Meibom-Tarsusdrüse. Lidödem mit sackartiger Vorwölbung der Haut des Unterlides. Schmerzen und Schwellung der regionären Lymphknoten an Ohr und Unterkiefer (45 J., ♂).

Abb. 1.**44** Hordeolum externum. Akute Entzündung einer Zeis-Talgdrüse (Follikulitis). Im äußeren Lidwinkel des Oberlides. Spontanperforation des Gerstenkorns am Ansatz einer Zilie (12 J., ♂).

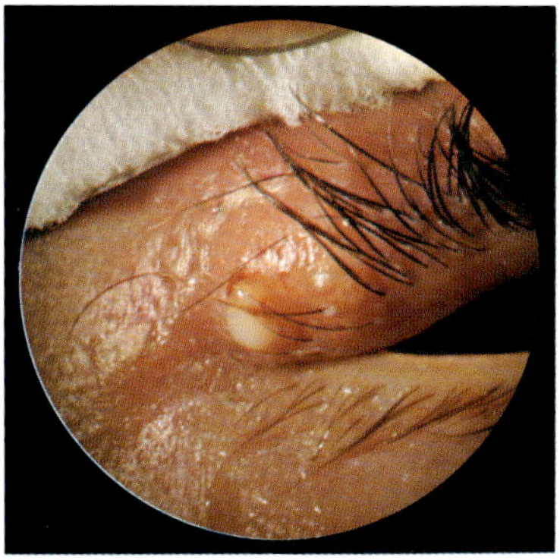

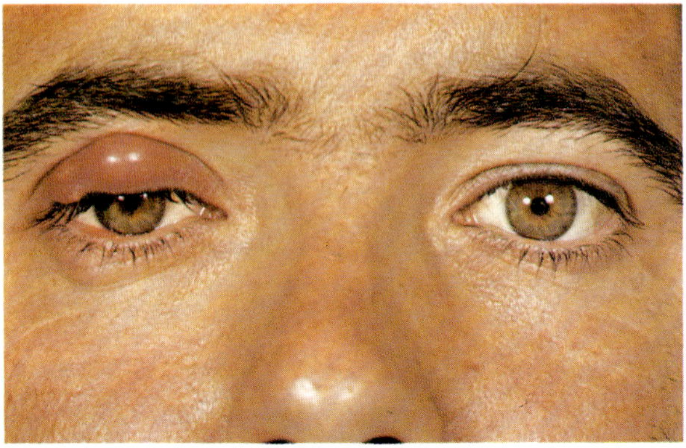

Abb. 1.**45** Chalazion. Schmerzlose, kirschkerngroße, pralle Vorwölbung (Hagelkorn) in der rechten Oberlidmitte. Chronische Sekretstauung der Meibomschen Tarsusdrüsen (28 J., ♂).

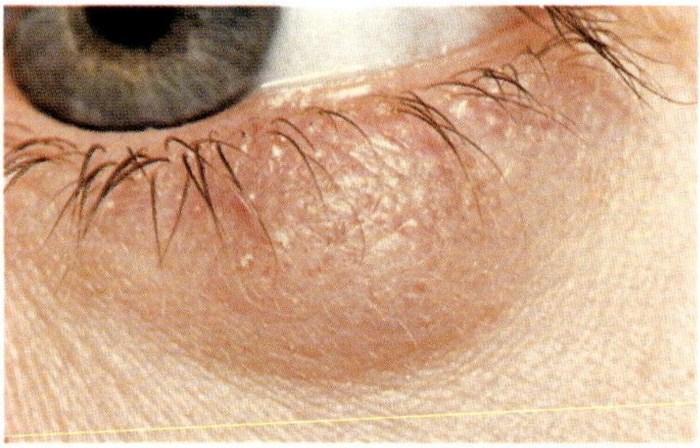

Abb. 1.**46** Chalazion. Chronische Sekretstauung der Meibomschen Tarsusdrüsen (Hagelkorn). Reizfreie schmerzlose, in der Lidmitte gelegene derbe Vorwölbung (30 J., ♀).

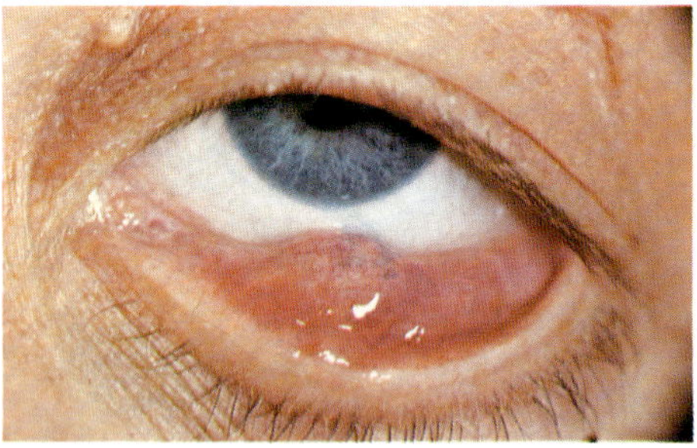

Abb. 1.**47** Beim Abziehen des Unterlides wird an der Innenfläche ein reizloser Knoten sichtbar, der entsprechend der Lage der Meibomschen Drüsenschläuche den Tarsus zur Lidkante hin verdickt (49 J., ♀).

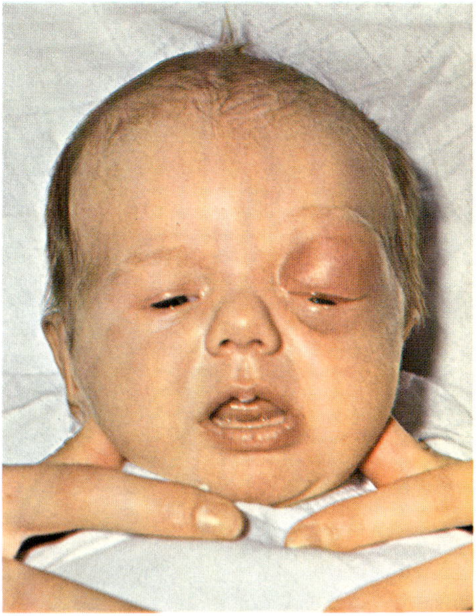

Abb. 1.**48** Subperiostaler Abszeß. Fluktuierende Schwellung des linken Oberlides mit Chemose und Bulbusverdrängung nach vorne und unten. Fieberhafte Temperatur, 39°C. Nach Spaltung am temporalen Orbitalrand und Einlegen eines Drains in Lokalanästhesie komplikationslose Abheilung (4 Wochen, ♂).

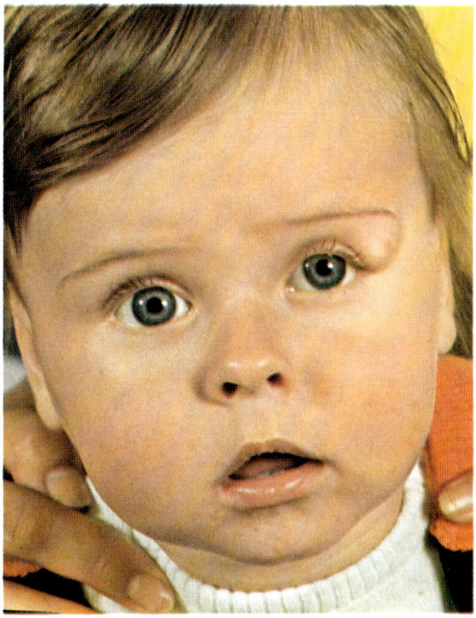

Abb. 1.**49** Dermoidzyste links. Prallelastische, kugelige Vorwölbung am temporal-oberen Lidwinkel. Angeborene Abschnürung eines dermalen Keimes. Sitz in der Nähe der Knochennähte. Darüberliegende Haut verschieblich. Differentialdiagnose: Meningozele (1 J., ♂).

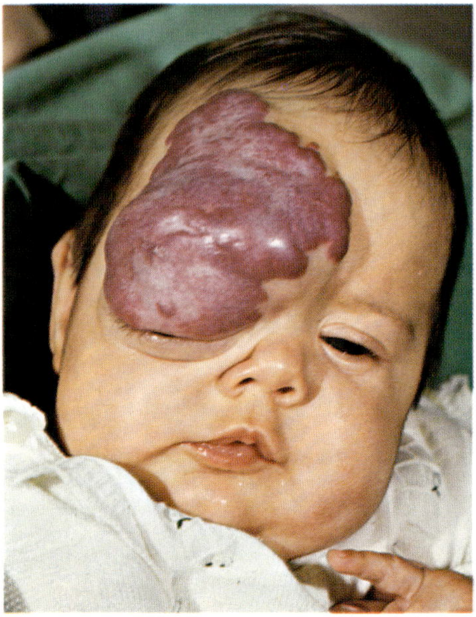

Abb. 1.**50** Hämangiom rechts. Ausgedehnte, teils kavernöse Blutgeschwulst des rechten Oberlides und der Stirnseite eines 8 Wochen zu früh geborenen Mädchens. 1 Woche im Inkubator: Auftreten einer anfänglich nur stecknadelkopfgroßen Geschwulst. Am 17. und 18. Lebenstag Bestrahlung mit Dermaplatte (Strontium 90), darauf rasche Zunahme ($4^1/_2$ Mon., ♀).

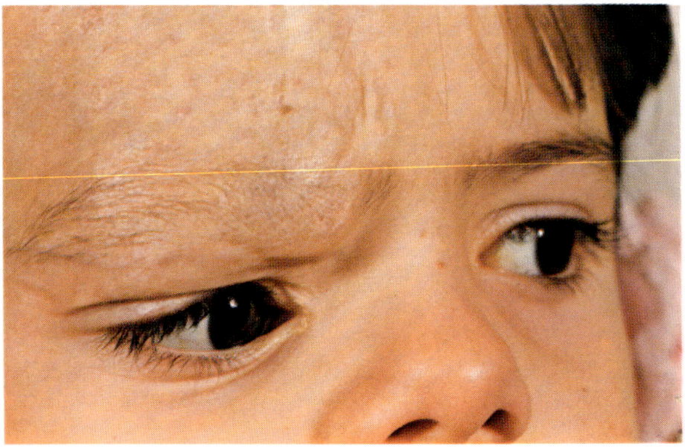

Abb. 1.**51** Gleiches Kind wie in Abb. 1.**50**, 5 Jahre später. Nach Druckverbänden wesentliche Rückbildung der Blutgeschwulst. Strabismus convergens mit Tieferstand des rechten Auges und Amblyopie. Anstieg des Sehvermögens nach Okklusionsbehandlung auf 0,6 (5 J., ♀).

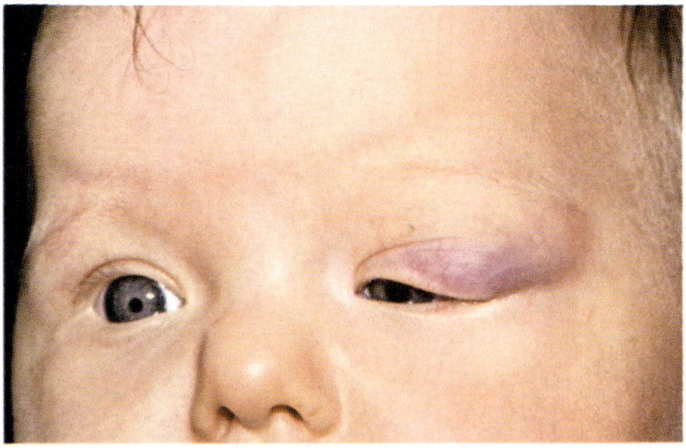

Abb. 1.**52** Hämangiom des linken Oberlides. Bläulich-rote, durch die Haut schimmernde Verfärbung mit Anschwellung am temporalen Lidwinkel. Weiche Konsistenz. Zunahme der Schwellung beim Schreien durch vermehrte Blutfüllung ($^1/_2$ J., ♀).

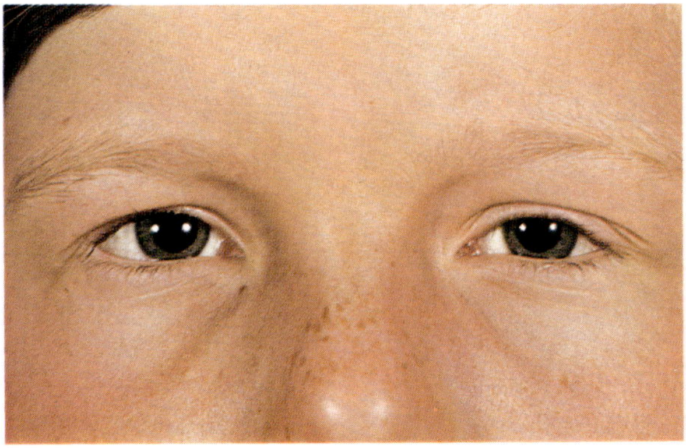

Abb. 1.**53** Dasselbe Kind wie in Abb. 1.**52**, 7 Jahre später. Spontane Rückbildung des Hämangioms links, mit kosmetisch gutem Ergebnis ($7^1/_2$ J., ♀).

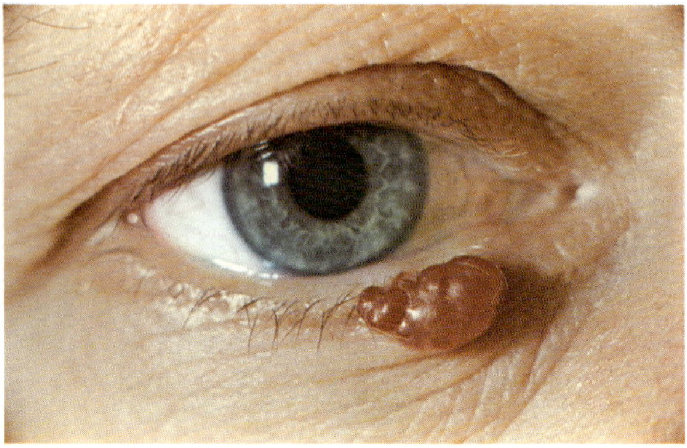

Abb. 1.**54** Hämangiom. Brombeerartige blau-rote Geschwulst mit höckeriger Oberfläche. Angeborenes gekammertes Angiom, mit gestielter Basis dem Unterlid aufsitzend (48 J., ♀).

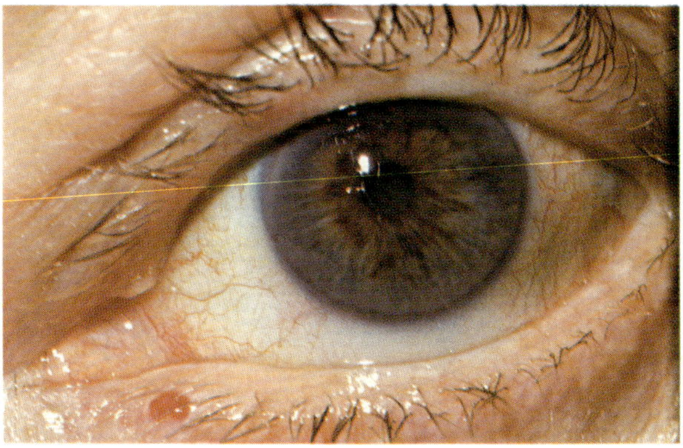

Abb. 1.**55** Angioma senile. Unterhalb des Tränenpünktchens, am Unterlidrand links, intensiv rotes, leicht erhabenes, stecknadelkopfgroßes Knötchen (77 J., ♀).

Abb. 1.**56** Pseudoptosis rechts: Elephantiasis des Oberlides bei Neurofibromatose (Morbus von Recklinghausen). Teigige, nichtentzündliche, weiche, diffuse Schwellung der temporalen Hälfte des rechten Oberlides. Café-au-lait-Flecke an Nasenwurzel, linker Stirn- und Augenbrauenregion, Wange und Rükken (3 J., ♀).

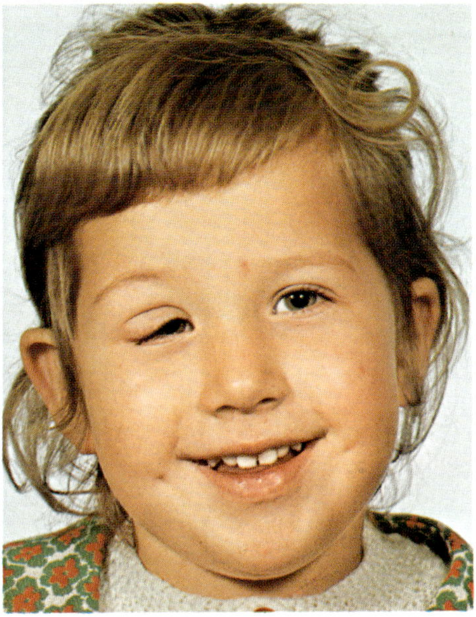

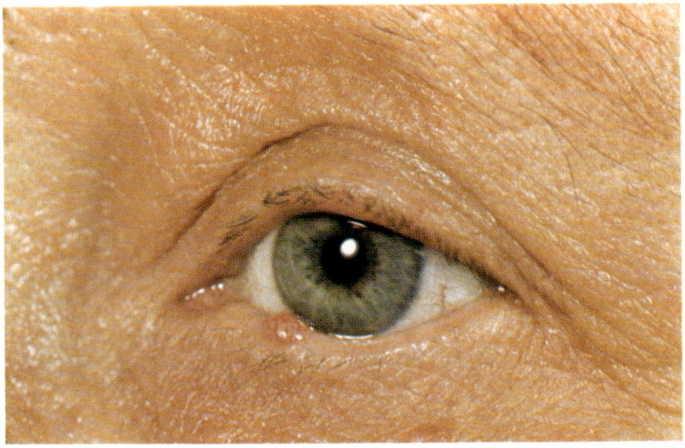

Abb. 1.**57** Papillom des Unterlides links. Im nasalen Drittel der Unterlidkante, oberhalb der Wimpernreihe, linsengroßes, reizloses, derbes Knötchen (62 J., ♂).

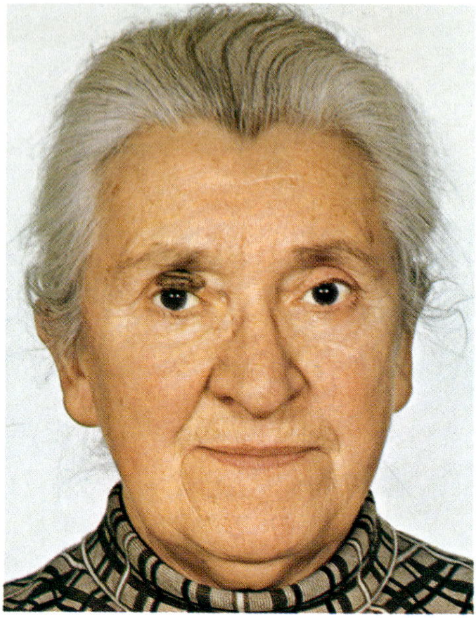

Abb. 1.**58** Naevus pigmentosus et pilosus (Tierfellnävus). Die flächenhafte benigne z. T. behaarte Pigmentierung erstreckt sich über $^{2}/_{3}$ des rechten, leicht verdickten Oberlides (68 J., ♀)

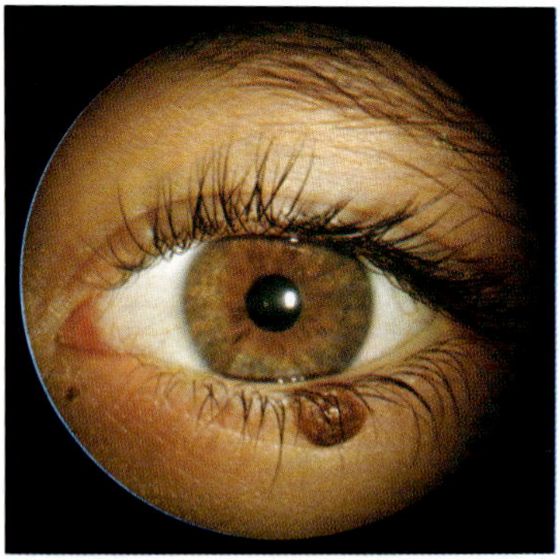

Abb. 1.**59** Verhornendes Papillom. In der Mitte des linken Unterlides erbsgroßes, derbes, braun-gelbes Knötchen von umschriebener, höckriger Gestalt. Gefahr der malignen Entartung (8 J., ♀).

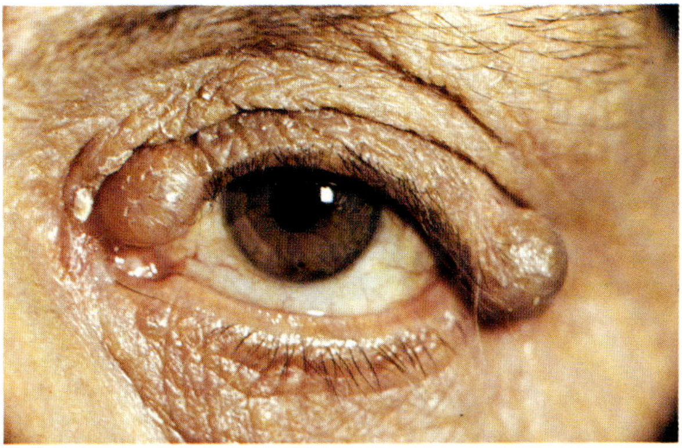

Abb. 1.**60** Retentionszysten der Mollschen Drüsen. In den Lidwinkeln hängende blasige Zystensäcke der Schweißdrüsen mit wasserklarer, durchscheinender Füllung (67 J., ♀).

Abb. 1.**61** Warze in der Mitte des linken Oberlides. Sandkorngroße, helle Geschwulst mit leicht höckriger Oberfläche (5 J., ♀).

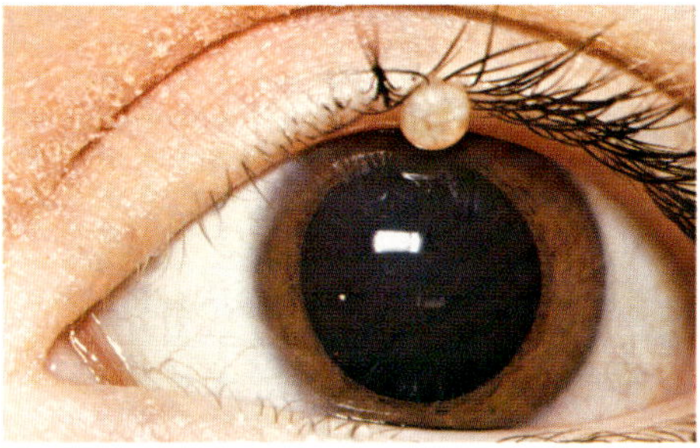

Abb. 1.**62** Keratoakanthom. Halbkugelig vorgewölbtes, bohnengroßes, schmerzloses Knötchen in der Mitte des linken Unterlides (63 J., ♂).

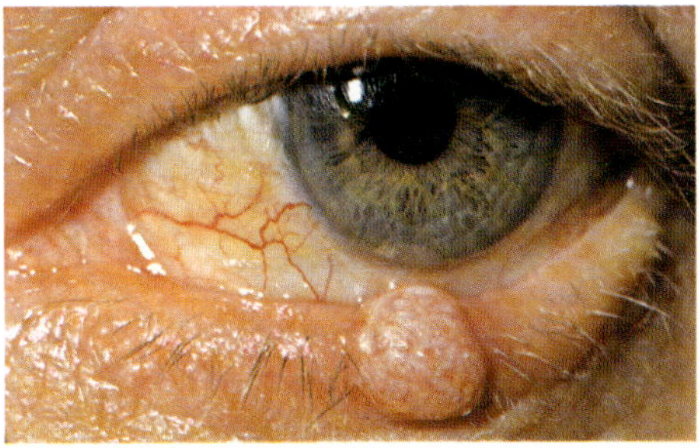

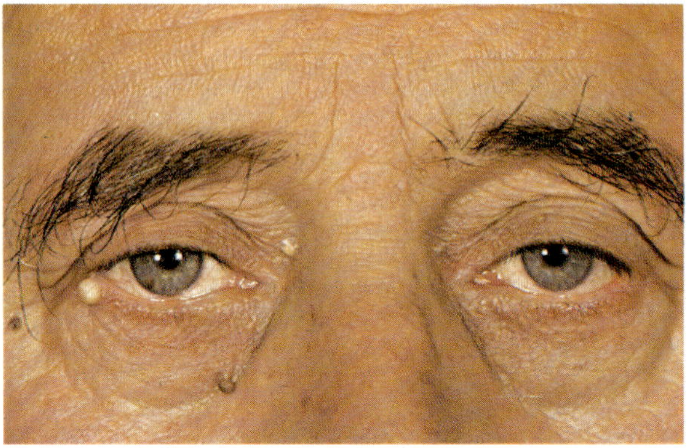
1.63

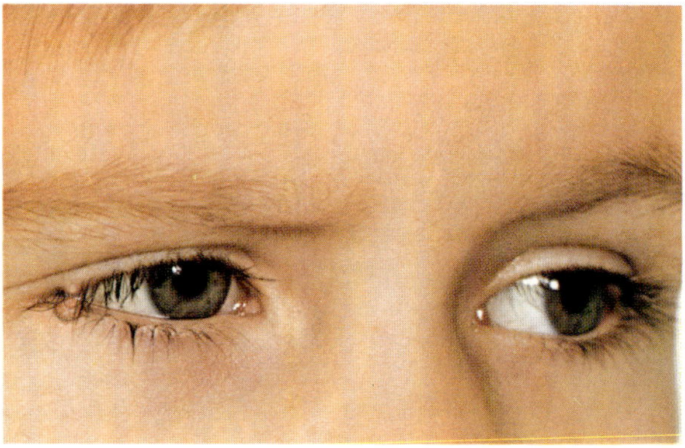
1.64

Abb. 1.**63** Retentionszysten. Am rechten Unterlid, in der Nähe des äußeren Lidwinkels, linsengroße, prall gefüllte, reizlose, gelbe Zyste. Im inneren Lidwinkel oben kleine Zyste, unten gestielte Hautwarze (Cornu cutaneum) (62 J., ♂).

Abb. 1.**64** Lidwarzen am rechten Ober- und Unterlid. Sandkorngroße gelblich-weiße Geschwulst mit höckriger Oberfläche am Unterlid, in der Nähe des äußeren Lidwinkels. Am Oberlid stecknadelkopfgroße „Abklatschwarze" (5 J., ♂).

1.65

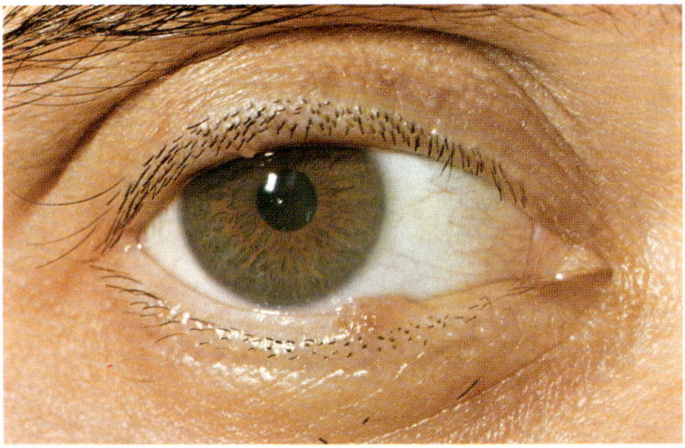

1.66

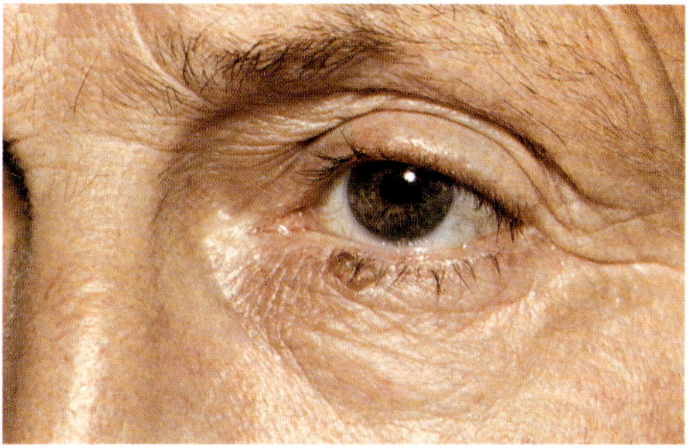

Abb. 1.**65** Tumor in der Mitte des rechten Unterlides. Kleines, reiskorngroßes, rötlich-gelbes Knötchen mit glatter Oberfläche. Sitz an der Lidkante, im mittleren Liddrittel. Wimpern zur besseren Sichtbarmachung an dieser Stelle geschnitten. Histologisch: Lipom (23 J., ♂).

Abb. 1.**66** Karzinom. Medial von der Mitte des linken Unterlides linsengroße, flach erhabene Geschwulst. Die Mitte leicht eingezogen, der derbe Rand leicht aufgeworfen. Histologisch: Basaliom (60 J., ♂).

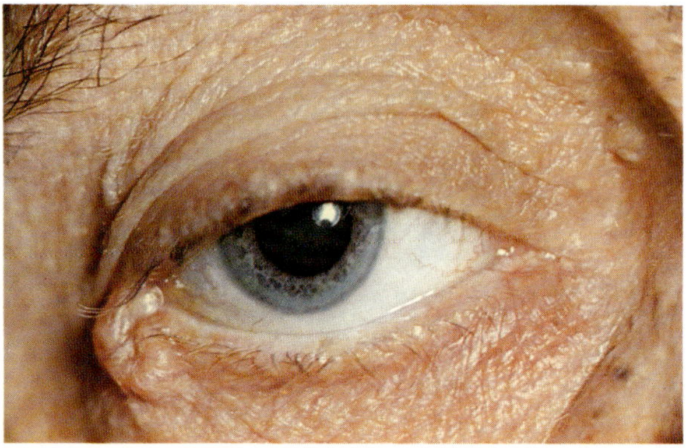

1.67

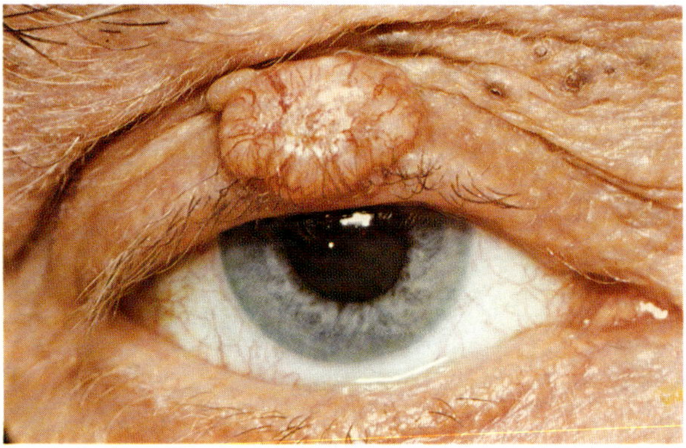

1.68

Abb. 1.**67** Basaliom im rechten äußeren Lidwinkel. Typischer wallartiger Perlsaum. Zentrum eingesunken (74 J., ♂).

Abb. 1.**68** Basaliom. In der Mitte des rechten Oberlides bohnengroße, vaskularisierte Vorwölbung mit derbem, wallartig aufgeworfenem Rand und beginnendem Zerfall des Zentrums (69 J., ♂).

1.69

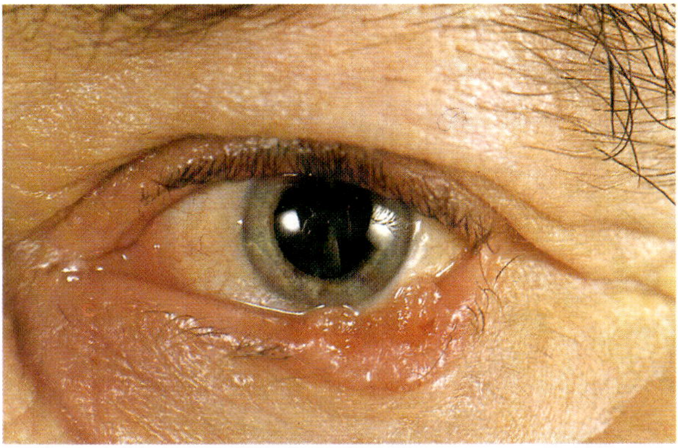

1.70

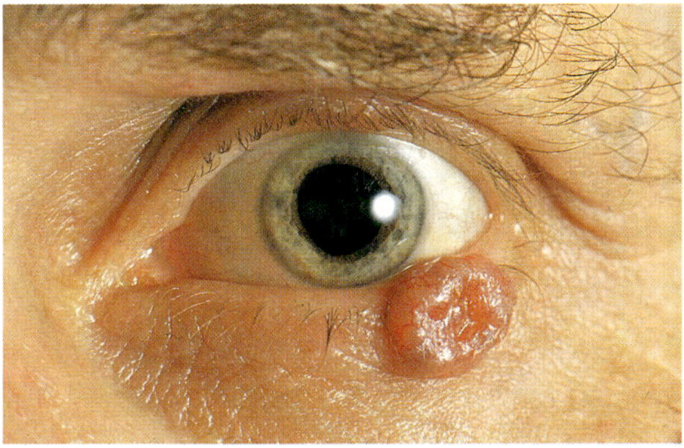

Abb. 1.**69** Ulcus rodens. Flächenhaft wachsende, plattenartige Geschwulst am Unterlid. Im Bereich der bereits zerstörten Unterlidkante sind die Wimpern ausgefallen. Aufgeworfener derber Rand und geschwürig zerfallener, leicht blutender Grund. Histologisch: Basaliom (68 J., ♂).

Abb. 1.**70** Basaliom am Unterlidrand links. Wallartig aufgeworfener Perlsaum mit eingesunkenem hämorrhagischen Zentrum (52 J., ♂).

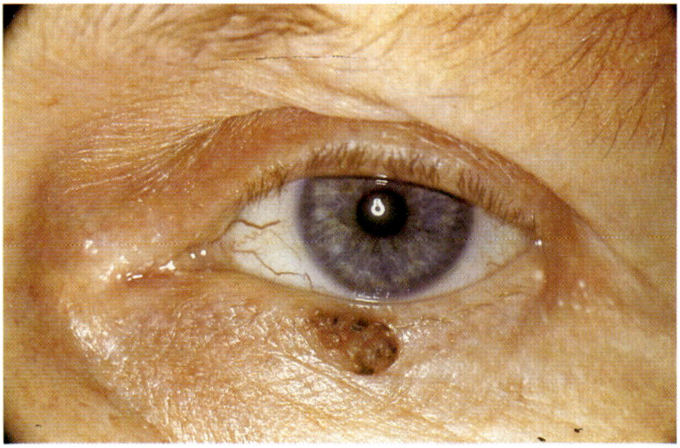

Abb. 1.**71** Nävus-Zellnävus. Pigmentierter, leicht prominenter Tumor in der Mitte des linken Unterlides (57 J., ♀).

2. Tränenorgane

Die Tränenorgane bestehen aus einem tränenbildenden (Tränendrüse) und einem tränenableitenden Teil (Tränenröhrchen, Tränensack, Tränen-Nasen-Gang).
Der Abfluß der Tränenflüssigkeit erfolgt im Sinne eines aktiven Pumpmechanismus durch Kontraktion der Tränenpunktchen und der Tränenröhrchen durch Faserzüge der Pars lacrimalis des M. orbicularis (Horner-Muskel). Synchron mit dem Lidschlag kommt es zu seitlichen Verschiebebewegungen der Lider, Einwärtskantung der Lidränder, Eintauchen der Tränenpünktchen in den Tränensee und zum wechselweisen Schließen und Öffnen der Tränenröhrchen. Der Abfluß wird unterstützt durch eine dakryorhinogene Saugwirkung.
Jeder Lidschlag bewirkt neben der Befeuchtung der Hornhaut durch den dreischichtigen Tränenfilm eine „biologische Irrigation" des Bindehautsackes und reinigt ihn von Staub und Fremdkörperpartikelchen. Durch ihren Gehalt an Lysozym, Immunglobulin und Lactoferin hat die Tränenflüssigkeit bakteriostatische und bakteriolytische Eigenschaften.
Die Erkrankungen der Tränenorgane können mannigfacher Art sein. Die Farbbilder zeigen neben einer Anomalie der Tränenpünktchen und einer früher vielfach geübten unphysiologischen Schlitzung des unteren Tränenpünktchens akute und chronische Entzündungen der Tränendrüse und des Tränensackes sowie ein Zustandsbild nach operativer Wiederherstellung der Durchgängigkeit des Tränensackes (modifizierte Totische Dakryozystorhinostomie nach Kaleff-Hollwich).
Ein weiteres Farbbild zeigt abschließend, daß eine nahezu schmerzfreie, komplikationslose und blutungsfreie Sondierung der kongenitalen Stenose beim Säugling möglich ist. Voraussetzung ist nach Tropfanästhesie mit körperwarmem Anästhetikum – um die lokale, schmerzhaft empfundene Reizwirkung durch kalte Tropfen zu vermeiden – die vorausgehende Spülung mit Privin zur völligen Abschwellung der Tränensackschleimhaut einschließlich ihrer Gefäße. Durch Abschwellung verstreichen auch die Falten der Schleimhaut, so daß sich die Sonde nicht verfängt, sondern ohne Widerstand in das Lumen des Tränen-Nasen-Ganges gleitet, wodurch Blutungen vermieden werden und einer Via falsa vorgebeugt wird.

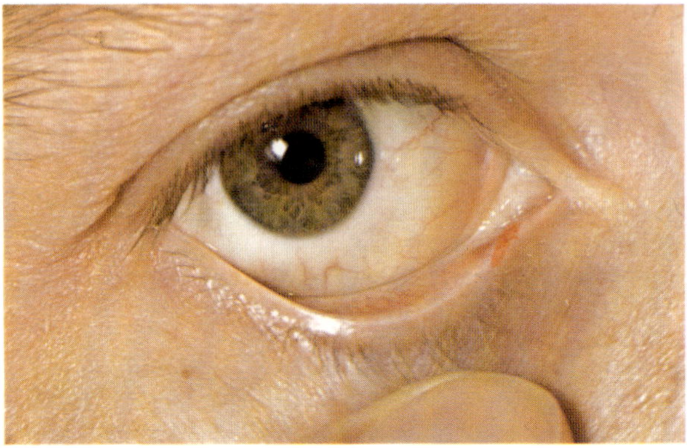

Abb. 2.**1** Verdoppelung des unteren Tränenpünktchens am rechten Auge. Bei Spülung erweisen sich beide Tränenpünktchen als durchgängig (34 J., ♀).

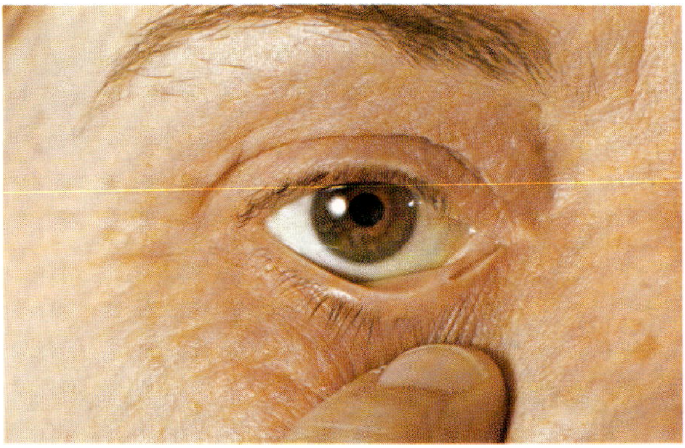

Abb. 2.**2** Geschlitztes unteres Tränenpünktchen. Frühere erfolglose Methode beim Tränenträufeln: erfolglos deshalb, da die Durchschneidung der sphinkterartigen Ringmuskulatur des Tränenpünktchens den aktiven Saug- und Pumpmechanismus des gestörten Tränenabflusses (Dakryostenose!) durch Abstehen des Tränenpünktchens noch mehr verschlechtert statt zu bessern (56 J., ♀).

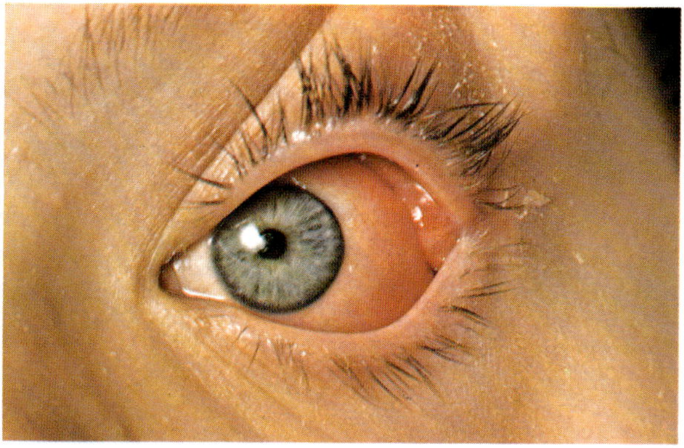

Abb. 2.**3** Tränendrüsenabszeß links. Einseitige, druckschmerzhafte Schwellung des Oberlides mit Bindehautinjektion und Chemose. Bei Anheben des Oberlides Hervortreten des entzündlich geschwollenen palpebralen Tränendrüsenanteils. Schwellung des Präaurikularlymphknotens (13 J., ♀).

Abb. 2.**4** Dakryophlegmone (abszedierende Dakryozystitis). Entzündliche Anschwellung mit typischer Lokalisation (Tränensackgegend). Fluktuation. Schwellung der regionären Lymphknoten von Ober- und Unterkieferwinkel. Subfebrile Temperatur. Ursache: Schädigung der Schleimhaut des Tränen-Nasen-Ganges mit nachfolgender Keimbesiedlung durch Sondierung des Säuglings ohne vorangehende Abschwellung der Schleimhaut (2½ Mon., ♂).

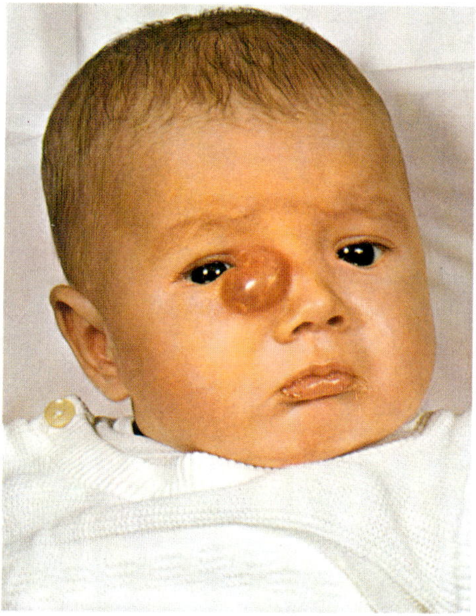

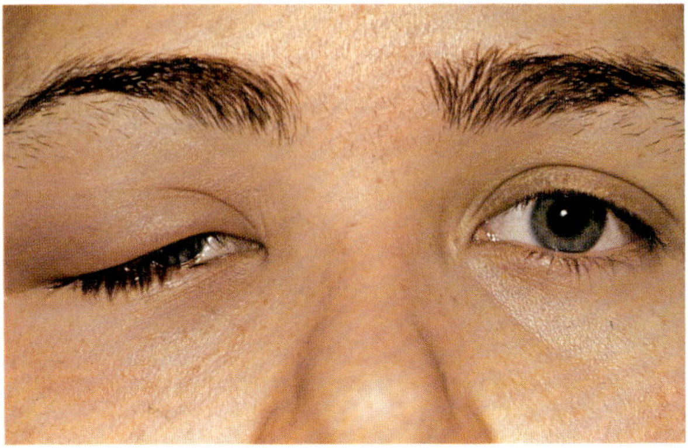

Abb. 2.**5** Akute Dakryoadenitis. Druckschmerzhafte entzündliche Schwellung der Tränendrüse am oberen äußeren Orbitalrand. Entzündliche Pseudoptose. Liegende Paragraphenform des Oberlides (20 J., ♀).

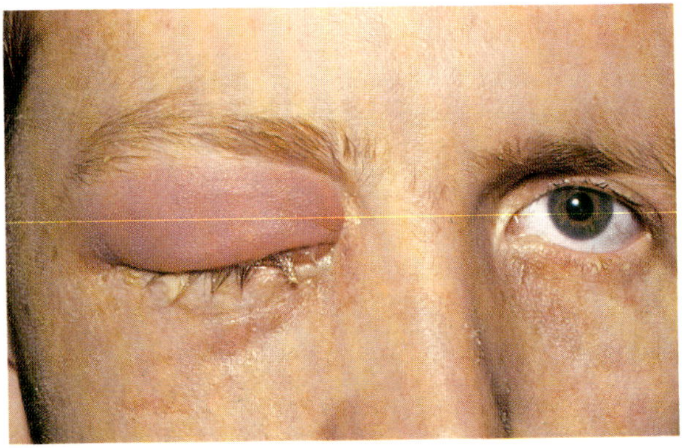

Abb. 2.**6** Orbitalphlegmone (Frühstadium). Tiefe Strohhalmverletzung. Entzündliche Schwellung des Ober- und geringere des Unterlides durch eiterige Zellgewebsentzündung. Protrusio bulbi und – differentialdiagnostisch wichtigstes Symptom – vollständige Bewegungseinschränkung des Augapfels. Aus dem inneren Lidwinkel drängt chemotische Bindehaut vor (25 J., ♂).

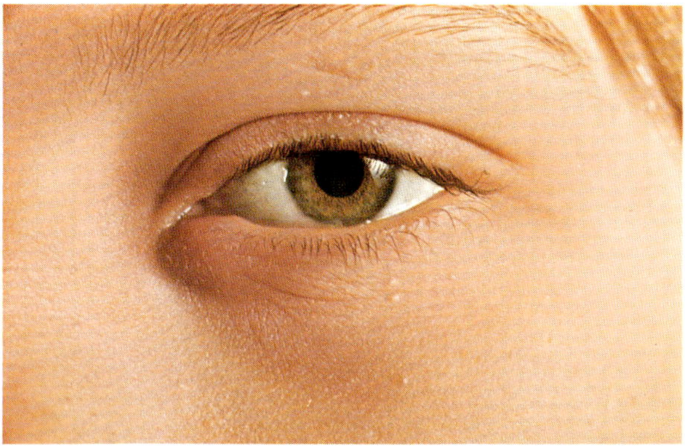

Abb. 2.**7** Dakryozystitis links. Unterhalb des leicht abstehenden Tränenpünktchens kugelige, fluktuierende Anschwellung mit Chemose der angrenzenden Bindehaut (13 J., ♂).

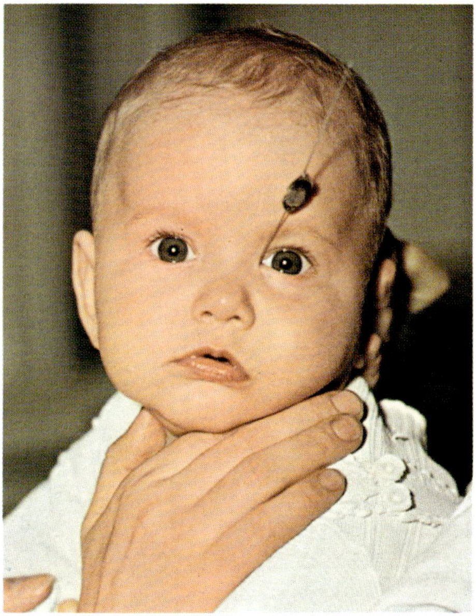

Abb. 2.**8** Sondierung der Tränenwege beim Kleinkind. Vorherige Tropfanästhesie und Spülung mit Privin zur Abschwellung (!) der Tränensackschleimhaut. Die Sondierung kann durchaus schmerzfrei und komplikationslos verlaufen ($1^1/_2$ J., ♀).

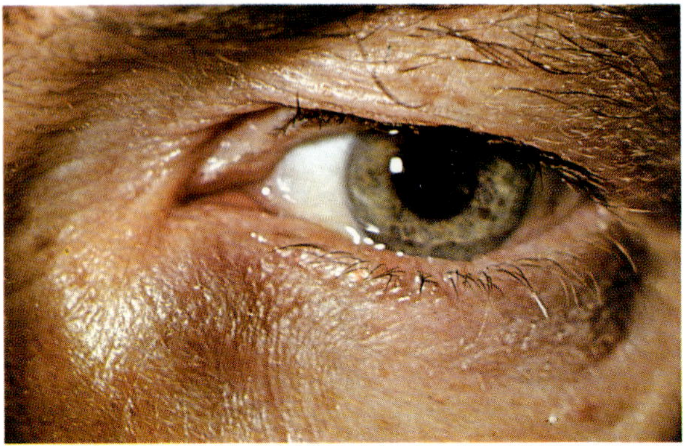

Abb. 2.**9** Dakryozystitis bei chronischer Tränenwegsstenose. Subkutane halbkugelige, fluktuierende Vorwölbung über der Tränensackgegend (52 J., ♂).

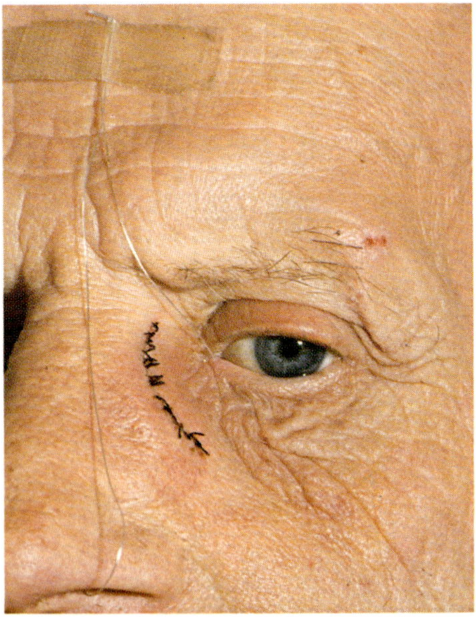

Abb. 2.**10** Zustand 3 Tage nach Dakryozystorhinostomie nach Kaleff-Hollwich, wegen undurchgängiger Tränenwegsstenose. Nylonfaden im Tränenwegskanal für 10–14 Tage (67 J., ♂) (aus *Hollwich, F.:* Klin. Mbl. Augenheilk. 170 [1977] 633)

3. Bindehaut

Die Bindehaut ist eine Schleimhaut, die zart und durchsichtig dem Augapfel nur lose aufsitzt, jedoch mit den Lidern fest und derb verwachsen ist. Den zahlreichen äußeren Schädigungen begegnet sie durch ihre eigene Sekretion aus den „Becherzellen" sowie durch das Lysozym, die Immunglobuline und das Lactoferrin der Tränenflüssigkeit, die intensiv bakteriostatisch und bakterizid wirksam sind. Die Bindehaut ist neben seltenen degenerativen Veränderungen sehr häufig Traumen, allergischen Reizzuständen und infektiösen Entzündungen ausgesetzt.

Zu den häufigsten Erregern, die eine infektiöse Bindehautentzündung hervorrufen, gehören:

- Kokken (z. B. Staphylokokken, Streptokokken, Pneumokokken),
- Bakterien (z. B. „Diplobazillus" Morax-Axenfeld, Haemophilus aegypticus [Koch-Weeks], Pseudomonas aeruginosa, Corynebacterium diphtheriae und xerosis),
- Viren (z. B. APC-Virus 8, Herpesviren),
- Chlamydien (Chlamydia trachomatis, Chlamydia oculogenitalis),
- Pilze (z. B. Candida albicans) und
- Parasiten (z. B. Onchocerca volvolus).

Entsprechend ihrem Schleimhautcharakter reagiert die Bindehaut mit einem Katarrh ihrer 3 Abschnitte. Die Sekretion kann wäßrig, schleimig, schleimig-eitrig oder eitrig sein.

In der nachstehenden Bildreihe werden neben Pterygium die allergische Konjunktivis, der Frühjahrskatarrh sowie die akute Bindehautentzündung gezeigt. Es folgen Abbildungen über Bindehauterkrankungen, Blutungen in die Bindehaut nach Trauma und Pressen sowie von Bindehautentzündungen mit Beteiligung des Lidrandes (Blepharokonjunktivitis). Ausführlich wird die endemisch auftretende Conjunctivitis epidemica, mit und ohne Hornhautbeteiligung, sowohl im klinischen Bild als auch im Verlauf dargestellt. Den Abschluß bilden einige seltene Bindehauterkrankungen bzw. Anomalien: die Bindehautphlyktäne, das Epidermoid, der Naevus pigmentosus und das maligne Melanom der Bindehaut.

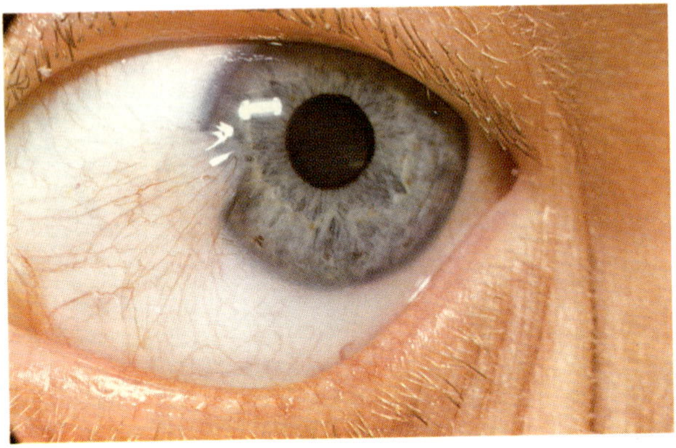

3.1

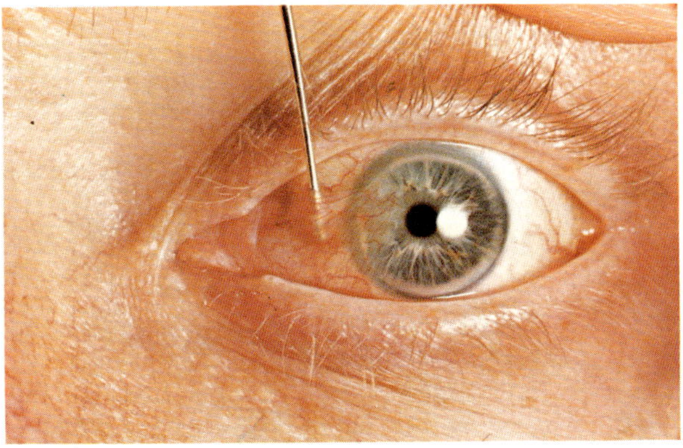

3.2

Abb. 3.**1** Pterygium (Flügelfell). Dreieckige, zarte, durchscheinende Duplikatur der Bindehaut im Lidspaltenbereich. Die leicht prominente, gelblich-sulzige, gefäßlose Spitze (Kopf) zeigt zur Hornhautmitte, während sich der Körper des Flügelfelles zur Plika und zur Übergangsfalte hin ausbreitet. Der Kopf ist fest mit der Hornhaut verwachsen, Hals und Körper jedoch nur so lose mit der Bindehaut, daß man mit geringem Widerstand eine Sonde unterschieben kann (32 J., ♂).

Abb. 3.**2** Narbenpterygium (Pseudopterygium). Differentialdiagnose: Die Sonde bleibt im Narbengewebe stecken. Das Pseudopterygium besteht aus gefäßführendem, mit der Unterlage (Hornhaut, Lederhaut) verwachsenen Narbengewebe. Keine Neigung zu fortschreitendem Weiterwachsen auf die Hornhaut. Kennzeichen: breitbasiges Auftreten an der jeweiligen Verletzungsstelle der Hornhaut. Auch fehlt an der Spitze des Narben-Flügelfelles der gefäßlose, schmale, ovale Kopf. Ursache: Verbrennung, Verätzung, Geschwüre, ständige UV-Exposition bei Landarbeitern. Hier: Zustand nach Verletzung am Limbus (65 J., ♂).

3.3

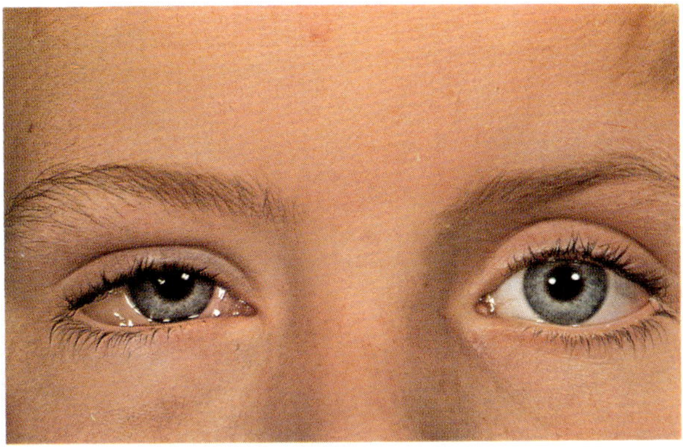

3.4

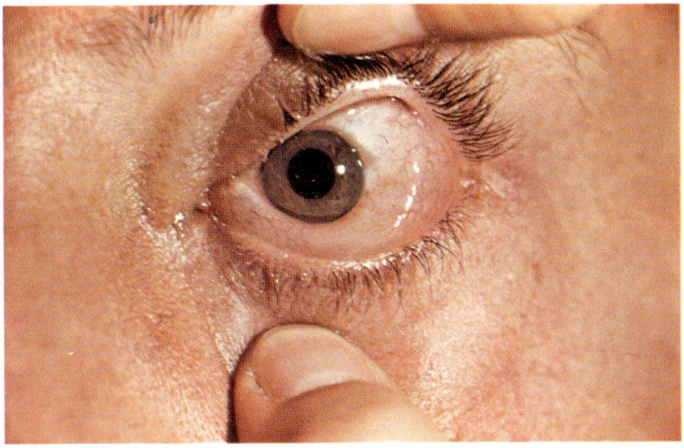

Abb. 3.**3** Conjunctivitis allergica. Chemose, d. h. durch Flüssigkeitserguß blasenartige Abhebung der bulbären Bindehaut von der Lederhaut. Allergie auf Gräserblüten. Begleitsymptom bei Heuschnupfen. Rechts Vollbild, links im Entstehen (10 J., ♂).

Abb. 3.**4** Conjunctivitis allergica. Starker Flüssigkeitserguß unter die bulbäre Bindehaut, die blasig abgehoben ist. Allergie auf Getreidepollen (22 J., ♂).

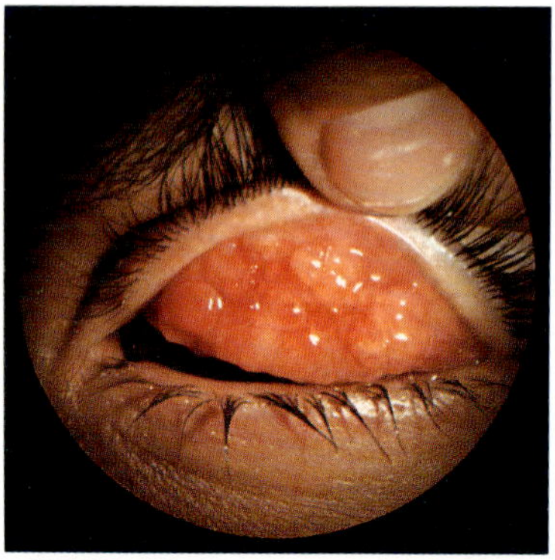

Abb. 3.**5** Conjunctivitis vernalis (Frühjahrskatarrh). Pflastersteinartige Wucherungen durch papilläre Hypertrophie der Conjunctiva tarsi am ektropionierten Oberlid. Eosinophile Leukozyten im Konjunktivalsekret (12 J., ♂).

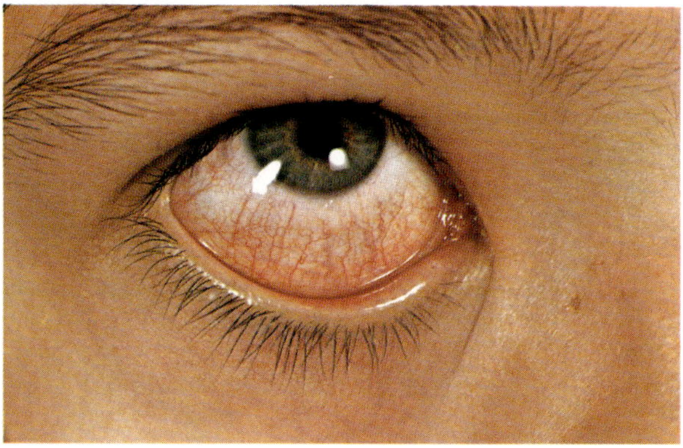

Abb. 3.**6** Akute Konjunktivitis. Hyperämie und Schwellung aller drei Abschnitte der Bindehaut. Die ziegelroten Bindehautgefäße sind auf der Unterlage verschieblich und lassen den Limbus frei. Vermehrte wäßrig-schleimige Sekretion. Ödematöse Auflockerung des Gewebes. Ursache: mechanisch, chemisch-physikalisch, bakteriell oder virusbedingt (12 J., ♀).

3.7

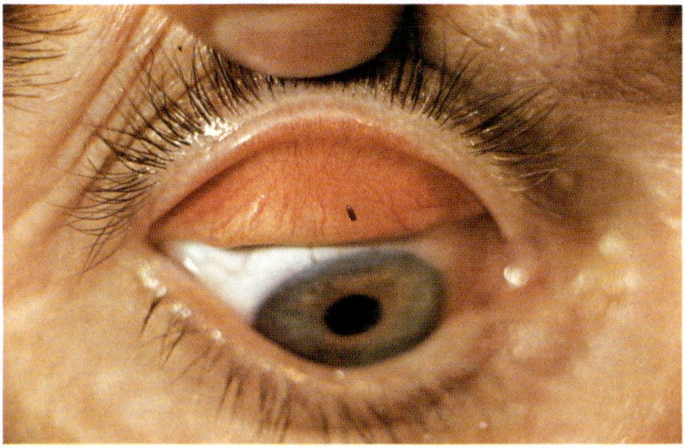

3.8

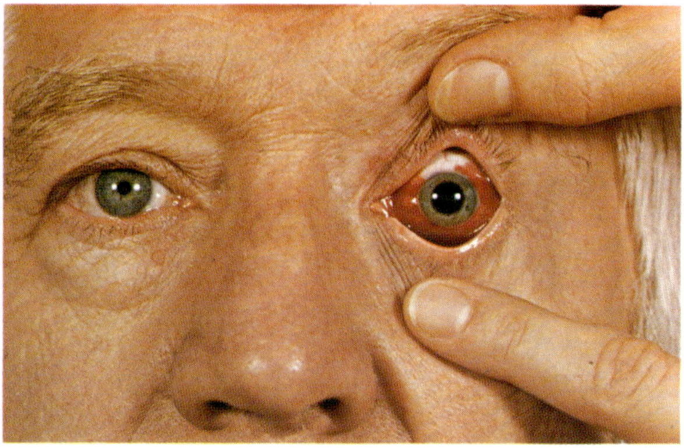

Abb. 3.**7** Subtarsaler Fremdkörper. Abgebrochener Insektenflügel. Beim Ektropionieren aus dem Sulcus subtarsalis nach unten abgeglitten (40 J., ♀).

Abb. 3.**8** Hyposphagma links. Nach Stich mit einer Palmblattspitze (60 J., ♂).

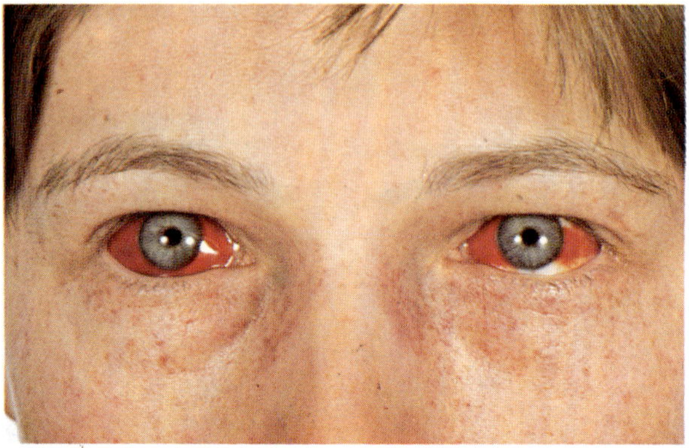

3.9

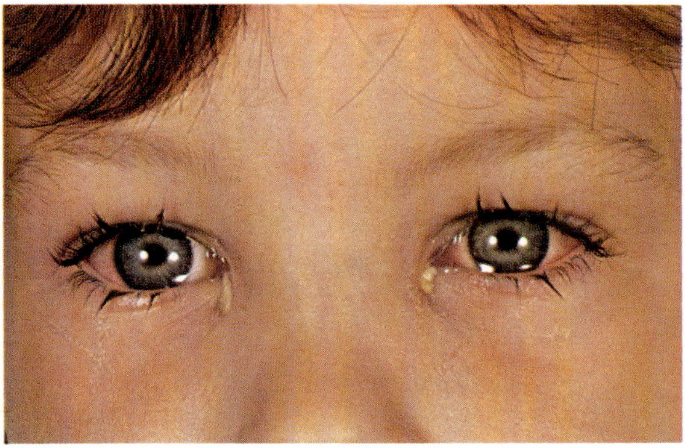

3.10

Abb. 3.**9** Hyposphagma beiderseits. Nach Pressen bei der Entbindung (27 J., ♀).

Abb. 3.**10** Eitrige Blepharokonjunktivitis. Entzündliche Hyperämie und Chemose der Bindehaut. Serös-eitrige Sekretion im inneren Lidwinkel. Morgens Verklebung der Lider durch eingetrocknetes eitriges Sekret. Abstrich: Pneumokokken (4 J., ♀).

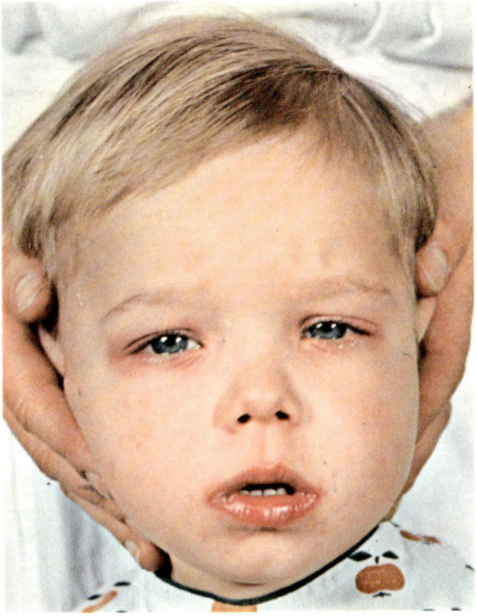

Abb. 3.**11** Blepharoconjunctivitis angularis (Morax-Axenfeld) beiderseits. Mattrosa bis violette Verfärbung der leicht mazerierten Lidwinkel. Weißliches, zähes Sekret. Nur geringe konjunktivale Injektion. Abstrich: Diplobakterien. Therapiespezifisch: Zinksulfat (AT und AS) (2 J., ♂).

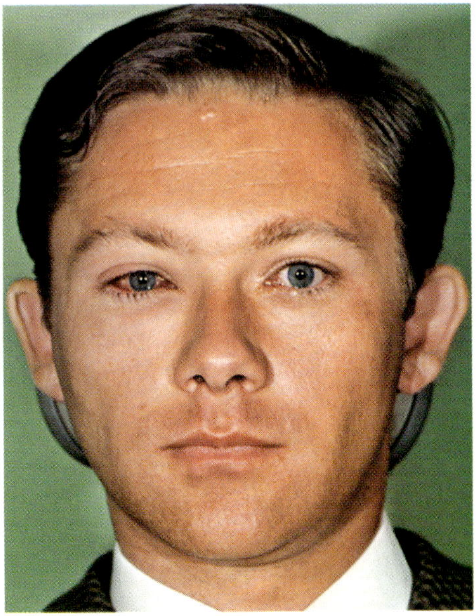

Abb. 3.**12** Conjunctivitis epidemica. Hochinfektiöse Viruserkrankung durch Adenoviren Typ 8, seltener 19. Nach Inkubation von 8 Tagen rechtsseitiger Beginn mit Pseudoptose. Frühzeichen: hochrote Schwellung der Karunkel und der Plica semilunaris sowie der Follikel der Übergangsfalten. Bindehautblutungen durch virusbedingte Gefäßwandschädigung möglich. Schwellung der Präaurikular- sowie Submentallymphknoten. Links beginnende Rötung der Plica semilunaris. – In früheren Epidemien bis zu 50 % subepithelialer Hornhautbefall (Keratitis epidemica) (30 J., ♂).

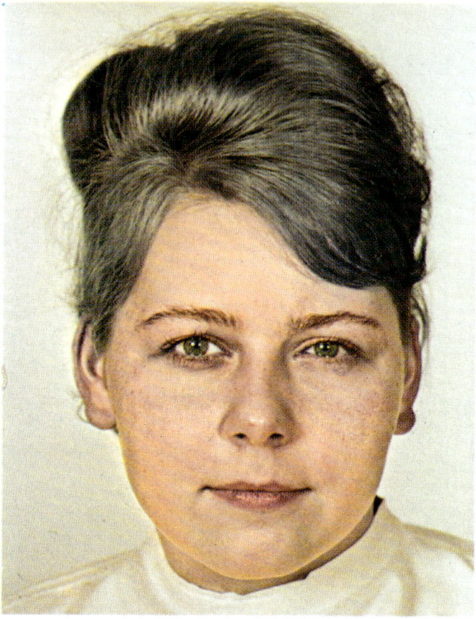

Abb. 3.**13** Conjunctivitis epidemica. Kopfbild. Einseitiger Beginn am linken Auge mit Lichtscheu und Fremdkörpergefühl. Pseudoptose. Rechtes Auge noch reizfrei. Grippeähnliche Allgemeinsymptome mit subfebrilen Temperaturen. Starke Kontagiosität. Familiäres Auftreten. Haus-Klinik-Infektion (Tonometrie!) (21 J., ♀).

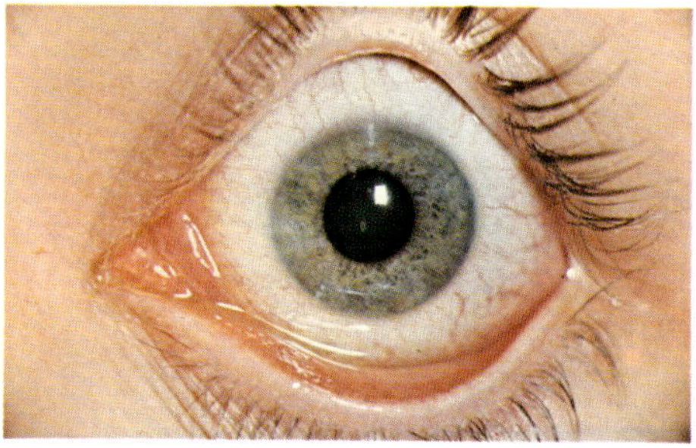

Abb. 3.**14** Conjunctivitis epidemica. Augenausschnitt des linken Auges (gleiche Patientin wie in Abb. 3.**13**). Rötung und Schwellung von Karunkel und Plica semilunaris einschließlich der unteren Übergangsfalte. Geringe Sekretion (21 J., ♀).

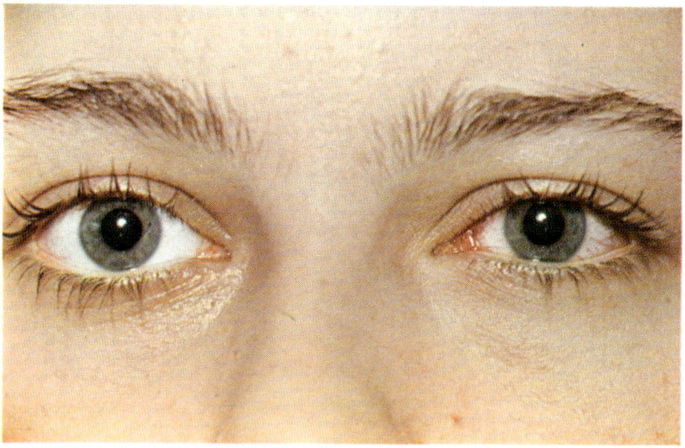

Abb. 3.**15** Conjunctivitis epidemica. Ausschnitt beider Augen der gleichen Patientin wie in Abb. 3.**13**. Pseudoptose links. Plika- und Karunkelschwellung mit geringer konjunktivaler Injektion, vorwiegend im Bereich der unteren Übergangsfalte. Rechtes Auge: noch reizfrei (21 J., ♀).

Abb. 3.**16** Conjunctivitis epidemica. Kopfbild (gleiche Patientin wie in Abb. 3.**13**). 6 Tage später: Entzündung links am Höhepunkt. Gleichzeitig eben beginnender Befall des rechten Auges (21 J., ♀).

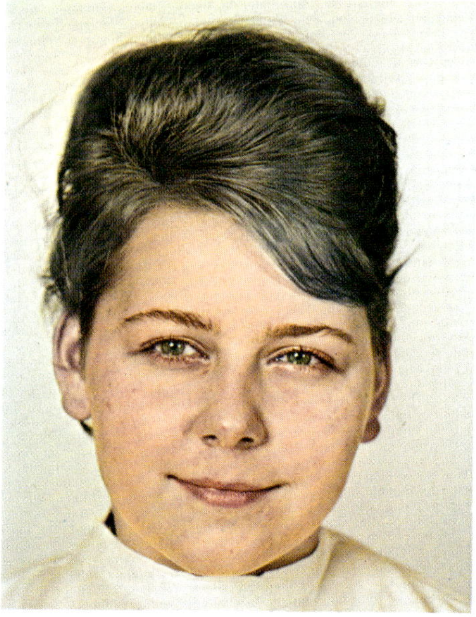

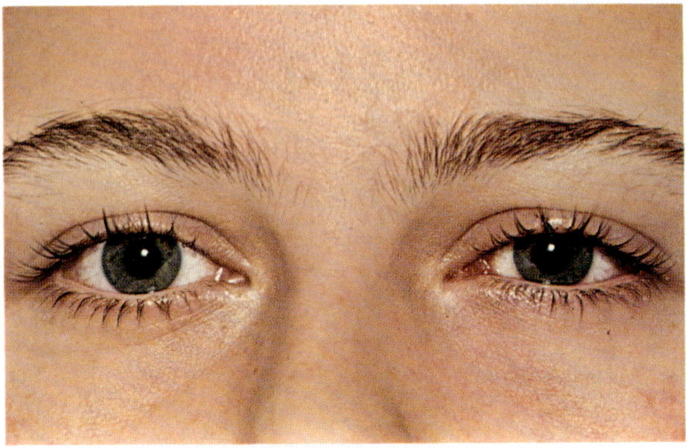

Abb. 3.**17** Conjunctivitis epidemica. Ausschnitt beider Augen (gleiche Patientin wie in Abb. 3.**16**). Deutliche Pseudoptose links mit starker Schwellung von Plika und Karunkel; beginnende Rötung und Schwellung rechts (21 J., ♀).

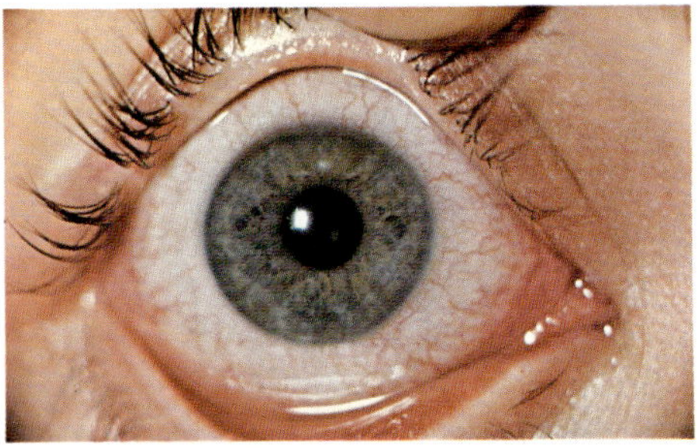

Abb. 3.**18** Conjunctivitis epidemica. Augenausschnitt rechts (Auge der gleichen Patientin wie in Abb. 3.**17**): angedeutete Pseudoptose. Geringe Schwellung und Rötung von Plika und Karunkel. Hyperämie der Bindehaut vor allem der unteren Übergangsfalte (21 J., ♀).

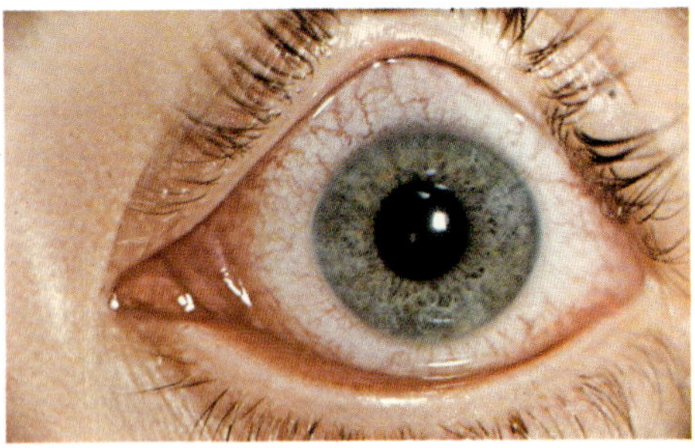

Abb. 3.**19** Conjunctivitis epidemica. Augenausschnitt links (gleiche Patientin wie in Abb. 3.**17**): starke Rötung und Schwellung von Plika, Karunkel und Bindehaut der unteren Übergangsfalte (Höhepunkt!). Beachte vor allem die charakteristische hochrote, entzündliche Schwellung von Plika und Karunkel (21 J., ♀).

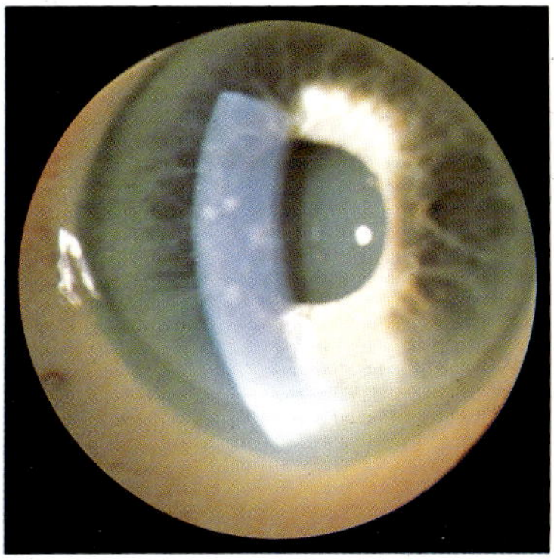

3.20

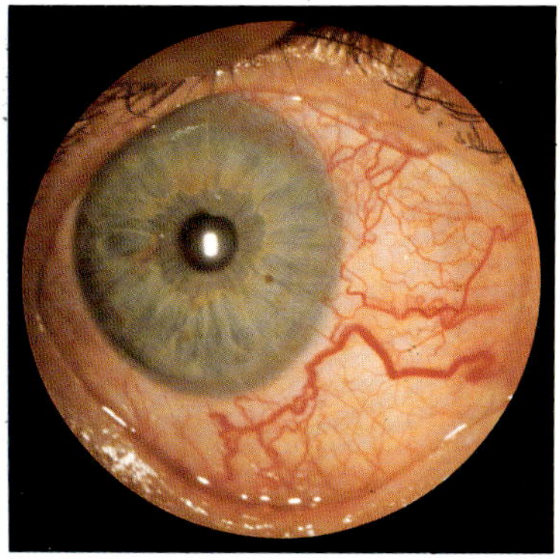

3.21

Abb. 3.**20** Keratoconjunctivitis epidemica. Stadium II: Keratitis epidemica. Nach Abklingen der akuten Konjunktivitis meist doppelseitiger Befall der Hornhaut. In den letzten Epidemien nur noch vereinzelt aufgetreten. Subepitheliale, zwischen Epithel und Bowman-Membran gelegene, anfangs punkt-, später münzenförmige, grauweiße Infiltrate, die mitunter konfluieren. Während der spontanen Rückbildung fransen zuerst die Räder aus. Die Infiltrate hellen sich in einigen Monaten in der Regel wieder völlig auf (64 J., ♂).

Abb. 3.**21** Episklerale Venenstauung der Bindehaut. Nach wiederholten subakuten und akuten Druckanstiegen beim akuten Winkelblockglaukom. Pupille in medikamentöser Miose. Caput-medusae-ähnliche, starke Schlängelung und vermehrte Füllung der episkleralen Gefäße (46 J., ♂).

Abb. 3.**22** Bindehautphlyktäne (Phlyctaena larga). Grau-rotes, 2 mm großes Knötchen, dicht am Hornhautrand gelegen, mit intensiver lokaler Gefäßinjektion, an der sich die angrenzende Bindehaut beteiligt (13 J., ♀).

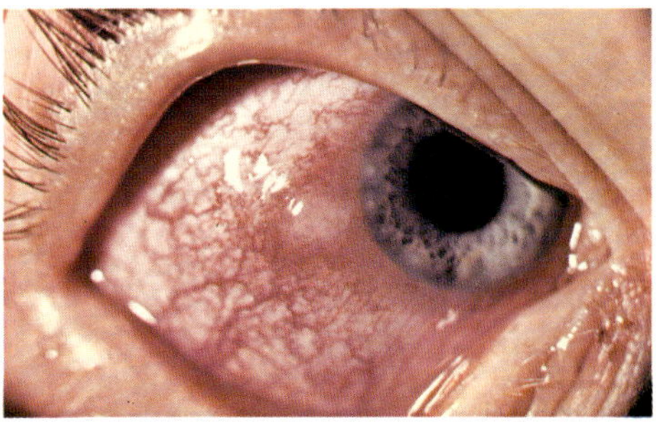

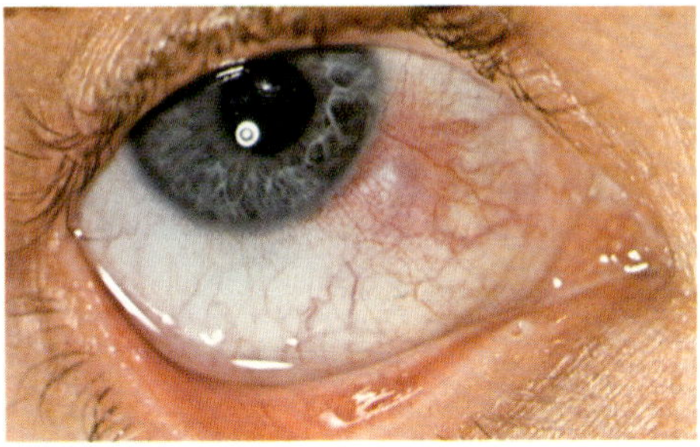

Abb. 3.**23** Episkleritis. Sektorenförmige, druckschmerzhafte Rötung mit umschriebener, knötchenförmiger Schwellung der Episklera im nasalen Lidspaltenbereich (43 J., ♀).

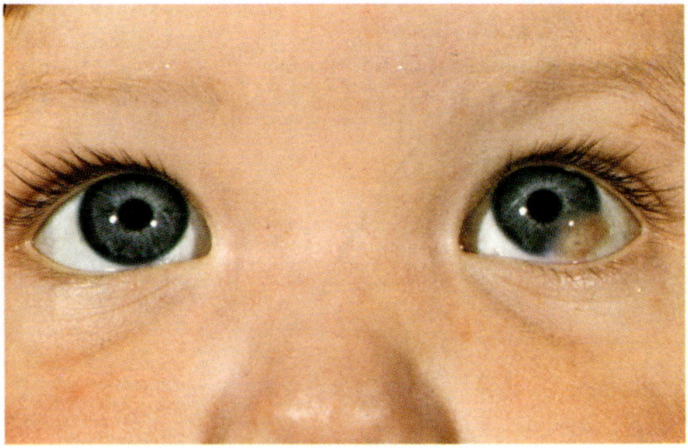

Abb. 3.**24** Epidermoid der Bindehaut links. Angeborene, außen unten in der Lidspalte gelegene, halbkugelige, gelblich-weiße Geschwulst, die auf die Hornhaut übergreift. Einzelne feine Härchen auf der Oberfläche. Gutartig. Keine Wachstumsneigung (13 Mon., ♀).

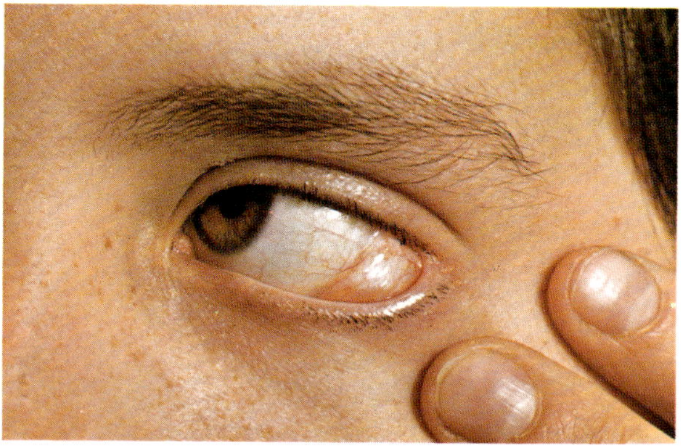

Abb. 3.**25** Lipodermoid der Bindehaut. Weiche, teigige Geschwulst. Subkonjunktival gelegen, im Lidspaltenbereich außen unten zwischen dem M. rectus externus und dem M. rectus inferior. Die intakte Bindehaut zieht über die gelblich-rötlich durchscheinende Geschwulst hinweg (17 J., ♂).

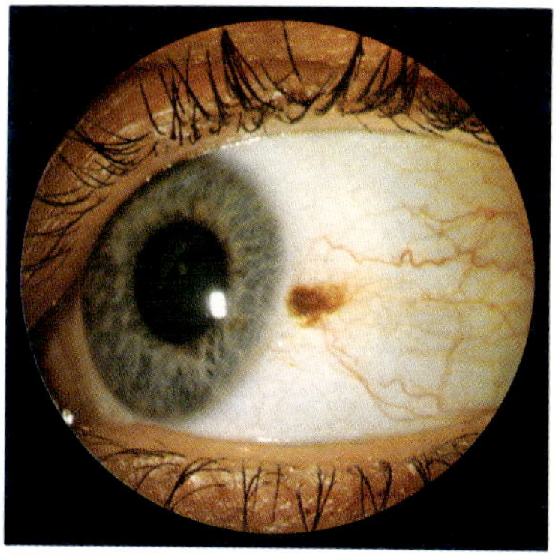

Abb. 3.**26** Naevus pigmentosus (Nävus-Zellnävus) der Conjunctiva bulbi. Im Lidspaltenbereich an typischer Stelle, nahe des Hornhautrandes gelegene, kleine, flache, braune, auf der Sklera verschiebliche Geschwulst, mit feinen zystischen Veränderungen. Meist angeboren oder sehr frühzeitig aufgetreten. Obwohl an sich gutartig, möglicher Ausgangspunkt eines malignen Melanoms (30 J., ♂).

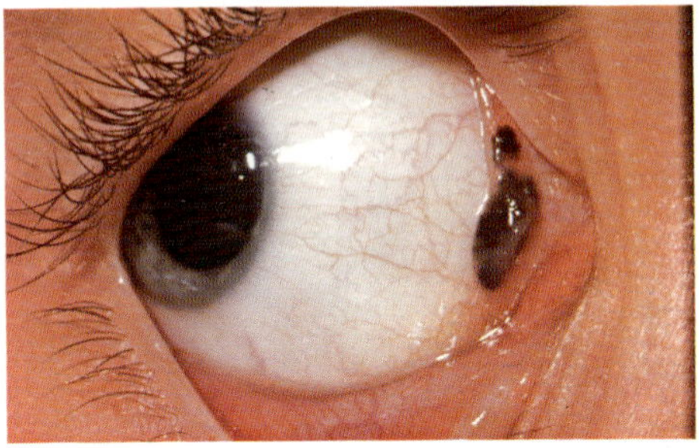

Abb. 3.**27** Malignes Melanom der Plica semilunaris im nasalen Lidspaltenbereich. Auf der Plica semilunaris gelegene, stark pigmentierte, zystisch entartete Geschwulst. Vom oberen Rand absprossende Tochtergeschwulst. Entstehungsursache: Nävi (40%), erworbene, seltener kongenitale Melanose (30%), de novo (30%). Mortalität: 20–40% (12 J., ♀).

4. Hornhaut

Die Hornhaut ist das Lichtfenster des Auges. Ihre Gefäßlosigkeit erfordert einen höchst komplizierten Ernährungsmechanismus, da das Randschlingennetz nur die Hornhautperipherie voll versorgt. Gewissermaßen kompensatorisch bilden Epithel mit Bowmanscher Membran für die Tränenflüssigkeit und Endothel sowie Descemetsche Membran für das Kammerwasser eine semipermeable Membran.
Das Fehlen der Gefäßversorgung der Hornhautmitte erklärt gleichzeitig auch ihre Disposition zur Geschwürsbildung. Die geringste Epithelverletzung kann pathogenen Keimen aus dem Bindehautsack die Tür zum Eindringen in die tieferen zentralen Gewebsschichten öffnen. Wohl als Schutzvorrichtung im Sinne sofortiger Schmerzwarnung ist die dichte Versorgung mit sensiblen Nerven zu betrachten.
Die Abbildungen enthalten neben kongenitaler Defektbildung degenerative Hornhautleiden, wie den charakteristischen Arcus lipoides, der bei Jüngeren auf eine Disposition zum Herzinfarkt hinweisen kann, sowie die stets gefäßfrei verlaufenden Formen der heredofamiliären Hornhautdegeneration.
Von traumatischen Veränderungen sind dargestellt: die Erosio corneae, die Hämatokornea, der typische Hornhautfremdkörper und die höchst schmerzhafte Keratitis photoelectrica nach Strahlenschädigung.
Infektiöse Krankheitsbilder betreffen die Keratoconjunctivitis epidemica, die Keratitis dendritica und disciformis und das Ulcus serpens mit dem Folgezustand der Descemetozele. Das seltene, chronisch verlaufende Ulcus rodens (Mooren) ist vermutlich eine organspezifische Autoimmunkrankheit.
Weitere Abbildungen betreffen die Keratitis filiformis als Folgezustand des Versiegens der Tränensekretion beim Sjögren-Syndrom, das Leucoma corneae nach rezidivierender skrophulöser Keratitis sowie die verschiedenen Stadien des Keratokonus mit Zustandsbild nach Keratoplastik.

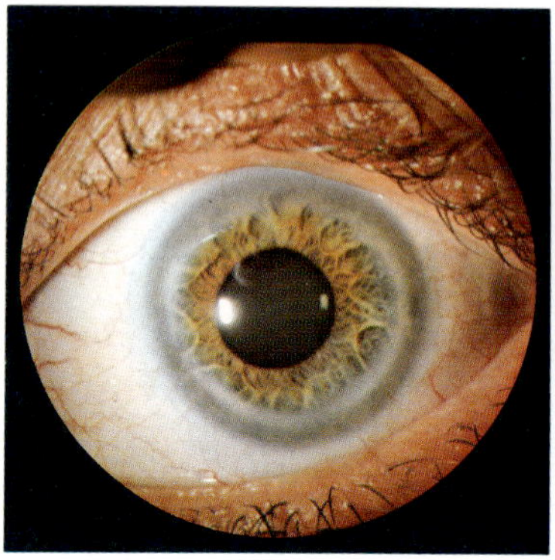

Abb. 4.**1** Arcus senilis (Gerontoxon). Unter dem intakten Epithel schmaler, grau-weißer Ring, der vom Limbus durch eine klare Randzone getrennt ist. Lipoidinfiltration. Harmlose Altersveränderung. Selten bei jüngeren Patienten mit gestörtem Fettstoffwechsel: Disposition zum Herzinfarkt? (31 J., ♂).

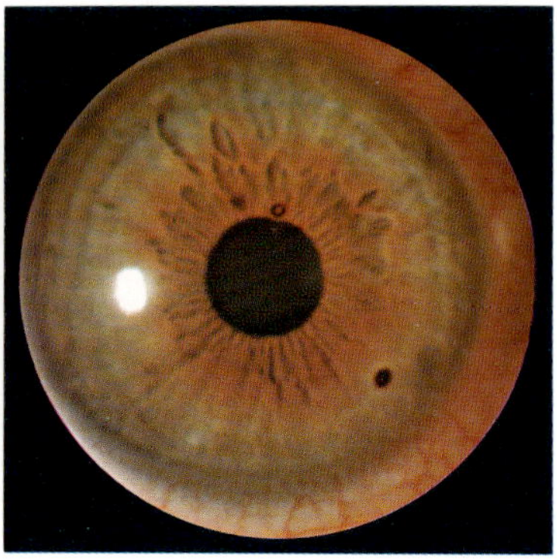

Abb. 4.**2** Hornhautfremdkörper mit hellem Rosthof. Seit 4 Tagen, parazentral bei 4 Uhr gelegen, mit Reizmiose und Abwehrtrias: Tränen, Lichtscheu, Blepharospasmus (28 J., ♂).

4.3

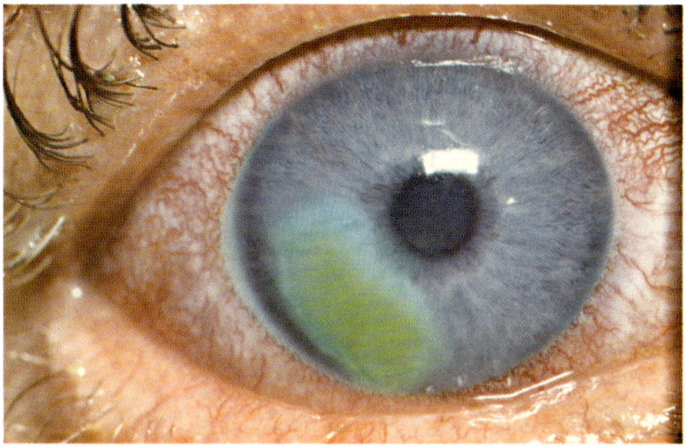

4.4

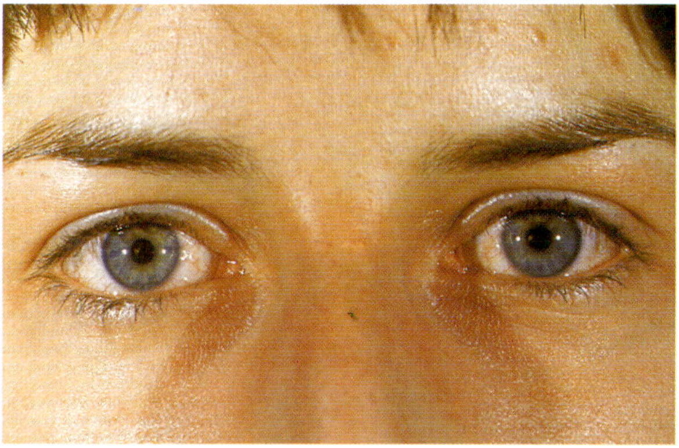

Abb. 4.**3** Erosio corneae. Flächenhafte Epithelabschürfung im temporalen Hornhautbereich durch Kalkverätzung. Grünfärbung durch Fluorescein. Im Verätzungsbereich aufgehobene, angrenzend herabgesetzte Hornhautsensibilität. Perikorneale bzw. ziliare Injektion (52 J., ♂).

Abb. 4.**4** Keratitis photoelectrica beiderseits 6 Stunden nach Höhensonnenbestrahlung aufgetreten. Hauchige, punktförmige Epitheltrübung. Intensive Abwehrtrias: Blepharospasmus, Lichtscheu, Tränen, extreme Schmerzhaftigkeit. Photo nach Lokalanästhesie (19 J., ♀).

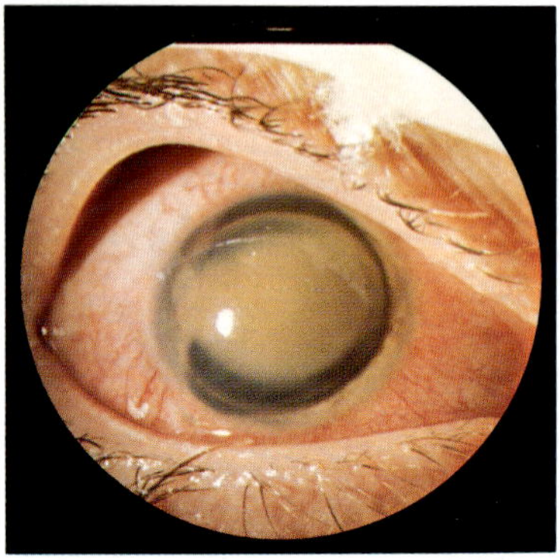

Abb. 4.**5** Hämatokornea nach Contusio bulbi. Glatte Oberfläche der Hornhaut mit klarer Randzone der scheibenförmigen, gelb-braunen Parenchymtrübung. Folgende Faktoren lösen die Blutfärbung der Hornhaut aus: Einblutung der Vorderkammer auf mindestens $^{2}/_{3}$. Behinderung des Übertrittes von Kammerwasser aus der hinteren in die vordere Augenkammer und des Abflusses in das Trabeculum corneosclerale (vgl. Abb. 7.**4**). Druckanstieg. Traumatische sowie posttraumatische toxische Schädigung des Endothels (Permeabilitätsstörung) durch Abbauprodukte des Hämoglobins (Eisen!) (17 J., ♂).

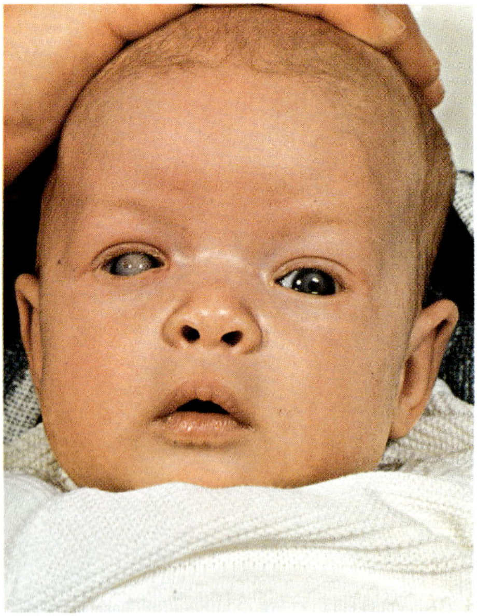

Abb. 4.**6** Peters-Defektbildung. Kongenitale, rezessiv vererbte Mißbildung. Rechts ausgeprägte, links geringe zentrale, scheibenförmige Hornhauttrübung. Teilweise zipfelförmige Verwachsung der Regenbogenhaut mit der defekten Descemet-Membran (vordere Synechien). Mesoektodermale Dysgenesis. Sekundäre Drucksteigerung im Verlauf (6 Wochen, ♀).

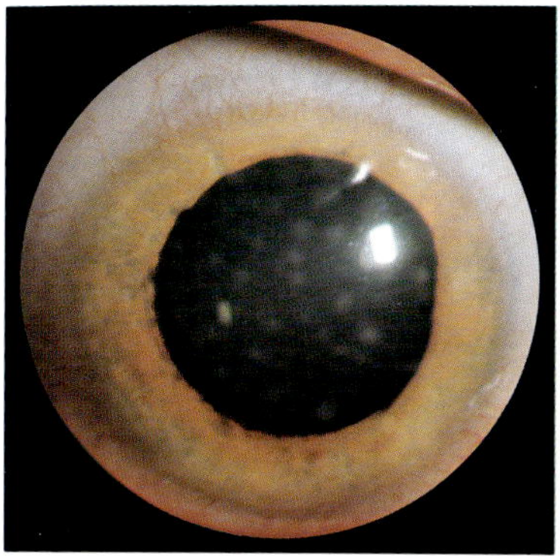

Abb. 4.**7** Keratoconjunctivitis epidemica, Stadium II: Keratitis epidemica. Feinste, über die ganze Hornhautoberfläche verteilte, subepithelial gelegene, münzenförmige Infiltrate von Stecknadelkopfgröße. Die Effloreszenzen färben sich hauchdünn mit Fluorescein. Übergang in feinste, schneeflockenartige Trübungen, die sich rückbilden oder sehr selten als kaum die Funktion störende Narben bleiben (42 J., ♀).

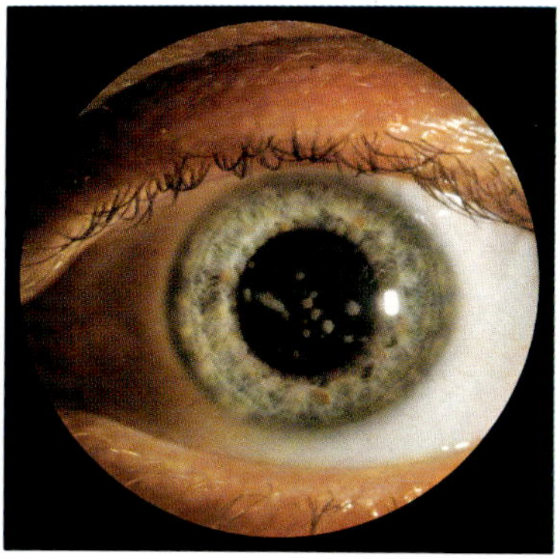

Abb. 4.**8** Dystrophia granulosa corneae (Groenouw I). Bröckelige Hornhautdystrophie. Inmitten klaren Parenchyms zentral gelegene, kreisförmige, graue Trübungsherdchen. Hornhautperipherie stets klar, Hornhautoberfläche und Sensibilität intakt. Langsame Progredienz. Familiäres Leiden, das im 1. Lebensjahrzehnt einsetzt. Stets gefäßfreier Verlauf (31 J., ♂).

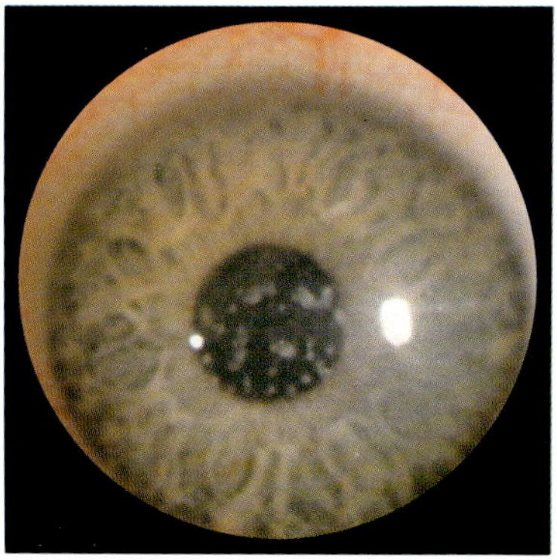

Abb. 4.**9** Dystrophia granulosa corneae (Groenouw I). Das gesamte zentrale Hornhautareal ist durch kleinere und größere rundliche, grau-weiße Herdchen, die vielfach konfluieren, getrübt. Peripherie frei. Keine Gefäßeinsprossung (22 J., ♂).

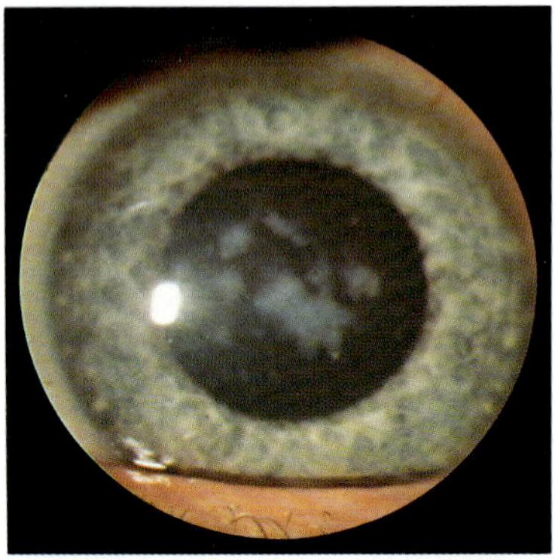

Abb. 4.**10** Dystrophia maculosa corneae (Groenouw II, Fleischer). Fleckige Hornhautdystrophie. Selten. Im Pupillargebiet gelegene, grau-weiße, fleckige, z. T. bandförmige Trübungen verschiedener Dichte. Einzelne halbmondförmige Herdchen. Frühzeitige Sehstörung schon im 1. Lebensjahrzehnt. Weitere Zunahme der Trübungen im Verlauf der höckrig werdenden Oberfläche mit Sensibilitätsverlust (autosomal rezessive Vererbung) (25 J., ♂).

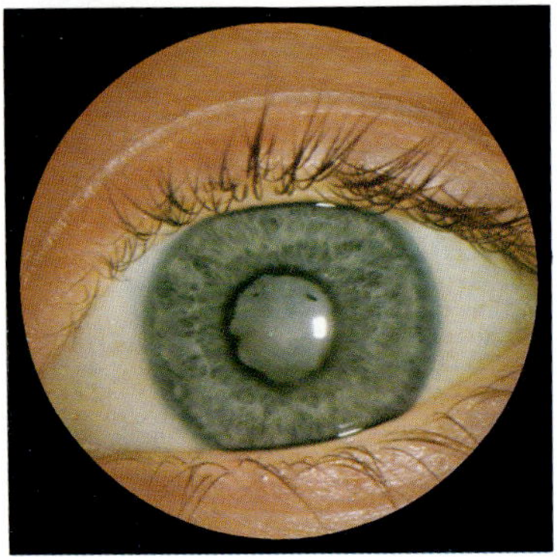

Abb. 4.**11** Bandförmige (gürtelförmige) Hornhautdegeneration (Still-Chauffard-Syndrom). Zu beiden Seiten bandförmige, zarte, grau-weiße Trübung, die limbusparallel in der Lidspalte verläuft. Die Trübung in beiden Randzonen der Hornhaut besteht aus feinsten Einlagerungen von Hyalin und Kalk in die Bowman-Membran. Cataracta complicata mit synechierter Regenbogenhaut (vgl. Abb. 5.**22**) (4 J., ♀).

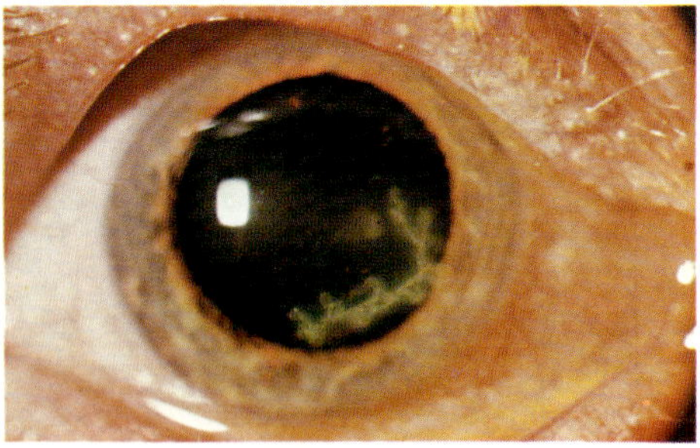

4.13

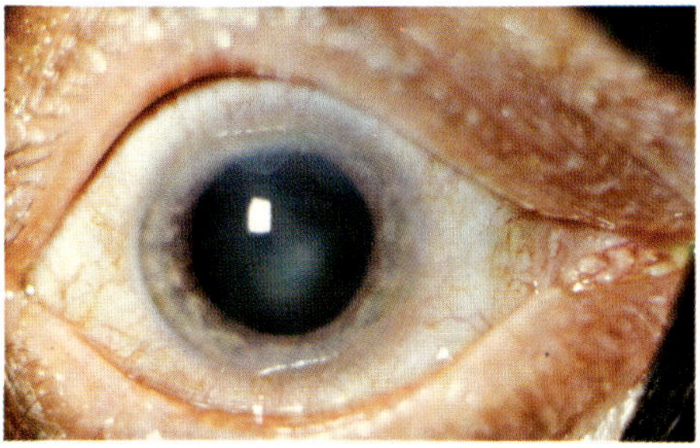

4.14

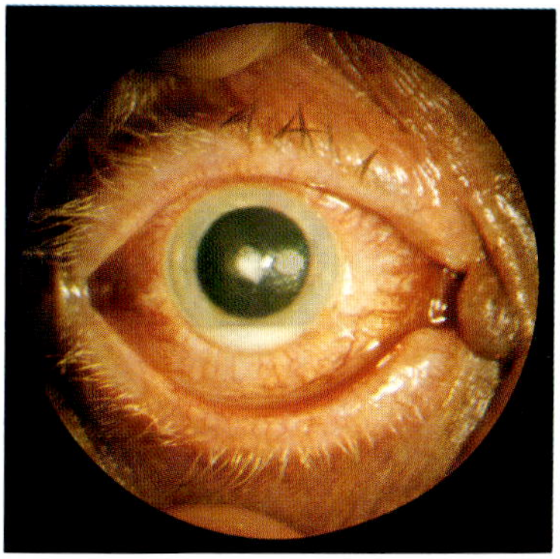

Abb. 4.**13** Keratitis disciformis. Tiefe Form der herpetischen Hornhautinfektion. Zentrale, durch Parenchymquellung prominente, scheibenförmige Trübung. Auf der Hornhautrückfläche Falten der Descemet-Membran und feinste Beschläge. Bei intaktem Epithel: lokal Cortison (72 J., ♂).

Abb. 4.**14** Ulcus serpens (Hypopyonkeratitis). Vor 2 Tagen Entfernung eines zentralen Hornhautfremdkörpers. Sandkorngroße, dichte, gelblichweiße Leukozyteninfiltration der Hornhautmitte. Progressiver Rand bei 12 Uhr. Zellvermehrung in der Vorderkammer. 2 mm hohes Hypopyon (68 J., ♂).

◀ Abb. 4.**12** Keratitis dendritica (Herpes-simplex-Keratitis). Astförmig verzweigte epitheliale Herpesrinnen mit Knospen an den Ausläufern. Grünfärbung durch Fluorescein. Trotz aller chemotherapeutischer Fortschritte: Wichtigste erste Maßnahme ist die mechanische Abrasio des Epithels bei gleichzeitiger Hitzeanwendung durch Passowschen Kauter oder Kälte durch Kryostab. Die Abrasio beseitigt den Erreger am Ort der Infektion und unterbricht gleichzeitig die neuroneuronale Verbindung, wodurch die Ausbreitung des Erregers verhindert wird (42 J., ♂).

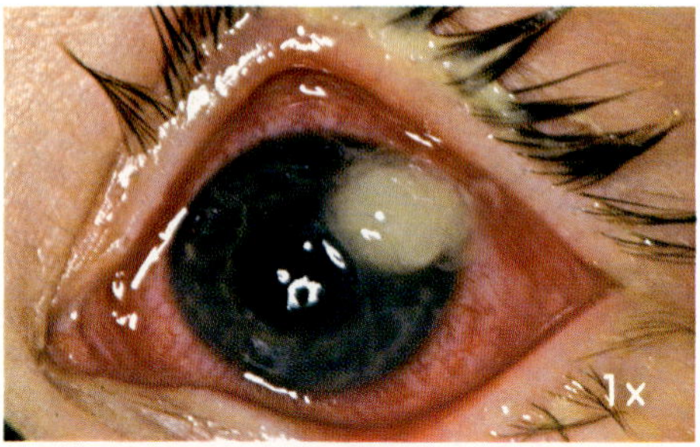

4.15

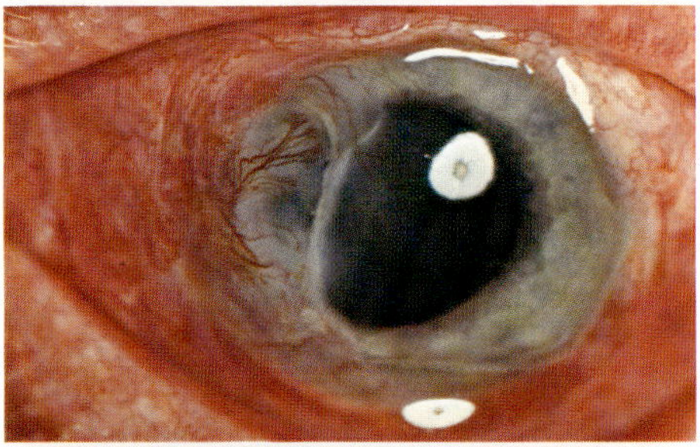

4.16

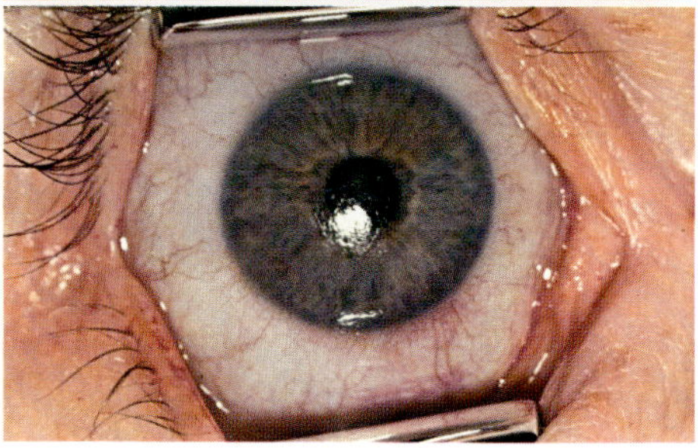

4.17

Abb. 4.**15** Keratomykose (Keratitis mycotica). Dichte, parazentrale, grauweiße Infiltration, die nekrotisierend und abszedierend das Hornhautstroma ergriffen hat. Trübungsrand im Übergang zum gesunden Hornhautgewebe leicht gefiedert (durch Schleimfäden etwas verdeckt). Candida-albicans-Mykose nach mit Cortison behandelter Keratitis dendritica (5 J., ♀).
Abb. 4.**16** Ulcus rodens Mooren. Am Limbus beginnendes landkartenförmiges Geschwür. Durch leicht erhabene, in der Tiefe unterminierte, graue Infiltrationslinie scharf gegen die gesunde Hornhaut abgegrenzt. Schmerzhafter, schubweiser progredienter Verlauf. Keine Perforation. Vom Hornhautrand zieht vaskularisiertes Gewebe über die ausgebuchtete Geschwürsfläche. Nicht selten doppelseitig. Höheres Alter. Autoimmuner, dystrophisch-nekrotisierender Prozeß (73 J., ♂).
Abb. 4.**17** Keratitis filiformis beim Sjögren-Syndrom. Kommaartig eingerollte Epithelfetzen durch fortlaufenden Lidschlag abgerissen. Bengalrosa Färbung (47 J., ♀).

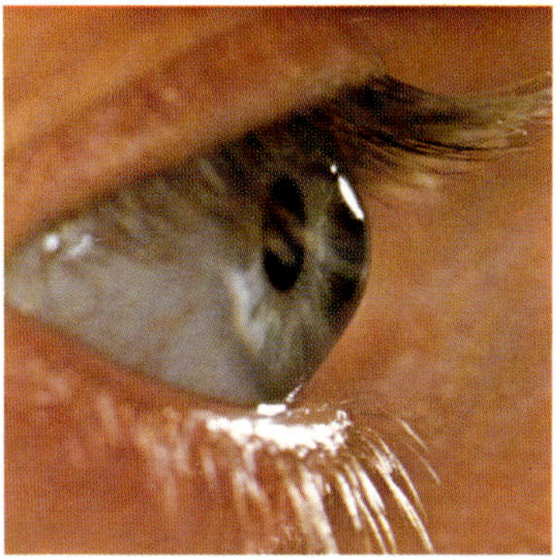

Abb. 4.18 Keratokonus. Abgeplattete Vorwölbung der hauchig getrübten Kegelspitze und Verdünnung des Hornhautzentrums (15 J., ♀).

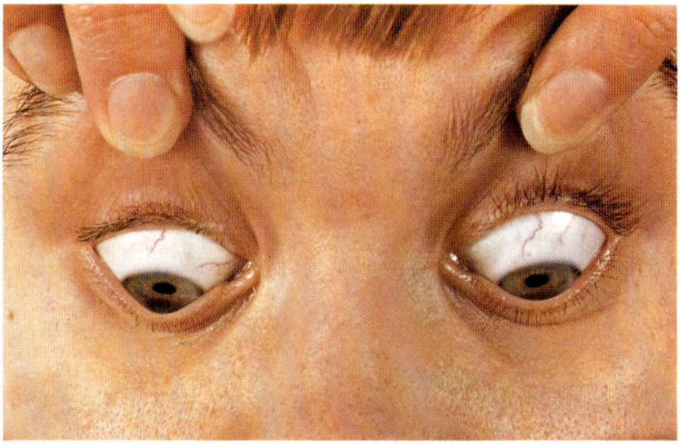

Abb. 4.**19** Keratokonus. Beim Blick nach unten: kegelförmige Vorwölbung der rechten Hornhaut mit deutlicher Ausbuchtung des Unterlides gegenüber der linken Seite (20 J., ♀).

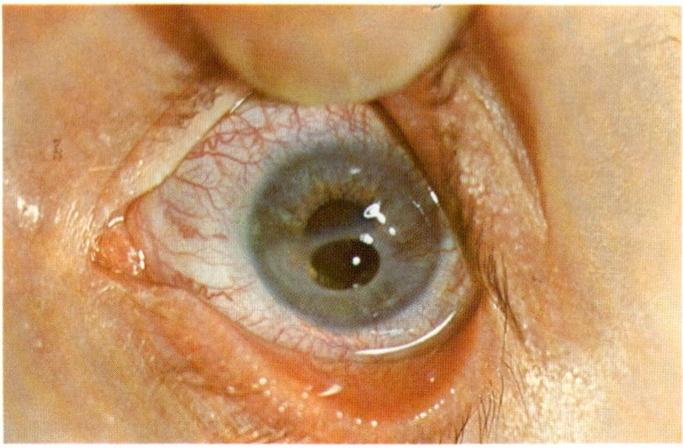

Abb. 4.**20** Descemetozele (Keratozele). Einschmelzen der Grundsubstanz beim akuten Keratokonus. Die hintere, elastische Grenzhaut (Descemetsche Membran) wird durch den intraokularen Druck knopfförmig vorgetrieben. Als schwarze Halbkugel wölbt sie sich aus der Hornhaut hervor, die im mittleren und unteren Drittel durch Parenchymquellung getrübt ist (26 J., ♀).

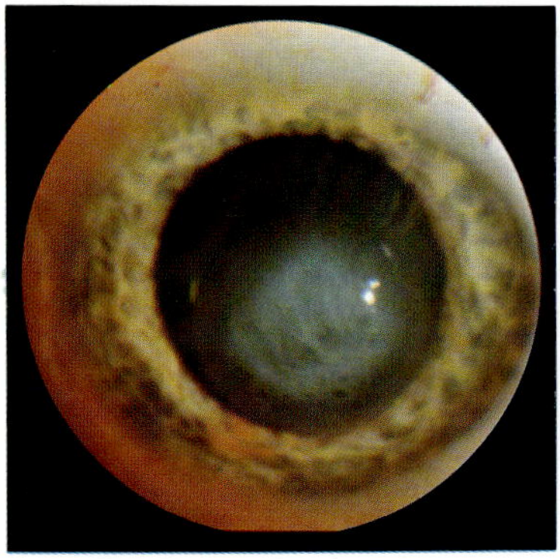

Abb. 4.**21** Keratokonus (akut). Vorwölbung der verdünnten, fluoresceingefärbten Hornhaut. Im Zentrum der Vorwölbung dichte, grau-weiße Trübung und Quellung der Hornhaut durch eingedrungenes Kammerwasser (30 J., ♂).

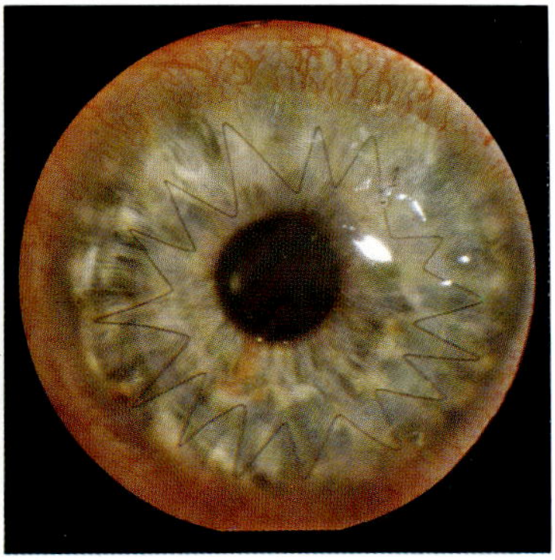

Abb. 4.**22** Keratoplastik „à chaud" bei akutem Keratokonus (gleicher Patient wie in Abb. 4.**21**). Fortlaufende Naht mit monofilem Faden, der nach 8–12 Monaten entfernt werden kann (30 J., ♂).

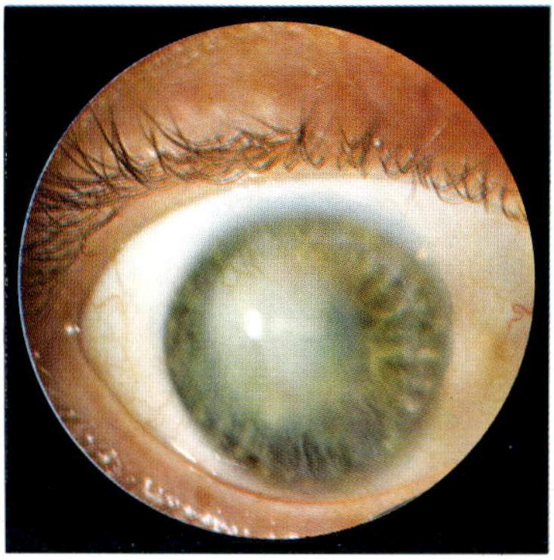

Abb. 4.**23** Leucoma corneae. Zentral gelegene Hornhauttrübung nach skrophulöser Keratitis in der Kindheit. Nur der periphere Hornhautrand läßt noch einen Einblick auf die Regenbogenhaut zu (36 J., ♂).

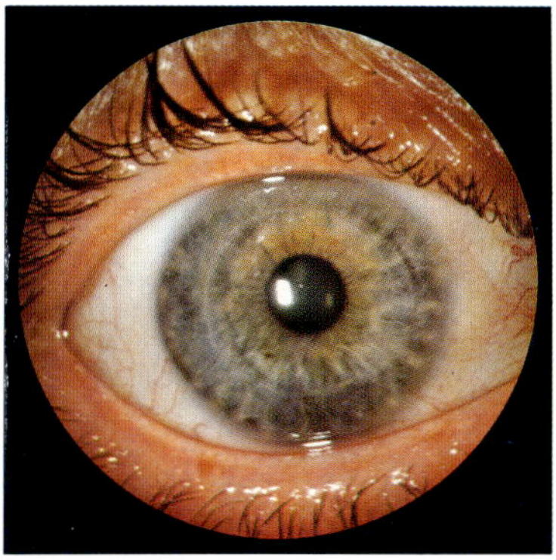

Abb. 4.**24** Zustand nach Keratoplastik (gleicher Patient wie in Abb. 4.**23**). Klar eingeheiltes Hornhautscheibchen (36 J., ♂).

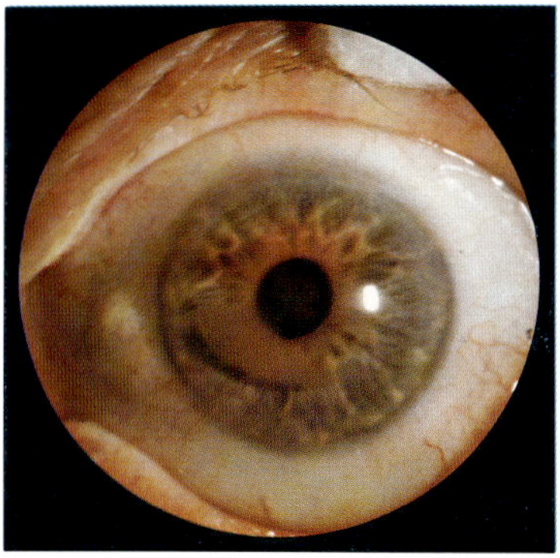

Abb. 4.**25** Bandförmige (gürtelförmige) Hornhautdystrophie im Lidspaltenbereich, mit klarer Randzone. Trübungszone: Flächenförmig konfluierende Flekken mit dunklen, runden Löchern. Kalkig-hyaline Einlagerungen in der Bowmanschen Membran, über denen das Epithel matt ist. Hornhautdystrophie beider Augen bei einer sehr alten Patientin, mit sonst regelrechtem Befund (78 J., ♀).

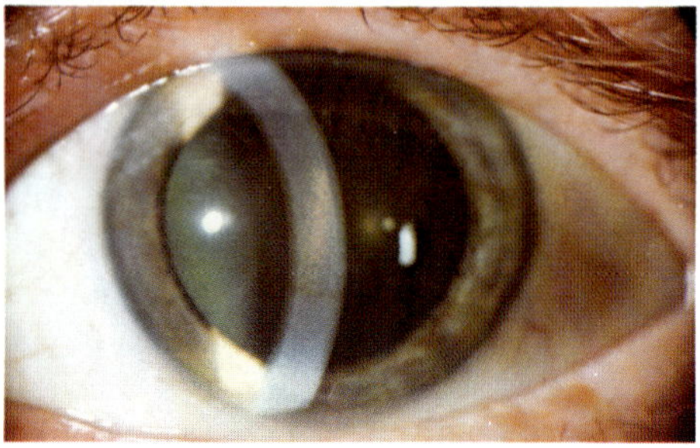

Abb. 4.**26** Krukenberg-Pigmentspindel. In der Hornhautmitte senkrecht stehende, spindelartige, braunrötliche Pigmentbestäubung der Hornhautrückfläche. Sehr seltene beidseitig-symmetrische Anordnung. Vorkommen: „Pigmentglaukom" junger Männer mit geringer Myopie, bei Frauen in der Schwangerschaft und unter oralen Kontrazeptiva. Familiäres Auftreten, auch im Verein mit Cornea guttata (tropfige Prominenzen der Hornhautrückfläche) beobachtet (55 J., ♀).

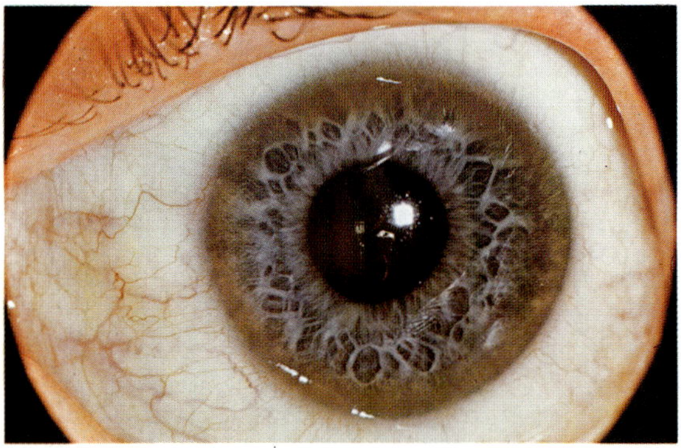

Abb. 4.**27** Kayser-Fleischer-Kornealring bei Wilson-Krankheit (Foto: Prof. *Thiel*). Die Hornhautperipherie ist von einem mischfarbenen, 1,7–3 mm breiten, olivgrünen bis gelbrötlich-braunen Pigmentring umgeben, der in der Regel oben breiter als auf den Seiten und unten ist. Die feinen, kupferhaltigen Pigmentgranula liegen dicht gedrängt in der Tiefe der Hornhaut, d.h. vor dem Endothel, und dringen von hier aus in die Descemet-Membran vor. Charakteristisches Zeichen der Wilsonschen hepatolentikulären Degeneration (Pseudosklerose). Durch Penicillamin ist Besserung des Krankheitsbildes und teilweise Rückbildung des Pigmentringes möglich (20 J., ♂).

5. Regenbogenhaut

Wenngleich die Uvea topographisch in 3 verschiedene Abschnitte – Iris, Ziliarkörper und Aderhaut – eingeteilt werden kann, so ist sie doch letztlich eine unteilbare Einheit. Als ernährende Mitte des Augapfels ist sie einem Schwamm von Blutgefäßen vergleichbar. Abgesehen von dem kleinen Ernährungsbeitrag durch die vorderen Ziliararterien, aus den geraden Augenmuskeln, bezieht die gesamte Uvea ihr Blut aus den hinteren Ziliararterien, Zweigen der A. ophthalmica. Es ist deshalb verständlich, daß auch bei anatomisch lokalisierten Entzündungsprozessen die Nachbarabschnitte (vordere Uvea) stets mehr oder weniger beteiligt sind. Entsprechend dieser funktionellen Verknüpfung sind Prozesse in der Uvea stets ernsterer Natur; sie gefährden die Klarheit der optischen Medien, das Sehvermögen und sekundär auch den Augendruck.

Allen Einteilungsversuchen ist es bisher nicht gelungen, klinisches Bild und Ätiologie der vorderen Uveitis in Einklang zu bringen. Man unterscheidet heute die selteneren chronischen, infektiös-granulomatösen (Bakterien, Pilze, Viren) von den häufigeren akuten, nichtinfektiösen, nichtgranulomatösen (Immunprozesse) Formen. Die Aufklärung der Ätiologie stößt auf große Schwierigkeiten: Ein positiver Prozentsatz von 20% ist schon sehr hoch gegriffen. Aus didaktischen Gesichtspunkten werden Anomalien und Erkrankungen der Regenbogenhaut und des Ziliarkörpers von der Aderhaut getrennt behandelt.

An kongenitalen Anomalien und Besonderheiten sind das Iriskolobom, die Zweifarben- und die gefleckte Iris sowie auffallende Kontraktionsfurchen der Iris aufgeführt. Weitere Abbildungen betreffen die Irisknötchen bei Neurofibromatose und die Pupillarsaumzysten nach langjähriger Miotika-Anwendung sowie die Tumoren der Iris vor und nach operativer Entfernung. Beispiele für Entzündungen der Iris sind die akute Iritis, die Hypopyoniritis beim Morbus Behçet, die fibrinöse Oberflächeniritis, sowohl mit gelatinösem Exsudat als auch mit saumförmiger Stromasynechie, die zipfelförmigen hinteren Synechien nach rezidivierender herdförmiger Iritis sowie die „iritischen Fußpunkte“ nach gelungener Sprengung frischer Verklebungen des Pigmentblattes, die diabetische Rubeosis iridis mit Sekundärglaukom und die zipfelförmige Synechierung beim Morbus Still-Chauffard des Kindes.

In dieses Kapitel eingeordnet sind auch die operative periphere und totale Iridektomie, jeweils nach akutem Glaukomanfall. Den Abschluß bildet eine Irisnaht nach Lösen hinterer Synechien bei abgelaufener Iridozyklitis und Extraktion der Linse mit totaler Iridektomie.

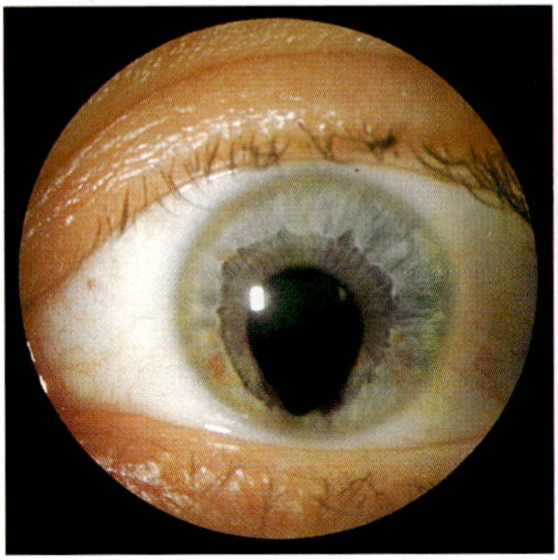

Abb. 5.**1** Iriskolobom. Kongenitaler, spaltförmig nach innen-unten gerichteter Defekt der Regenbogenhaut. Stets beidseitig symmetrisch (28 J., ♂).

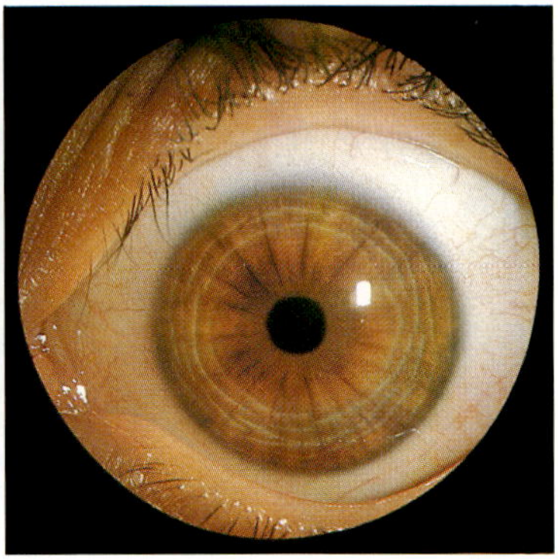

Abb. 5.**2** Kontraktionsfurchen der Iris. Im hyperopen kindlichen Auge sind sie bei maximal verengter Pupille als konzentrische Ringe in der Peripherie der Regenbogenhaut sichtbar (10 J., ♀).

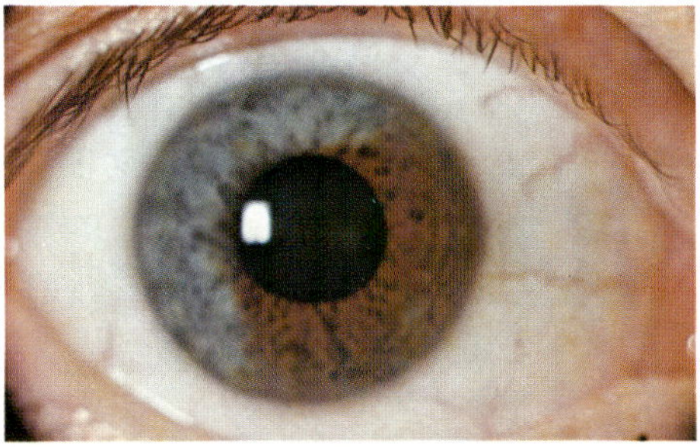

Abb. 5.**3** Iris bicolor. Zweifarbeniris. Benigne kongenitale Anomalie (37 J., ♀).

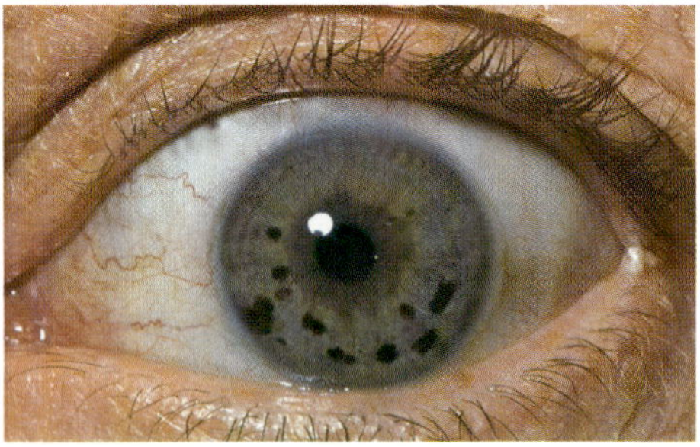

Abb. 5.**4** Gefleckte Iris. Zahlreiche rundliche, ovale bis längliche, dichte, dunkelbraune Pigmentflecke im Ziliarteil der Regenbogenhaut, Benigne Anomalie (28 J., ♂).

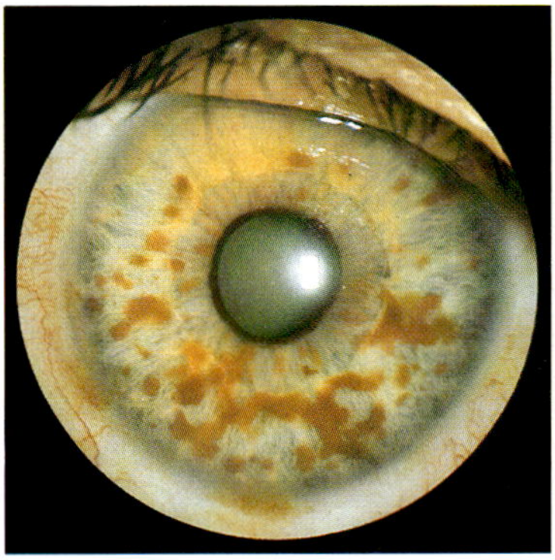

Abb. 5.**5** Regenbogenhaut bei Neurofibromatose (von Recklinghausen). Zahlreiche Irisknötchen von warzenähnlicher Prominenz und gelblicher Farbe. Gleichzeitig: Café-au-lait-Flecke an der Haut des Rückens (52 J., ♀).

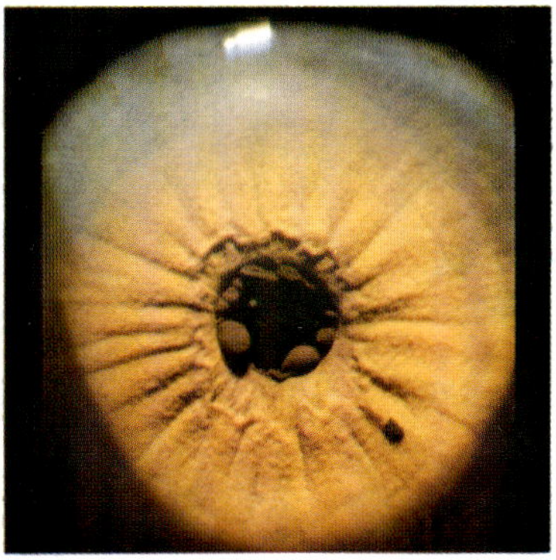

Abb. 5.**6** Pupillarsaumzysten (Pigmentblattzysten). Hohlraumbildung zwischen den beiden Schichten des Pigmentepithels der Iris. Stauungsbedingt durch langdauernde Sphinkterkontraktion (Miosezysten). Nach langjähriger Pilocarpinanwendung aufgetreten (67 J., ♀).

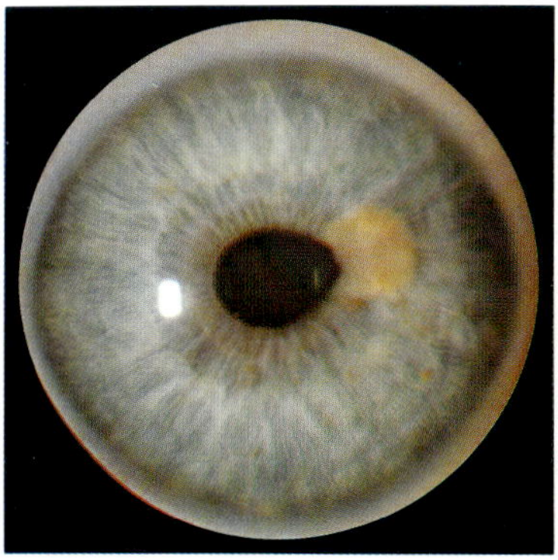

Abb. 5.**7** Iristumor. Bei 2–3 Uhr im Pupillarteil der Iris linsengroßer, gelb-bräunlicher Pigmenttumor. Wegen birnenförmiger Pupillenverziehung Verdacht auf Malignität. Photokontrolle (48 J., ♀).

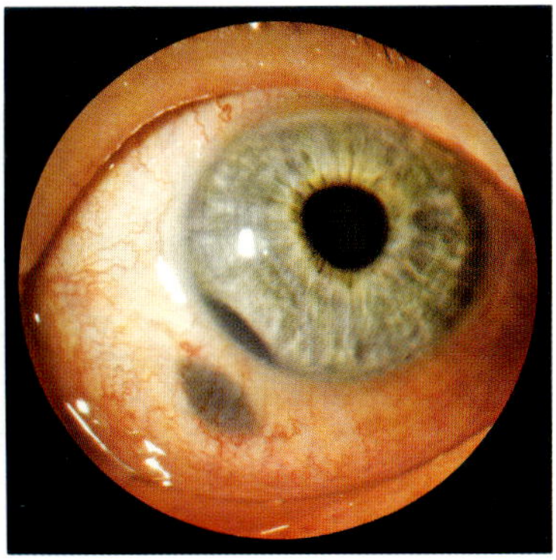

Abb. 5.**8** Ziliarkörpertumor (malignes Melanom). Die Geschwulst füllt den Kammerwinkel bei 8 Uhr aus und schimmert schwärzlich durch Sklera und Bindehaut. Ovaläre Verziehung der Pupille zur Geschwulstseite hin (48 J., ♂).

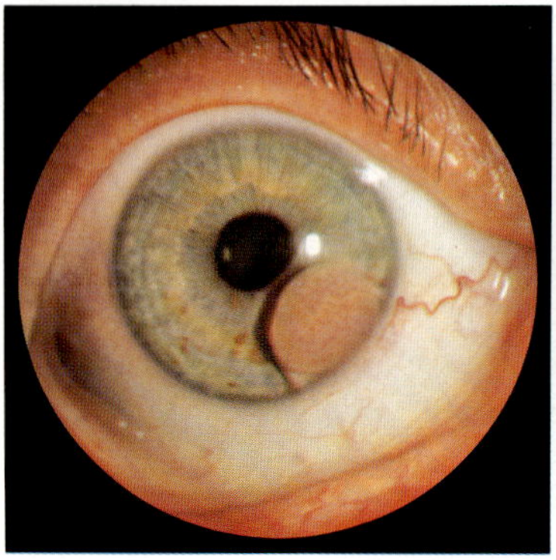

5.9

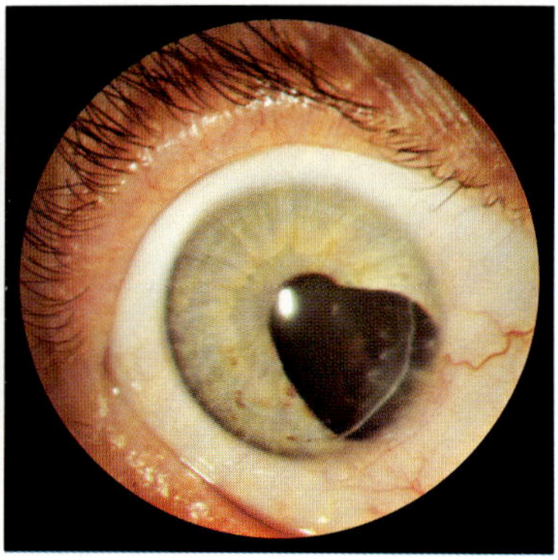

5.10

Abb. 5.**9** Iristumor. Nasal unten linsengroße, gelblich-bräunliche Geschwulst mit zarter Gefäßzeichnung. Pupille längsoval verzogen. Der Tumor reicht gonioskopisch bis in den Kammerwinkel (33 J., ♀).

Abb. 5.**10** Gleiches Auge wie in Abb. 5.**9** nach Tumorentfernung. Totale Iridektomie. Linsenrand mit Zonulafasern in der Tiefe sichtbar. Histologisch: Leiomyom (33 J., ♀).

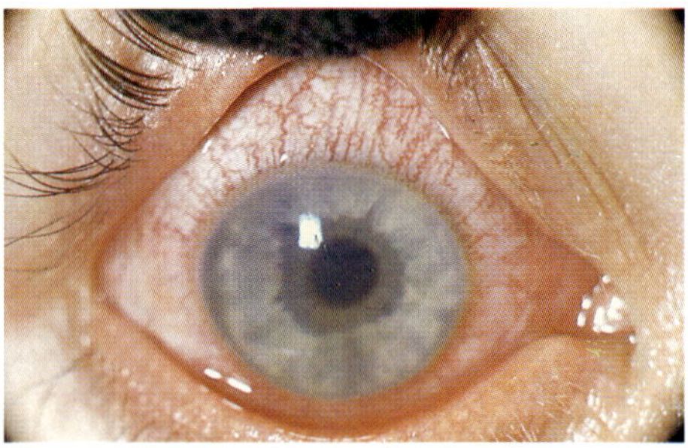

Abb. 5.**11** Akute Iritis (akute Uveitis anterior). Rechtes Auge. Gemischte Injektion mit Reizmiose, verwaschener Irisfarbe und Eintrübung der Vorderkammer durch fibrinöse Exsudation (21 J., ♂).

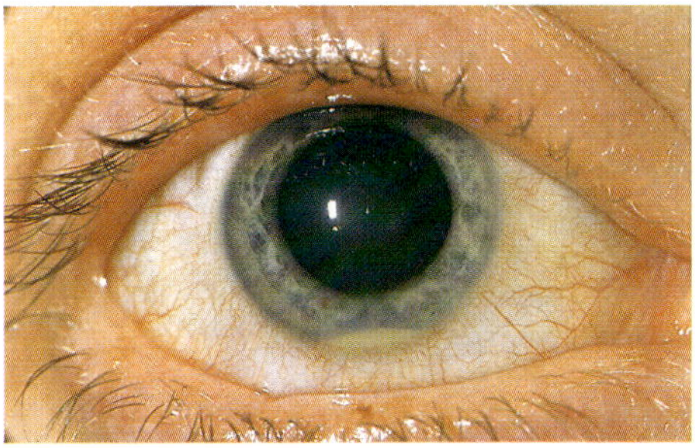

Abb. 5.**12** Hypopyoniritis bei Morbus Behçet. Am Boden der Vorderkammer oft nur flüchtiger Leukozytenspiegel. Die Pupille ist medikamentös weit gestellt. Okuloartikuläres Syndrom mit typischer Trias: Uveitis (Vaskulitis), Arthritis (Knie-, Knöchelgelenke), Aphthosis (Mundschleimhaut, Genitalien) (27 J., ♂).

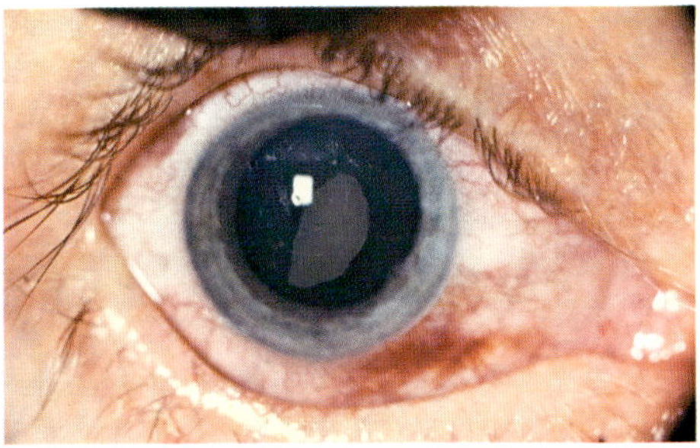

Abb. 5.**13** Fibrinöse Oberflächeniritis (Uveitis anterior). Gelatinöses Exsudat in der Vorderkammer bei akutem rheumatischem Schub. Bei 11 und 5 Uhr blutig imbibierte Bindehaut nach subkonjunktivalen Fortecortin-Injektionen. Pupille maximal weit gestellt durch Sprengspritze (Atropin-Scopolamin-Cocain) (38 J., ♂).

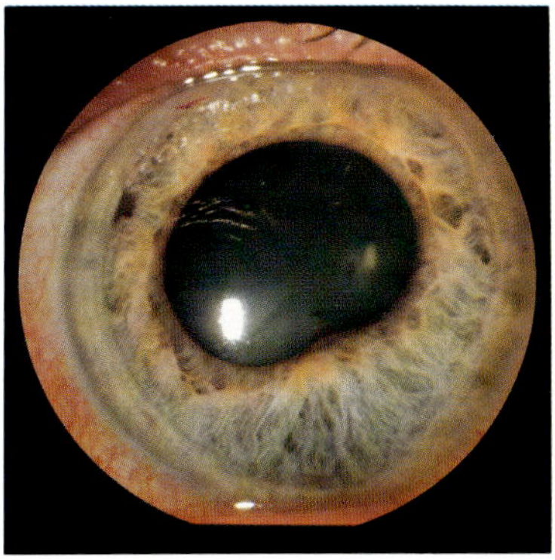

Abb. 5.**14** Saumförmige Synechie nach akuter fibrinöser Oberflächeniritis. Die breite, von 4 bis 18 Uhr reichende Synechie verhindert die Weitstellung der Pupille in diesem Bereich (22 J., ♂).

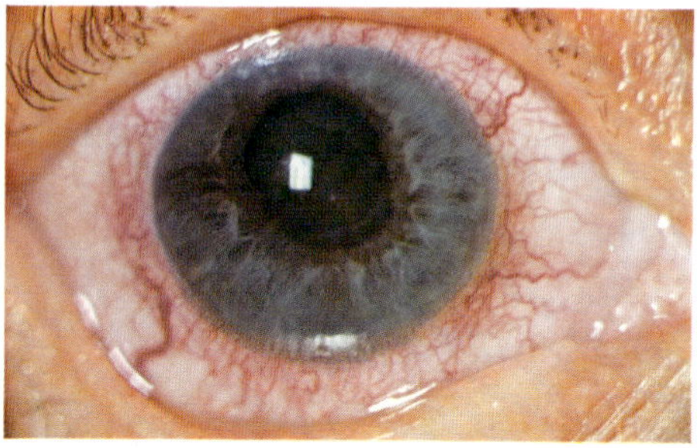

Abb. 5.**15** Rubeosis iridis mit Sekundärglaukom. Retinopathia diabetica. Rostbraune Verfärbung des Pupillarteiles der Regenbogenhaut durch feinste Blutaustritte aus den dort erweiterten und auch neugebildeten Kapillaren. Mehrere neugebildete Gefäße auf der Irisvorderfläche (55 J., ♀).

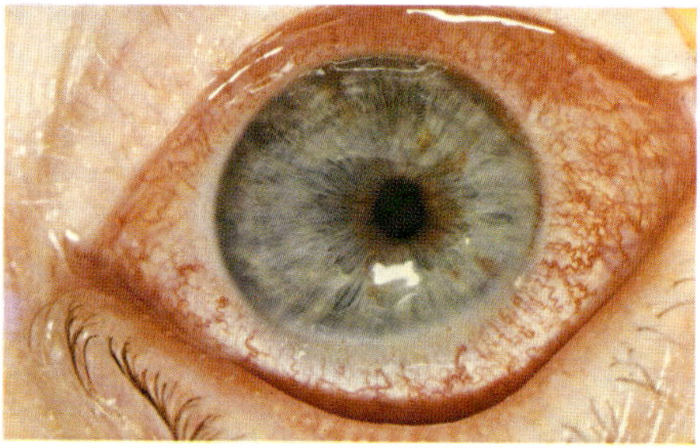

Abb. 5.**16** Rubeosis iridis. Der Pupillarsaum ist in ganzer Ausdehnung durch ein feines Kapillarnetz rötlich verfärbt. Diabetisches Sekundärglaukom (47 J., ♀).

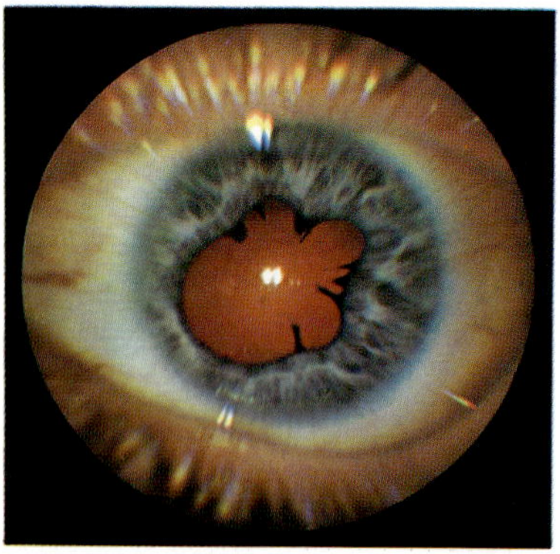

Abb. 5.**17** Kleeblattpupille. Zipfelförmige hintere Synechien nach chronischer herdförmiger Iritis. Im durchfallenden Licht der Funduskamera rotes Aufleuchten des Augenhintergrundes (18 J., ♂).

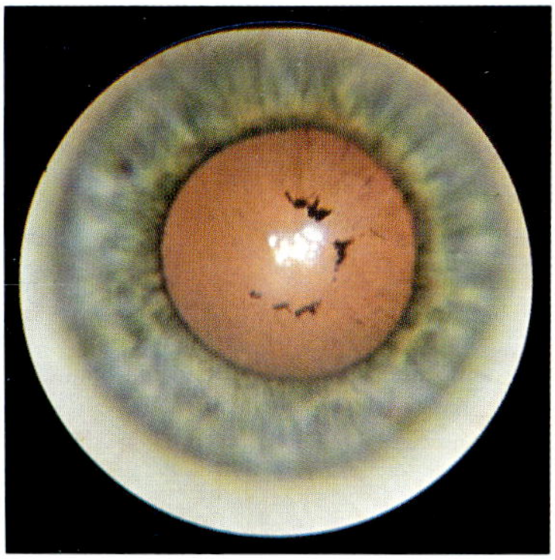

Abb. 5.**18** Iritische Fußpunkte. Ringförmige Verklebung des Pigmentblattes mit der Linsenkapsel durch maximale Pupillenerweiterung (Sprengspritze) gelöst. Die kreisförmig auf der Linsenkapsel zurückgebliebenen Pigmentflecke („iritische Fußpunkte") kennzeichnen die ehemalige Lage und Weite der Pupille (67 J., ♀).

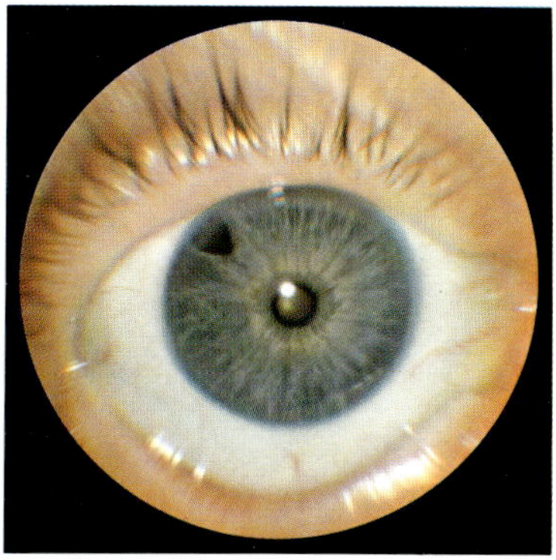

Abb. 5.**19** Periphere Iridektomie nach akutem Glaukomanfall. Dreieckförmiger Ausschnitt der Regenbogenhautperipherie temporal zwischen 1 und 2 Uhr. Operatives peripheres Kolobom (67 J., ♀).

Abb. 5.**20** Totale Iridektomie. Vollständiger, nach oben gerichteter operativer Regenbogenhautausschnitt. Zustand nach akutem Glaukomanfall. Deutlich vorspringende Sphinkterecken (54 J., ♂).

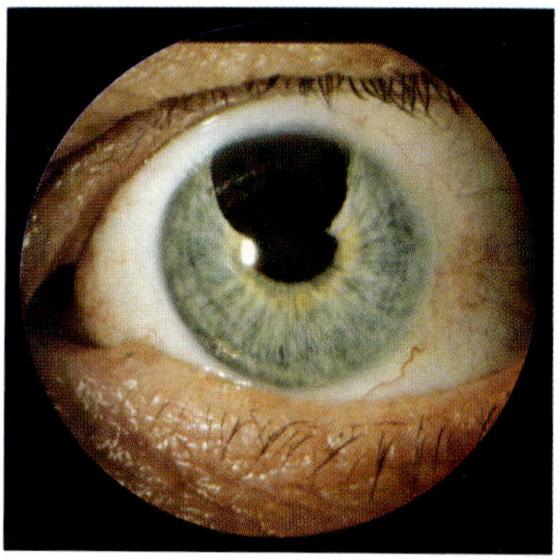

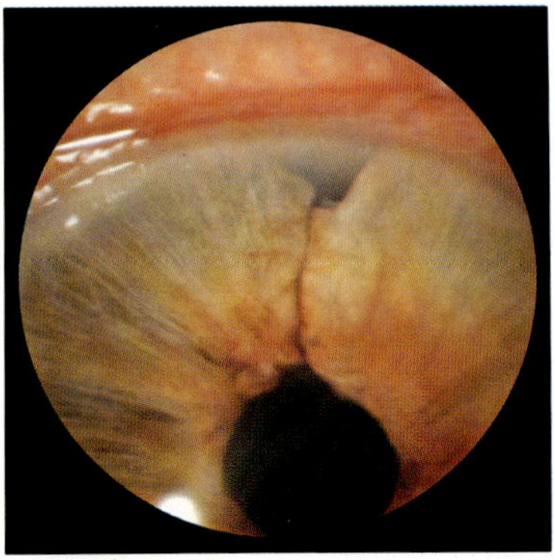

Abb. 5.**21** Irisnaht nach Extraktion einer Cataracta complicata. Blick nach unten. Nach Anlegen einer peripheren Iridektomie Lösen der hinteren Synechien mit Spatel. Anschließend durch radiären Einschnitt Erweitern der peripheren Iridektomie zur totalen. Nach Entbindung der Linse Verschluß des radiären Einschnittes der Regenbogenhaut durch 2 monofile Nähte (71 J., ♀).

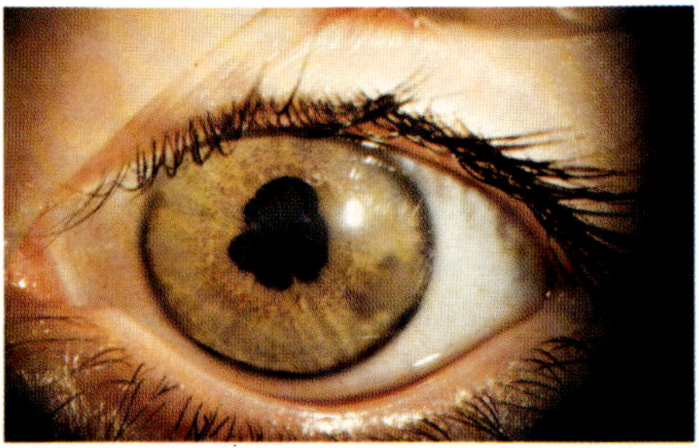

Abb. 5.**22** Still-Chauffard-Syndrom (im Kindesalter). Juvenile rheumatoide Arthritis (Kniegelenk[e]) mit okulärer Trias: chronische Iridozyklitis (hintere Synechien, Tendenz zu Seclusio pupillae), bandförmige Hornhautdystrophie (im Lidspaltenbereich bei 5 Uhr), Cataracta complicata (incipiens), (vgl. Abb. 4.**11**) (5 J., ♀).

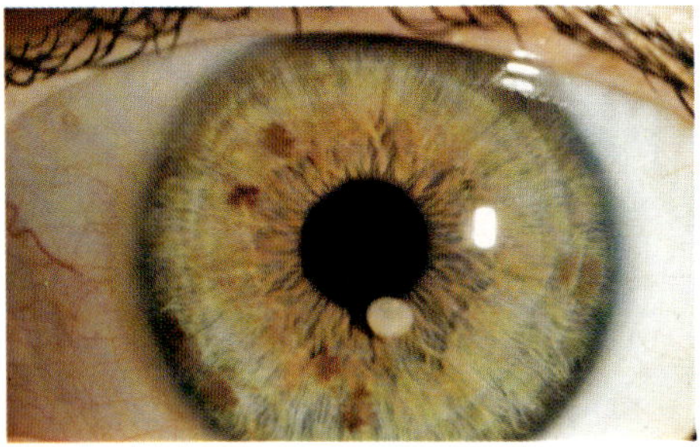

Abb. 5.**23** Iriszyte. Stecknadelkopfgroße, gelbliche Zystenbildung, zwischen 5 und 6 Uhr am Pupillenrand. Offenbar spontan, da weder Verletzung noch Operation vorliegt. Kein Wachstum bei Beobachtung (26 J., ♀).

6. Linse

Im Gegensatz zur Hornhaut zeigt die gefäß- und nervenlose Linse eine variable Refraktion. Erst in der Lebensmitte verliert sie durch zunehmende Sklerosierung (Kernbildung) an Elastizität und wird bei lange erhaltener Durchsichtigkeit presbyop.

Angeborene Trübungen der Linse beruhen sehr häufig auf einer Störung der Linsenanlage in der 5.–8. Schwangerschaftswoche durch Embryopathien. In Frage kommen Viruserkrankungen der Mutter (Röteln, Poliomyelitis, Hepatitis epidemica, Mumps) und die Toxoplasmose. Ab dem 3. Fetalmonat hingegen, wenn die schützende Linsenkapsel sich bereits gebildet hat, führen Störungen der Entwicklung und Rückbildung der Gefäßhaut der Linse durch intrauterine Stoffwechselstörungen oder Krankheiten (Uveitis des Fetus) zu konnatalen Trübungen. Hinzu kommen die – zumeist dominant – vererbten kongenitalen Starformen, die sich über Generationen hinweg verfolgen lassen.

Die nachstehende Bildfolge bringt neben angeborenen Starformen (Polstar, Nahtstar, Kernstar und Schichtstar) den beidseitigen Totalstar nach Rötelnembryopathie, prä- und postoperativ, dazu folgende Trübungsformen der alternden Linse: Speichenstar, Kernstar, intumeszente Linsentrübung und den reifen Altersstar, sowohl prä- als auch postoperativ, mit seiner Rückwirkung auf Stoffwechsel- und Hormonhaushalt nach wiedererlangtem Lichteinfall über den „energetischen Anteil" der Sehbahn. Angeschlossen sind Abbildungen über den regeneratorischen Nachstar und die Kunststofflinse (Iris-clip-Linse), die in das Pupillargebiet des aphaken Auges eingesetzt ist. Die heute vorwiegend in den erhaltenen Kapselsack implantierte Linse (Hinterkammerlinse) läßt sich nicht photographisch darstellen. Ein Auge, das mit Kunststofflinse versehen ist, wird als „pseudophak" bezeichnet.

Weitere Abbildungen zeigen die Cataracta dermatogenes bei Neurodermitis, die Cataracta electrica, die traumatische Katarakt, die juvenil-diabetische Katarakt, die Siderosis lentis und die Linsenluxation beim Marfan- und beim Marchesani-Syndrom.

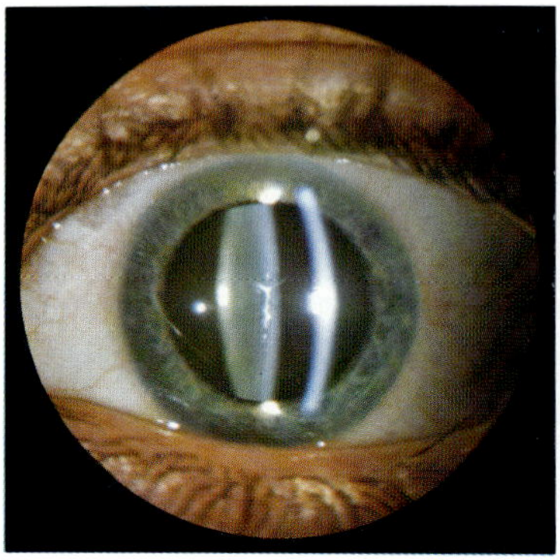

Abb. 6.**1** Cataracta stellata anterior. Im Spaltlicht: weiße, leicht grau-grün schimmernde Trübung der vorderen embryonalen Y-Naht. In der Umgebung einzelne punktförmige Trübungen (23 J., ♂).

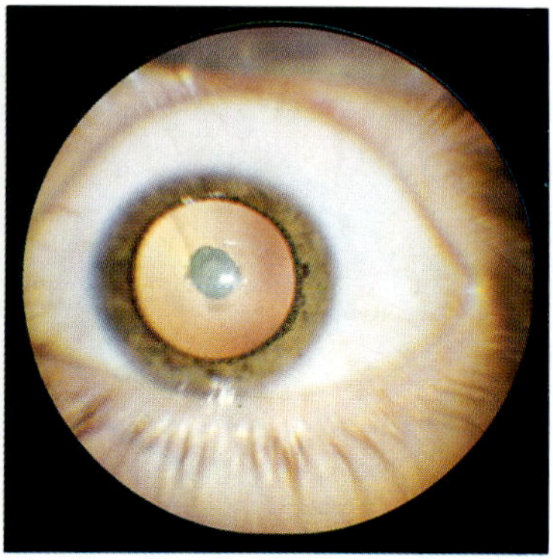

Abb. 6.**2** Cataracta polaris posterior (hinterer Polstar). Im durchfallenden Licht der Funduskamera unscharf begrenzte, wolkige, axiale Trübungsscheibe mit nach 11 Uhr ziehendem, feinen Streifenrest der A. hyaloidea (Rückbildungsstörung). Die Trübung sitzt der hinteren Abspaltungszone auf und buchtet die hintere Linsenkapsel zapfenförmig aus (29 J., ♂).

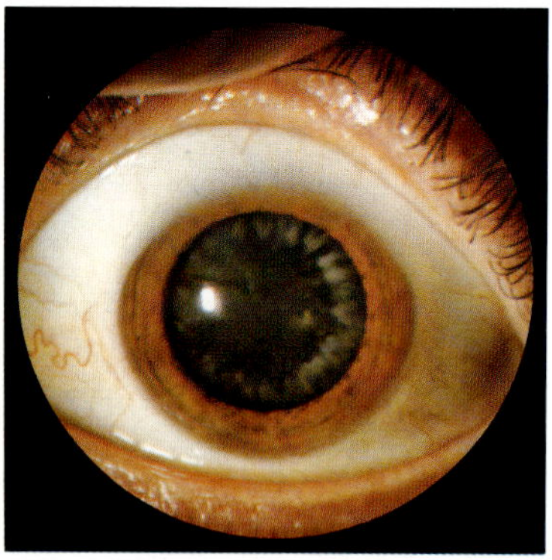

Abb. 6.**3** Cataracta coronaria (Kranzstar). Keulen-, scheiben- und ringförmige, periphere Trübungen der Linsenrinde, die kranzartig am Äquator angeordnet sind. Blau-grüner Farbton. Häufigste Starform (36%). Langsame Progredienz ohne wesentliche Sehstörung, da die zentralen Partien der Linse frei bleiben. Häufig mit Cataracta coerulea kombiniert (59 J., ♀).

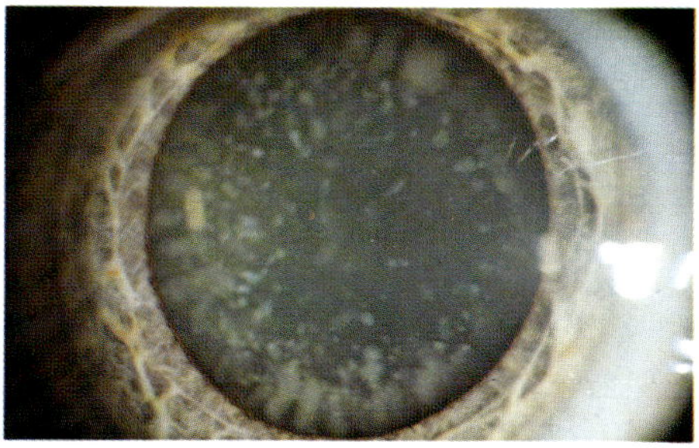

Abb. 6.**4** Cataracta coerulea. Keulen-, scheiben- und ringförmige Trübungen, kranzartig zum Äquator liegend. Marineblauer Farbton. In größerer Zahl auch im zentralen Abschnitt der Linsenrinde, dadurch geringe Sehstörung mit zunehmendem Alter (40 J., ♀).

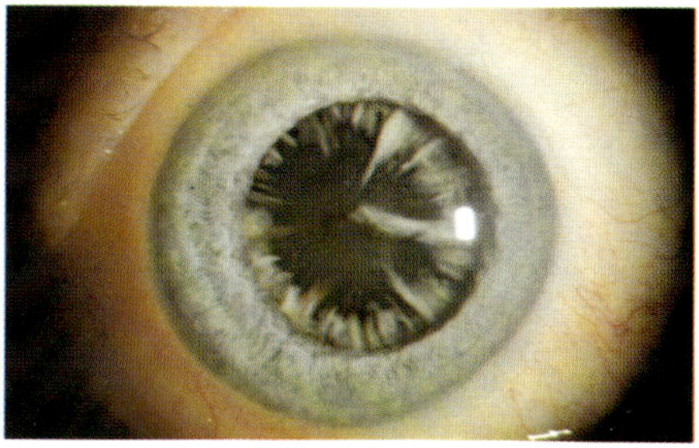

Abb. 6.**5** Cataracta cuneiformis (Altersrindenstar). Dreieckförmig mit Spitze zum Zentrum gelegene, grau-weiße, radspeichenartige Trübungskeile der Rinde mit dazwischenliegenden Wasserspalten (78 J., ♂).

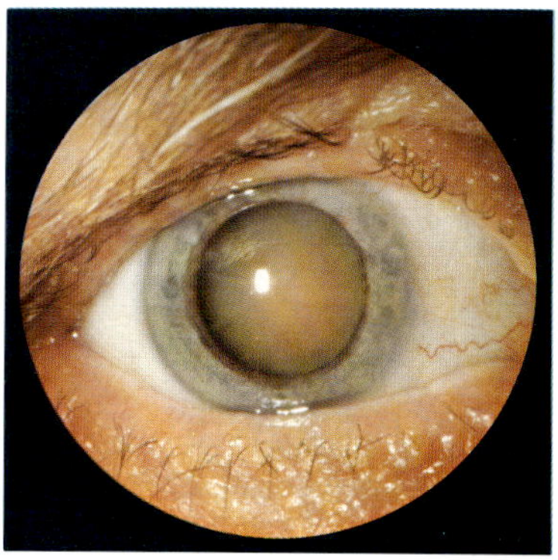

Abb. 6.**6** Cataracta senilis nuclearis brunescens (Alterskernstar). Dichte, diffuse Trübung des braun-rot verfärbten Linsenkernes. Feine, streifige Trübung der Linsenrinde (70 J., ♀).

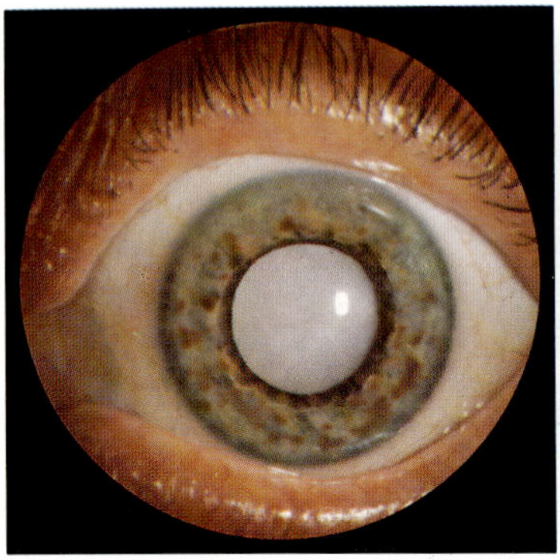

Abb. 6.**7** Cataracta matura intumescens (reifer Altersstar). Durch rasche Wasseraufnahme spannt sich die Kapsel der Linse. Die Linsenrinde ist vollständig durch flockige, milchig-weiße Massen getrübt. Wasserspalten, lamelläre Zerklüftung und Vakuolen nur bei großer Vergrößerung noch erkennbar. Perlmutterglanz. Abgeflachte Vorderkammer. Pupille wurde wegen Gefahr der Drucksteigerung nur mäßig erweitert (59 J., ♀).

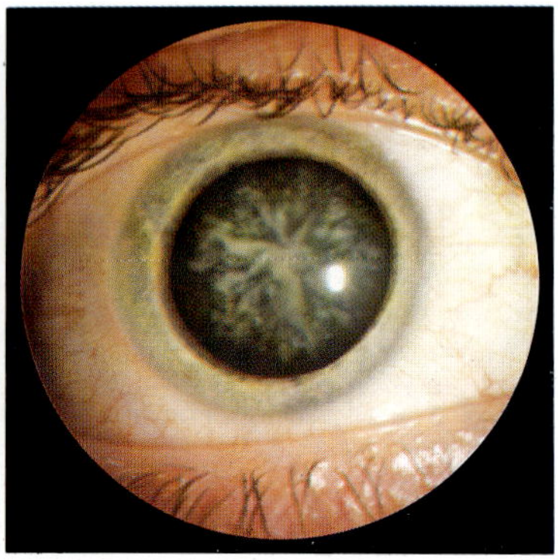

Abb. 6.**8** Cataracta diabetica (juveniler Diabetes). Subkapsuläre, in Scheibenform angeordnete, gefiederte, zumeist radiär stehende Speichentrübung der Linse (Schneeflockenkatarakt). Klare Linsenperipherie bei maximal erweiterter Pupille (24 J., ♂).

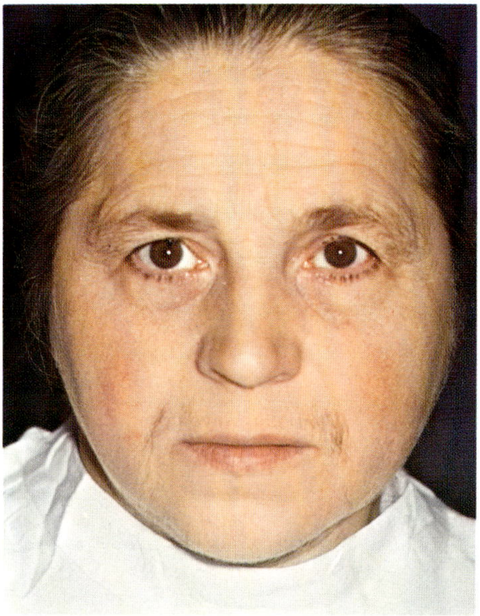

Abb. 6.**9** Cataracta matura beiderseits. Gedunsenes Gesicht. Als Folge verhinderten Lichteinfalles in das Auge: allgemeine Störung des Eiweißstoffwechsels (Anstieg des Rest-N), des Wasserhaushaltes (Nykturie), des Zuckerhaushaltes (Hypoglykämie), des Mineralstoffwechsels (Abfall des Na/K-Quotienten) und der Blutzellen (fehlende morgendliche Eosinopenie). Hormondefizit: Absinken von ACTH und Cortisol (56 J., ♀).

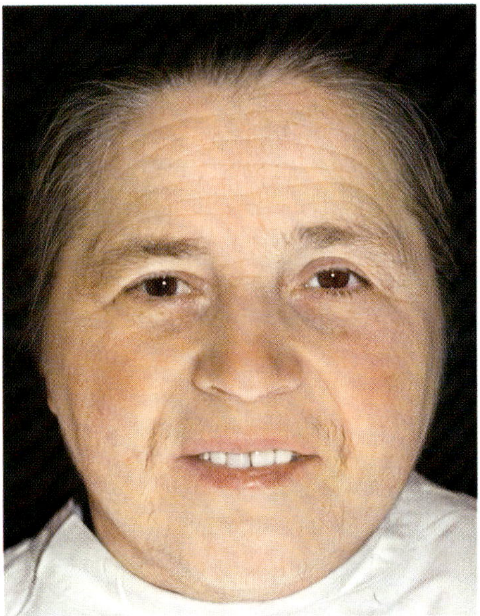

Abb. 6.**10** Gleiche Patientin wie in Abb. 6.**9** nach beidseitiger Kataraktoperation. Verjüngter Gesichtsausdruck, revitalisierende Wirkung. Durch Ausschwemmung des Gesichtsödems wieder natürliche, altersentsprechende Faltenbildung. Wiedererlangte Lichtreize stimulieren über den „energetischen Anteil" der Sehbahn das Zwischenhirn-Hypophysen-System und regulieren Stoffwechsel und Hormonhaushalt (56 J., ♀).

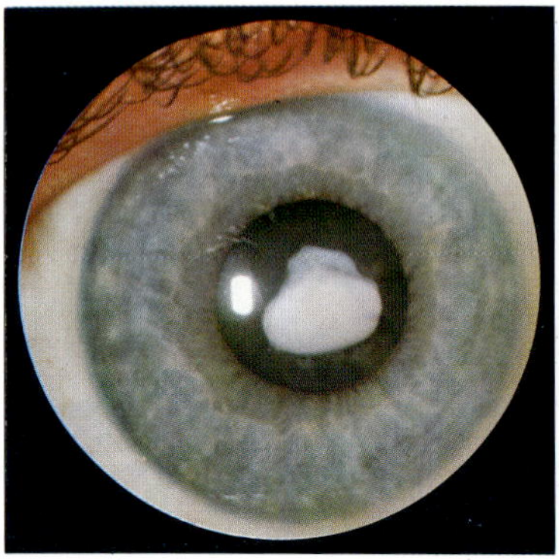

Abb. 6.**11** Cataracta dermatogenes (Cataracta syndermatotica bei Neurodermitis diffusa). Schildförmiger, intensiv weißer, dichter, axialer Kapselepithelstar mit angedeuteten, radiär verlaufenden Fortsätzen (11 J., ♀).

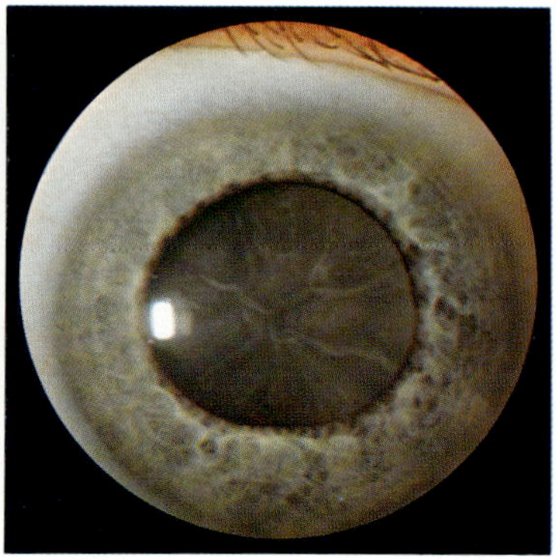

Abb. 6.**12** Cataracta electrica (Blitz- oder Elektrizitätsstar). Radiär angeordnete, streifige und flächige, subkapsuläre Trübungen. Wasserspalten, lamelläre Zerklüftung, Vakuolen (43 J., ♀).

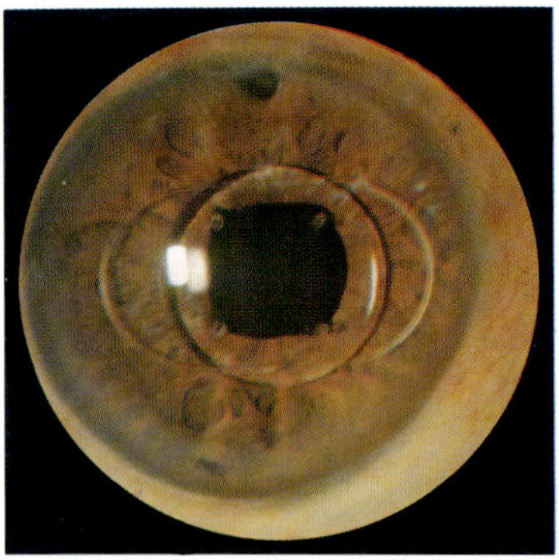

Abb. 6.**13** Iris-clip-Linse (Binkhorst-Linse). Pseudophakie. Die Kunststofflinse liegt der Vorderseite der Regenbogenhaut an. Mit je zwei horizontalen, präpupillaren und zwei retropupillaren Schlingen ist sie im dadurch quadratisch erweiterten Pupillargebiet des aphaken Auges verankert. Am Pupillarrand sind die 4 Haltestäbe der Vier-Schleifen-Linse als Punkte sichtbar (57 J., ♂). Anmerkung: Bei der Linsenimplantation wird heute – nach extrakapsulärer Extraktion – die retropupillär im Kapselsack fixierte Hinterkammerlinse bevorzugt. Diese ist jedoch nicht photographisch darstellbar.

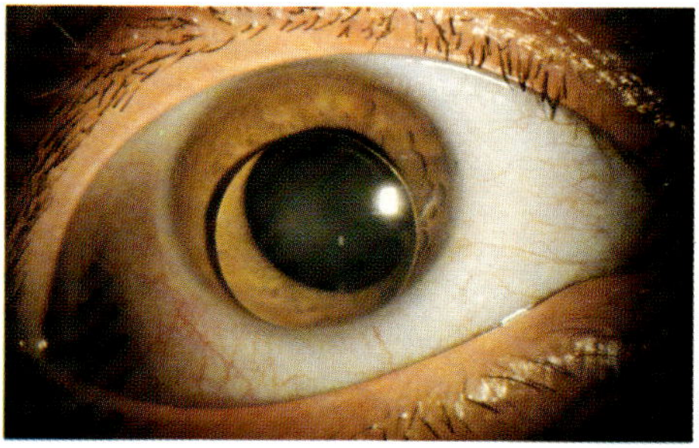

Abb. 6.**14** Linsenluxation beim Marchesani-Syndrom: Breitwuchs, Sphärophakie (Kugellinse), kongenitale Subluxation mit und ohne Ektopie, Brachydaktylie. Die kleine Kugellinse liegt schräg in der Vorderkammer und drückt die Regenbogenhaut nach unten zurück. Bei 11 Uhr haften noch einige Zonulafasern. Sekundärglaukom durch Blockade des Kammerwinkels (26 J., ♂).

Abb. 6.**15** Linsensubluxation beim Marfan-Syndrom: Sphärophakie, Ectopia lentis, Langwuchs, Spinnenfingrigkeit. Unvollständige Linsenverlagerung nach unten in den Glaskörper. Am oberen Äquatorrand noch festsitzende, stark gespannte Zonulafasern. Linsen- und Irisschlottern. Ungleiche Tiefe der Vorderkammer (24 J., ♂).

Abb. 6.**16** Linsensubluxation beim Marfan-Syndrom. Gleiches Auge wie in Abb. 6.**15** im durchfallenden Licht der Funduskamera. Die straff gespannten, am oberen Äquatorrand haftenden Zonulafasern sind gut sichtbar (21 J., ♂).

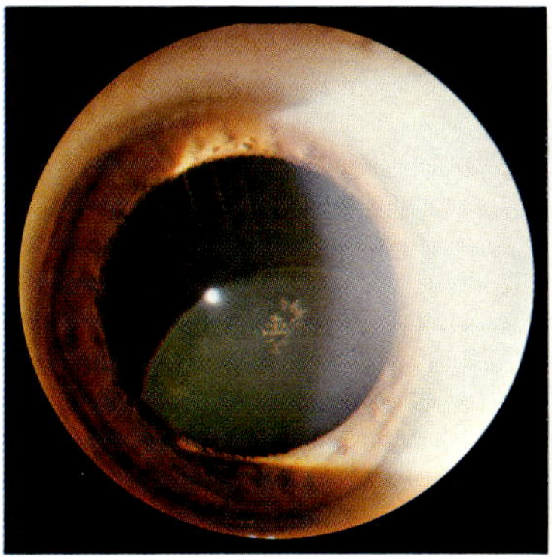

6.15

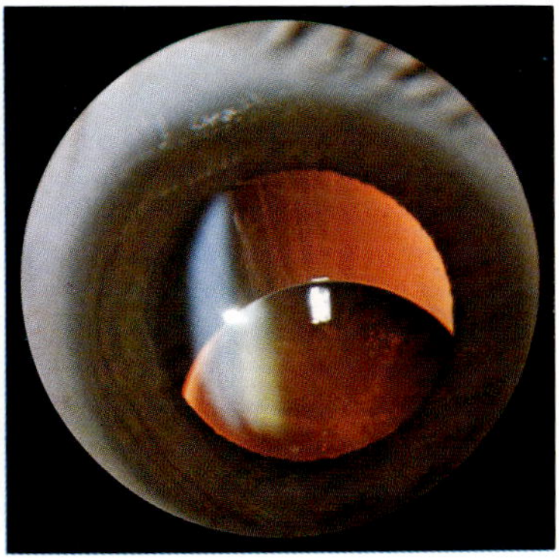

6.16

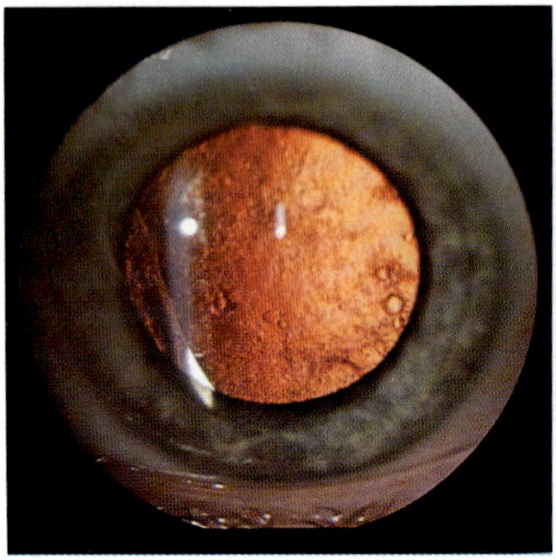

Abb. 6.**17** Regeneratorischer Nachstar. Im durchfallenden Licht der Funduskamera froschlaichartige, gut durchleuchtbare Nachstarmembran nach extrakapsulärer Kataraktoperation (21 J., ♀).

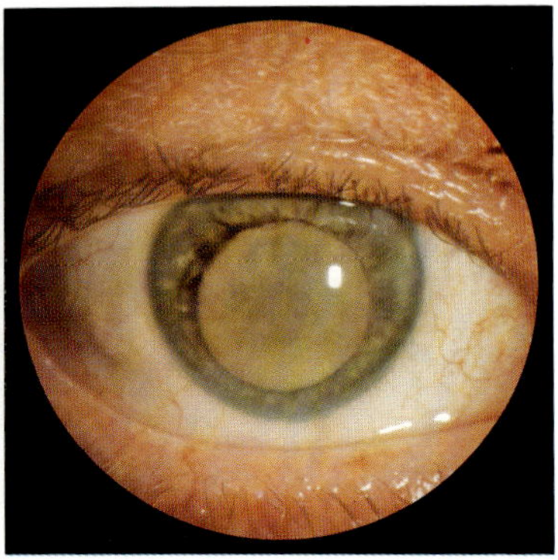

Abb. 6.**18** Linsenluxation nach Trauma. Die dicht getrübte Linse ist vollständig in die Vorderkammer luxiert. Gefahr des Sekundärglaukoms durch Behinderung des Abflusses des Kammerwassers aus der Augenhinterkammer in die Vorderkammer (53 J., ♂).

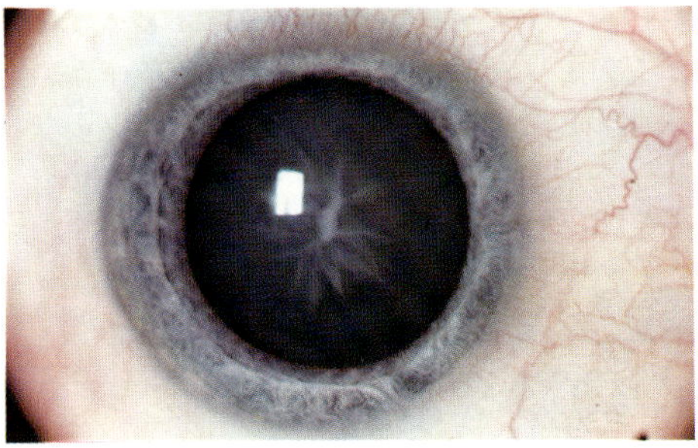

Abb. 6.**19** Cataracta traumatica. Kontusionsrosette nach Prellung. Das nicht perforierende Trauma schädigt das Epithel der vorderen Linsenkapsel und damit die Permeabilität. Durch Eindringen von Kammerwasser an der vorübergehend undicht gewordenen Stelle entsteht eine kastanienblattähnliche Fasertrübung. Die zunächst dicht subkapsulär gelegene Rosette wandert im Laufe der Zeit als dünne Trübungsschicht in die Tiefe (26 J., ♂).

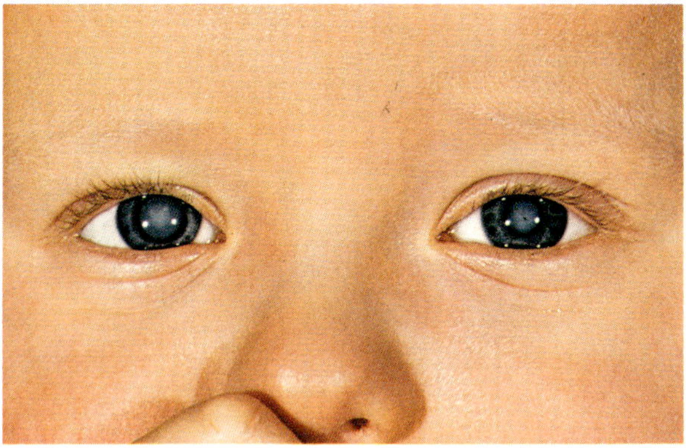

Abb. 6.**20** Cataracta congenita (Rubeolenembryopathie). Beiderseits dichte, grauweiße Trübung der Linsenrinde. Exanthem der Mutter im 2. Monat der Schwangerschaft als „Erdbeerallergie" gedeutet. Gregg-Trias: Katarakt, Innenohrschwerhörigkeit, Vitium cordis (11 Mon., ♂).

Abb. 6.**21** Cataracta congenita (Rubeolenembryopathie). Zustand nach Diszission und Absaugen der getrübten Linsen: Kind bereits mit Starbrille fixierend (11 Mon., ♂).

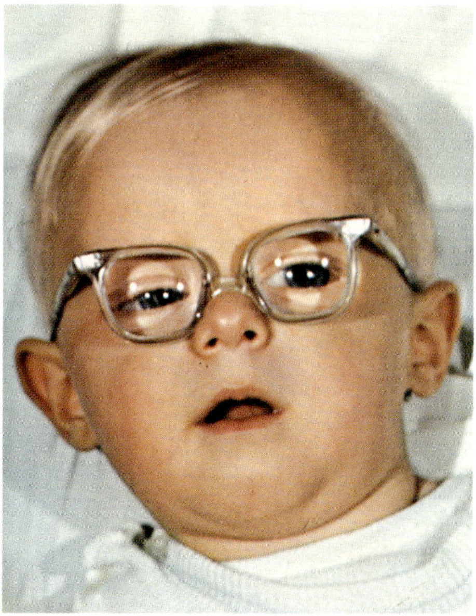

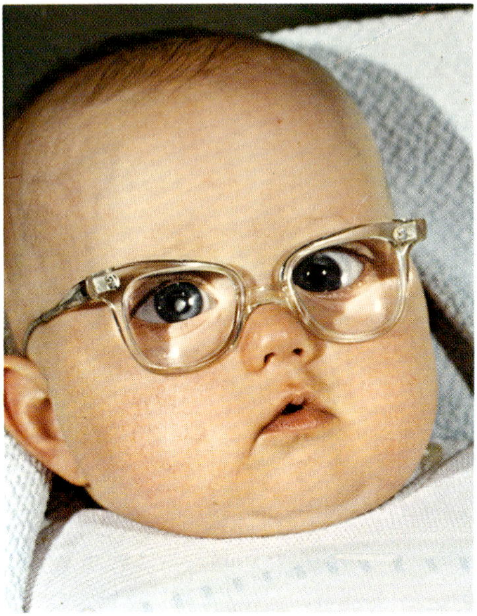

Abb. 6.**22** Cataracta congenita beiderseits. Links Zustand nach Diszission und Absaugung. 6 Monate alter Säugling mit Brille. Deutliche Fixation mit dem operierten Auge (6 Mon., ♀).

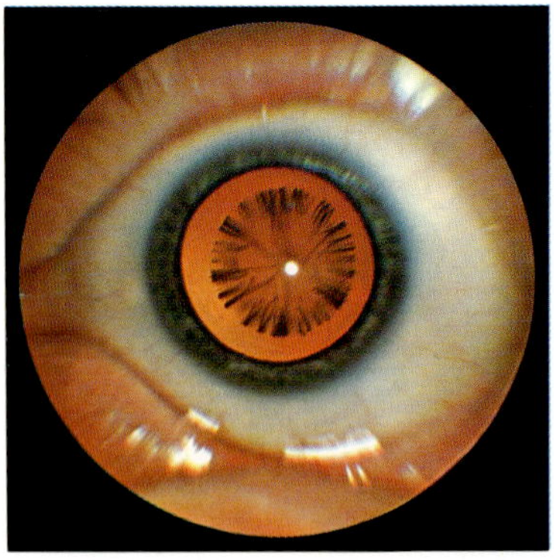

Abb. 6.**23** Cataracta zonularis (kongenitaler Schichtstar). Schalenförmige Schichttrübung mit klarer Randzone. Im durchfallenden Licht der Funduskamera sind die am Rande aufsitzenden, dunklen Trübungsspangen („Reiterchen") gut erkennbar (40 J., ♂).

Abb. 6.**24** Cataracta zonularis et pulverulenta (kongenitaler Schichtstar) im durchfallenden Licht der Funduskamera. Die äußere Trübungsschale ist dünn und durchleuchtbar (Cataracta zonularis). Die innere Trübungsschicht enthält in Kugelform dichtere punkt- und staubförmige Trübungen (Cataracta pulverulenta) (10 J., ♂).

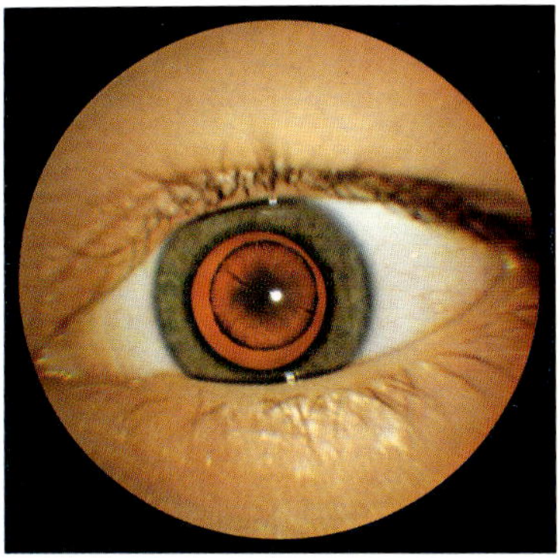

Abb. 6.**25** Cataracta congenita bei Mongolismus. Bei Trisomie 21 (Down-Syndrom) sind Linsentrübungen häufig. Dichte, zentrale Linsentrübung beiderseits bei klarer Linsenperipherie (5 J., ♀).

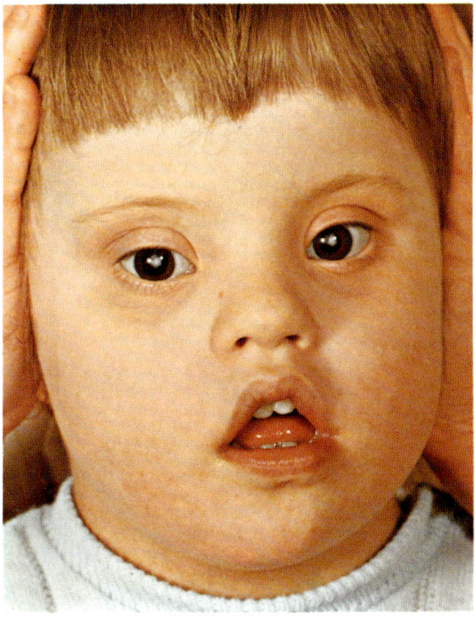

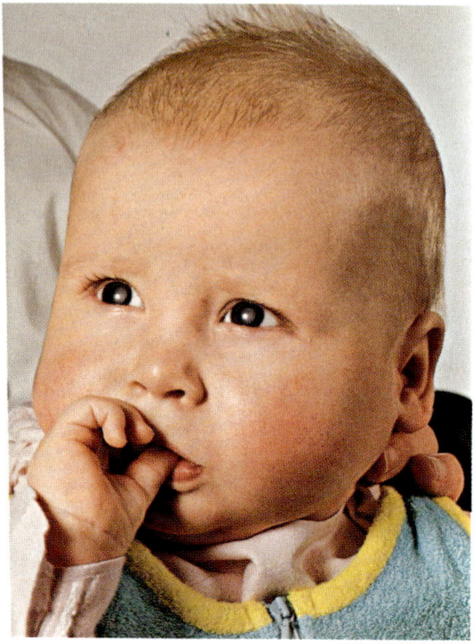

Abb. 6.**26** Cataracta congenita (angeborener Totalstar) beiderseits. Linsenrinde dicht grau-weiß getrübt (6 Mon., ♂).

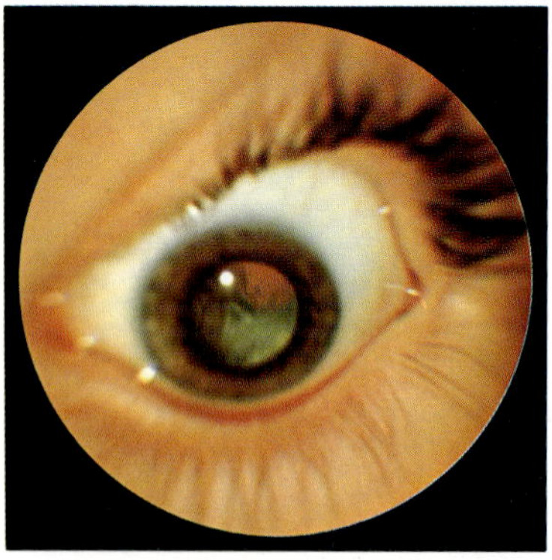

Abb. 6.**27** Retrolentale Fibroplasie (Morbus Terry). Frühgeburt einer kettenrauchenden Mutter. Geburtsgewicht 1800 Gramm: 6 Wochen im Inkubator. Oberste O_2-Grenze 30%. Pupillargebiet (bei klarer Linse) in der unteren Hälfte von einer dichten, grauweißen, gefäßführenden Membran ausgefüllt. In der oberen Hälfte rotes Funduslicht mit in den Glaskörper hochsteigenden Gefäßschlingen (5 J., ♂).

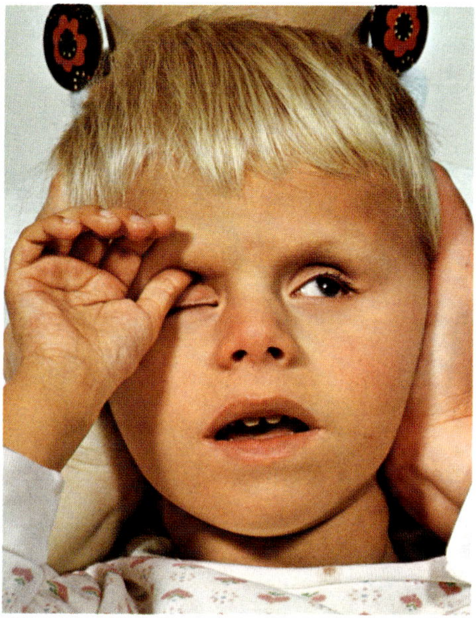

Abb. 6.**28** Okulodigitales Phänomen bei retrolentaler Fibroplasie (Morbus Terry). Frühgeburt im 7. Monat einer kettenrauchenden Mutter. Aufzucht im Inkubator. Amaurose beiderseits. Durch Daumendruck auf den phthitischen Augapfel Versuch der Erzeugung von Lichtblitzen (Phosphene) (3½ J., ♀).

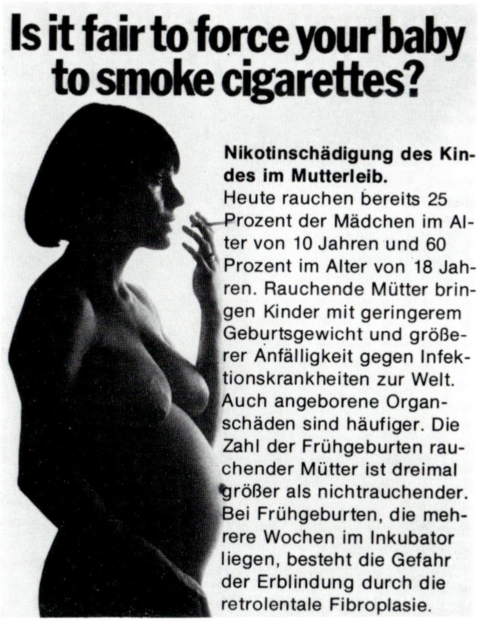

Is it fair to force your baby to smoke cigarettes?
Nikotinschädigung des Kindes im Mutterleib.
Heute rauchen bereits 25 Prozent der Mädchen im Alter von 10 Jahren und 60 Prozent im Alter von 18 Jahren. Rauchende Mütter bringen Kinder mit geringerem Geburtsgewicht und größerer Anfälligkeit gegen Infektionskrankheiten zur Welt. Auch angeborene Organschäden sind häufiger. Die Zahl der Frühgeburten rauchender Mütter ist dreimal größer als nichtrauchender. Bei Frühgeburten, die mehrere Wochen im Inkubator liegen, besteht die Gefahr der Erblindung durch die retrolentale Fibroplasie.

Abb. 6.**29** Rauchende Mutter in der Schwangerschaft. Aufruf in der „Times" (1974). Hinweis auf die Gefahren der Nikotinschädigung des Fetus. Der Nikotinschaden für das werdende Kind ist in den ersten 3 Monaten (!), d. h. in der Phase der Organbildung, am intensivsten. Über die Nabelschnur gelangen die Giftstoffe des Nikotins in den Blutkreislauf des Kindes. Im letzten Jahr wären gewiß über 1000 Babys in England allein deshalb nicht gestorben, wenn ihre Mütter in der Schwangerschaft nicht geraucht hätten. Eine vergleichende Studie an 17000 Kindern rauchender Mütter hat ergeben, daß nicht nur Reifung und Wachstum retardiert werden, auch die schulischen Leistungen bleiben späterhin signifikant zurück.

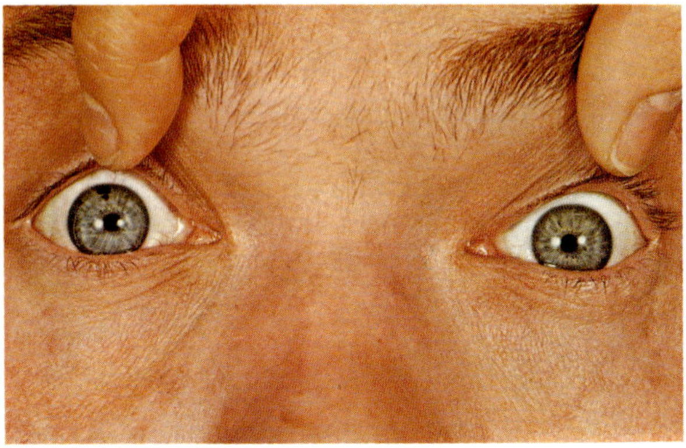

Abb. 6.**30** Aphakie rechts nach Cataracta traumatica. Korrektion der Aphakie durch Kontaktlinse (23 J., ♂).

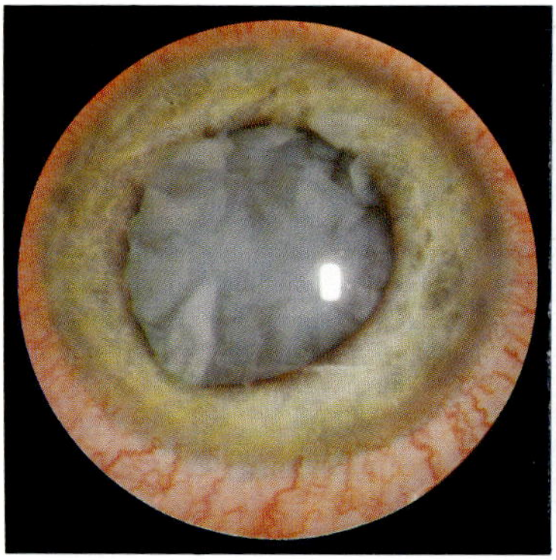

Abb. 6.**31** Quellende Linse nach Diszission einer kongenitalen Katarakt. Das Pupillargebiet ist ausgefüllt mit dichten, grau-weißen Linsenmassen, die in groben Flokken und Schollen in die Vorderkammer vordrängen (15 J., ♂).

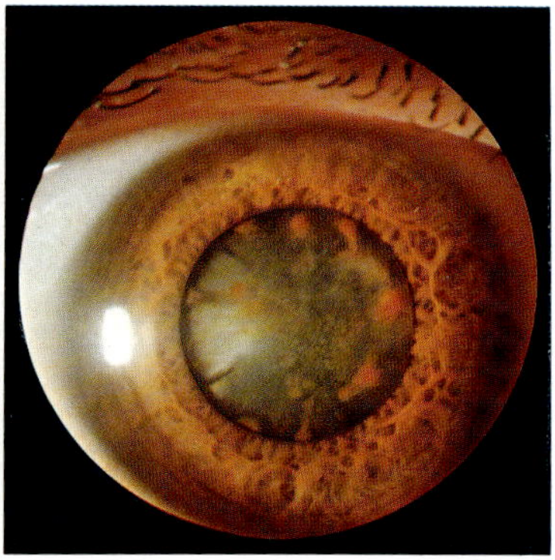

Abb. 6.**32** Siderosis lentis. Punkt- und fleckförmige, rostbraune Niederschläge von Eisenderivaten auf und unter der vorderen Linsenkapsel. Vor 5 Monaten an der Spaltlampe nicht erkennbare Perforation durch kleinen, eisenhaltigen Splitter, der in die Linsenperipherie eindrang. Keine Röntgenkontrolle. ERG ausgelöscht (18 J., ♂).

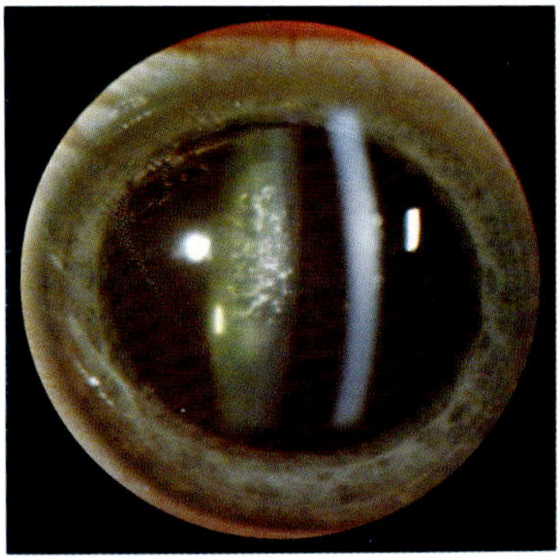

Abb. 6.**33** Cataracta pulverulenta (angeborener Kernstar beiderseits). Feine, punkt- und staubförmige Trübungen des Embryonalkerngebietes im optischen Schnitt. Im auffallenden Licht bilden die Trübungen eine homogen wirkende, graue Kugel (15 J., ♂).

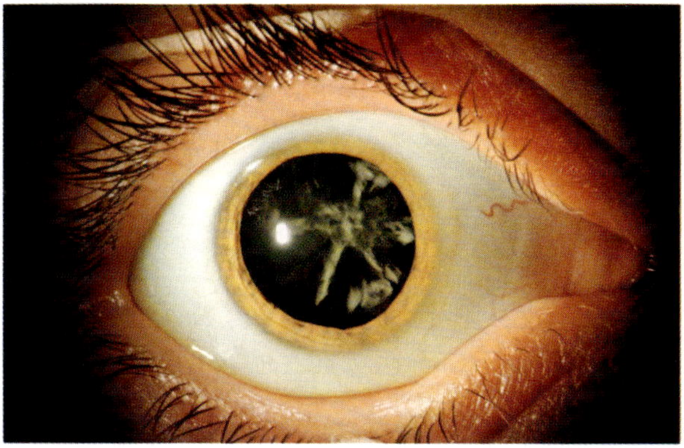

Abb. 6.**34** Cataracta stellata posterior (hinterer Sternstar). Auf beiden Augen besteht eine Trübung des embryonalen Nahtsystems. Die hinteren embryonalen Nähte sind durch weiß-gelbliche Trübungsstreifen ausgekleidet. In der Umgebung der Nähte fleckige Trübungen, die zum Teil in Faserrichtung angeordnet sind. Diese Starform findet sich nicht selten bei mongoloider Idiotie (16 J., ♀).

7. Glaukom

Der grüne Star zeigt mannigfache Manifestationsformen. Seine akute Form, das sog. *akute Winkelblockglaukom* — durch anatomische Disposition, d.h. engen, zum Verschluß neigenden Kammerwinkel, gekennzeichnet – verläuft schmerzhaft, mit starker kongestiver Rötung und Hyperämie des vorderen Augenabschnittes. Seine chronische Form, das *Glaucoma simplex* mit offenem, in der Regel weitem Kammerwinkel, läßt das äußere Auge völlig unberührt. Der durch allmähliche Anpassung symptomlos verlaufende erhöhte Augendruck des Glaucoma simplex ist im amerikanischen Schrifttum zutreffend als „Dieb in der Nacht" bezeichnet worden, da die Druckschädigung des Sehnerven allmählich und lange Zeit unbemerkt, im wesentlichen in den Nacht- bzw. frühen Morgenstunden, vor sich geht. Eine Zwischenform stellt das *chronische Winkelblockglaukom* (früher chronisch-kongestives Glaukom) dar. Bei entsprechender anatomischer Disposition, d.h. mittelweitem bis engem Kammerwinkel, kann jedoch der grüne Star zuerst wie ein Glaucoma simplex verlaufen und in einen akuten Anfall übergehen oder nach einem medikamentös oder operativ durch Iridektomie beseitigten Anfall simplexartig chronisch weiterlaufen.
Die nachstehende Bildfolge bringt neben der schematischen Darstellung der Abflußwege im Kammerwinkel und seiner gonioskopischen Struktur die klinischen Zeichen des akuten Glaukomanfalles sowie die bleibend erweiterten und geschlängelten Gefäße (Caput medusae) als Folge wiederholter Anfälle oder als Spätstadium beim hämorrhagisch-diabetischen Sekundärglaukom.
Weitere Bilder zeigen die Glaukompapille im myopen und im juvenilen Auge sowie die verschiedenen Stadien der Ausbildung der Glaukompapille bis zur schüsselförmigen Exkavation und Atrophie der Sehnervenscheibe.
Es folgen operative Eingriffe (periphere, totale Iridektomie) beim akuten und chronischen Winkelblockglaukom sowie die unterschiedliche Filterkissenbildung bei der klassischen Elliot-Trepanation und bei der Goniotrepanation (gedeckte Elliot-Trepanation) nach Fronimopoulos.
Es schließen sich an: der ein- und beidseitige Buphthalmus beim Säugling sowie der beidseitige Buphthalmus bei Mutter und Kind, der die autosomal rezessive Vererbung demonstriert.

7.1

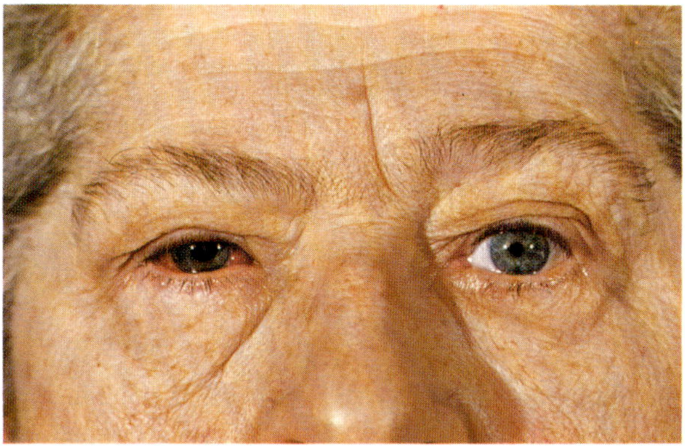

7.2

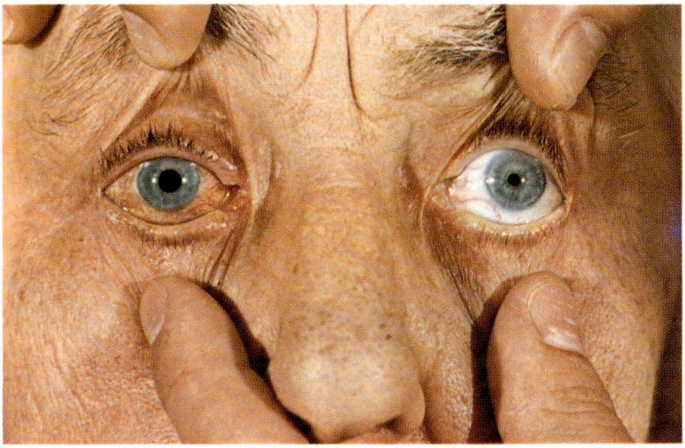

Abb. 7.**1** Akuter Glaukomanfall rechts. Pseudoptose. Kongestive Stauungshyperämie, hauchiges Hornhautepithelödem. Pupille nahezu reaktionslos, weiter als links, ovalär entrundet. Flache Vorderkammer. Enger Kammerwinkel. Extrem kleiner Hornhautdurchmesser: 10,8 mm. Tension 60 mmHg. Linkes Auge reizfrei, Pupille reagiert prompt auf Licht und Naheinstellung. Tension 19 mmHg (70 J., ♀).

Abb. 7.**2** Akuter Glaukomanfall rechts. Leichte Lidschwellung bei verengtem Lidspalt. Kongestive Rötung. Epithelödem. Flache Vorderkammer. Enger, im Anfall abschnittweise verlegter Kammerwinkel. Pupille trotz Miotika mittelweit, träge reagierend und noch gering ovalär entrundet. Tension 64 mmHg. Linkes Auge reizfrei, normal weiter Lidspalt. Druck 18 mmHg (75 J., ♀).

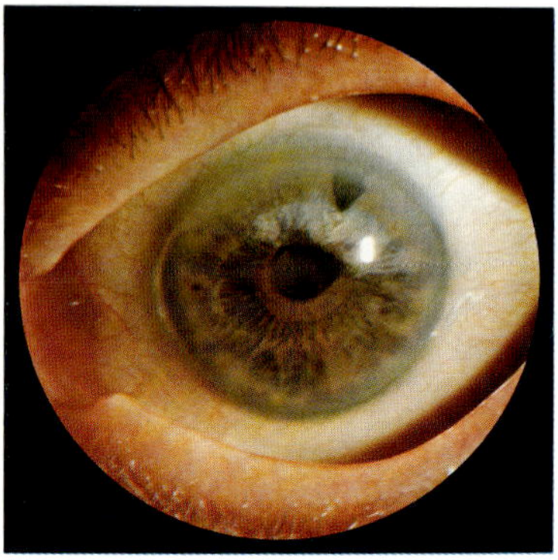

Abb. 7.**3** Sektorenförmige ischämische Irisnekrose nach akutem Glaukomanfall. Periphere Iridektomie bei 1 Uhr. In diesem Bereich ist das Regenbogenhautstroma der ovalär entrundeten Pupille rarefiziert und nahezu pigmentfrei. Stromabälkchen weiß-grau (ischämische Nekrose!) durch hyaline Umwandlung (76 J., ♀).

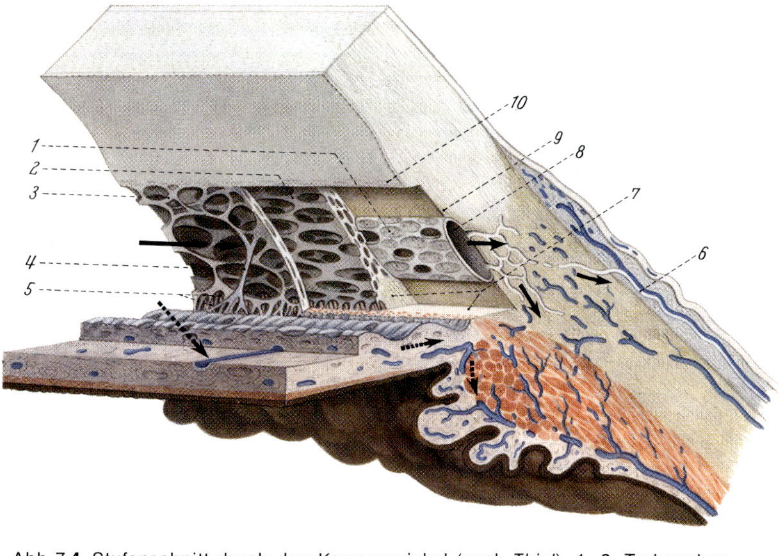

Abb. 7.**4** Stufenschnitt durch den Kammerwinkel (nach *Thiel*). 1–3: Trabeculum corneosclerale (stufenförmig aufgeschnitten). Leicht poröses, vor dem Schlemmschen Kanal gelegenes Maschenwerk, das zwischen Skleralsporn (7) und Schwalbescher Linie (10) = Durchsichtigkeitsgrenze der Hornhaut = Anfang des Trabekelwerkes ausgespannt ist. 4: Iristrabekel. 5: Sehnen des M. ciliaris. 6: Kammerwasservene. 7: Skleralsporn. 8: Schlemmscher Kanal. 9: Skleralseptum. 10: Schwalbescher Grenzring. →Abflußweg des Kammerwassers über den Schlemmschen Kanal in die Kammerwasservenen. Unwesentliche Resorptionsflächen von Iris und Ziliarkörper (aus *Hollwich, F.*: Augenheilkunde, 10. Aufl. Thieme, Stuttgart 1982).

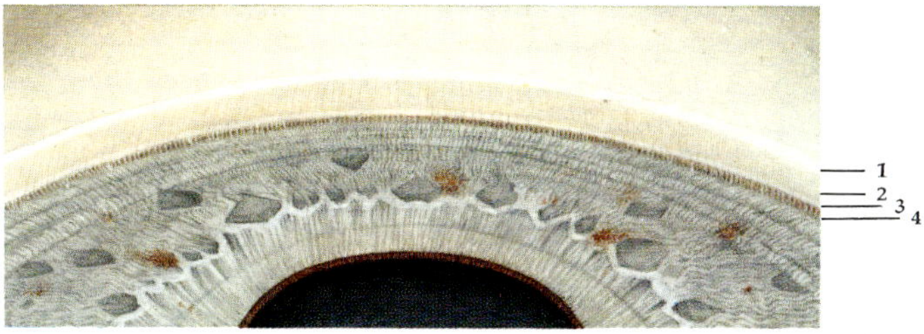

Abb. 7.**5** Gonioskopisches Bild (Zeichnung) eines normal weiten, offenen Kammerwinkels (nach *Thiel*). 1: Schwalbesche Linie (Grenzring), nach oben angrenzend Descametsche Membran. 2: Trabeculum corneosclerale. 3: Skleralsporn. 4: braunes Ziliarkörperband (aus *Hollwich, F.*: Augenheilkunde, 10. Aufl. Thieme, Stuttgart 1982).

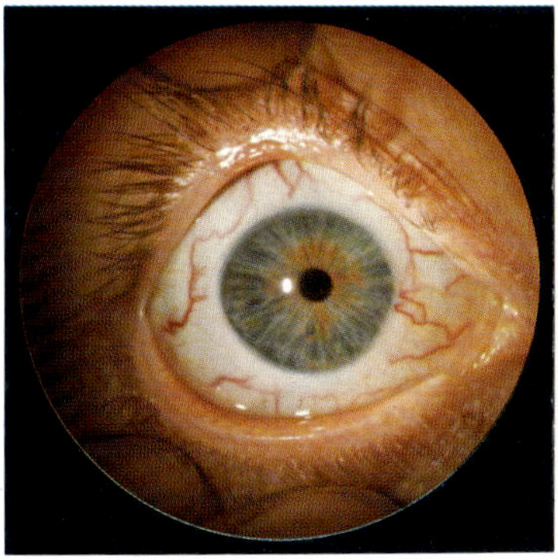

Abb. 7.**6** Caput medusae bei chronischem Kammerwinkelblockglaukom (Glaucoma congestivum). Nach mehreren Anfällen Erweiterung der Emissarien mit starker Füllung der zahlreich verästelten episkleralen Venen. Kleiner Hornhautdurchmesser (10,9 mm). Flache Vorderkammer (2,5 mm) (36 J., ♀).

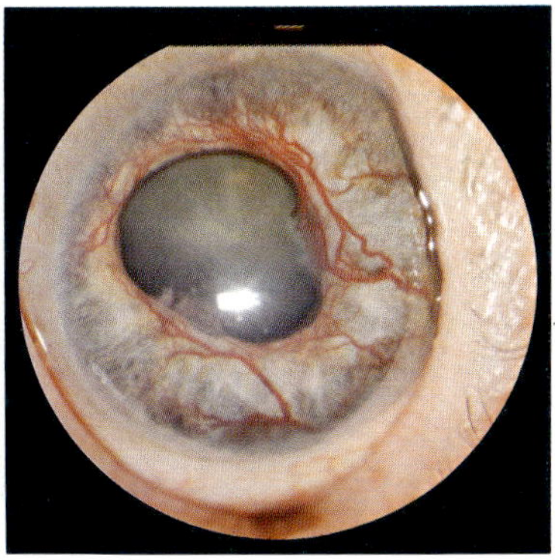

Abb. 7.**7** Rubeosis iridis. Hämorrhagisch-diabetisches Sekundärglaukom. Pupille übermittelweit, entrundet und reaktionslos. Irisstroma von zahlreichen oberflächlichen, vielfach anastomisierenden und erweiterten Gefäßen bedeckt, die aus dem Circulus iridis major kommen. Absolutes Glaukom (77 J., ♀).

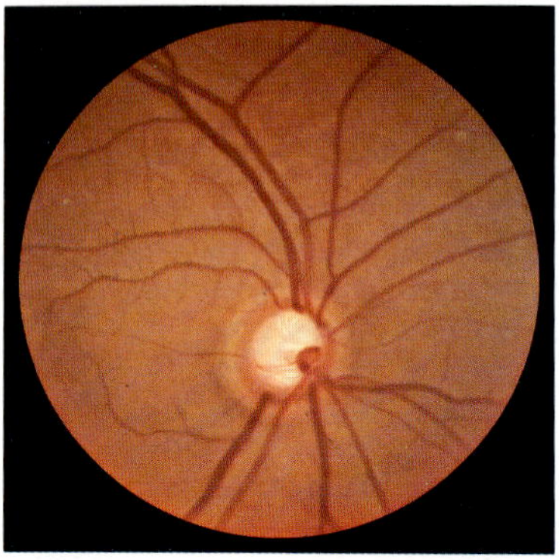

Abb. 7.**8** Glaukompapille bei Glaucoma simplex. Papille temporal bis auf schmalen, noch durchbluteten Randsaum, nasal bis auf sichelförmigen Rest exkaviert. Lamina cribrosa sichtbar. Gefäßstamm nach nasal verdrängt. Gefäße am Papillenrand bajonettförmig abgeknickt. Halo glaucomatosus im Anfangsstadium. Visus 1,0. Gesichtsfeld: Bjerrum-Skotom mit nasalem Sprung (58 J., ♂).

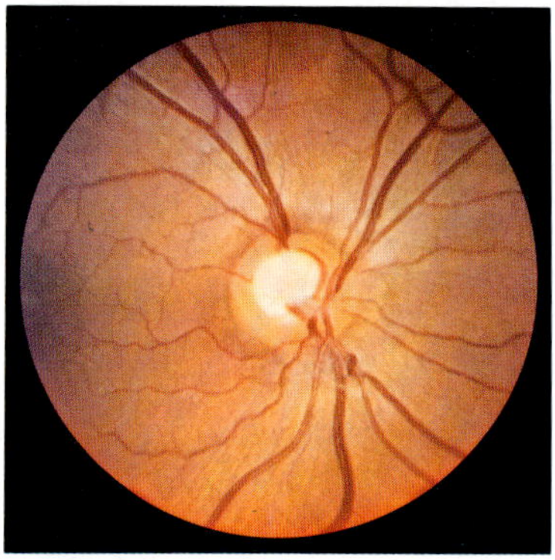

Abb. 7.**9** Glaukompapille. Schüsselförmige Exkavation mit vollständiger Verdrängung des Gefäßstammes nach nasal. Gefäße am Papillenrand bajonettförmig abgeknickt. Papillengewebe blaß-atrophisch. Ausgeprägter Halo glaucomatosus, der leicht gelblich verfärbt ist und noch intaktes Papillengewebe vortäuscht. Visus 0,8. Temporaler Gesichtsfeldrest unter Einschluß des noch erhaltenen Zentrums (53 J., ♂).

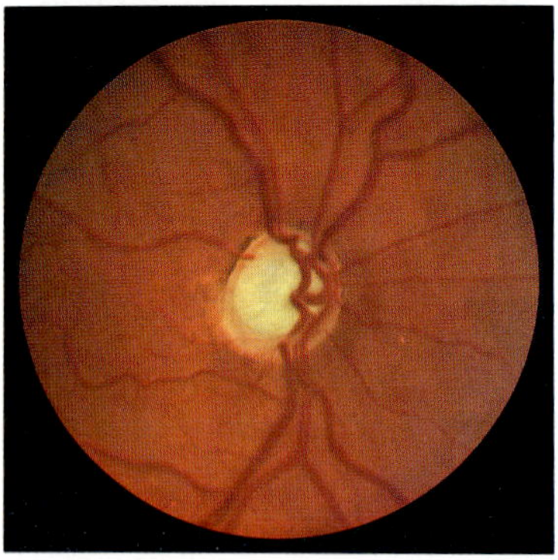

Abb. 7.**10** Glaukompapille. Tiefe, schüsselförmige Exkavation der senkrecht ovalär erweiterten Papille (vertikale Elongation). Atrophisches Papillengewebe mit deutlich hervortretender Lamina cribrosa. Gefäßstamm nasal verdrängt, am Boden der Exkavation liegend. Bajonettförmige Abknickung der Gefäße am Papillenrand. Halo glaucomatosus: schmaler, temporal scharf hervortretender hell-atrophischer Skleralring. Visus 0,1 exzentrisch. Nur noch temporaler Gesichtsfeldrest (55 J., ♂).

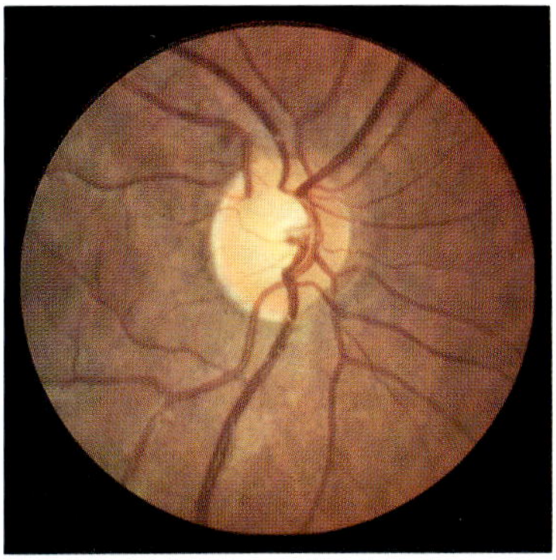

Abb. 7.**11** Glaukompapille bei juvenilem Glaukom. Frühstadium bei geringer Myopie. Schläfenwärts flache Exkavation im mittleren und unteren Papillenanteil. Angedeutete Abknickung zweier über den temporalen Papillenrand ziehenden Gefäße. Visus 1,0. Gesichtsfeld (Goldmann-Perimeter): kein Ausfall nachweisbar. Morgenwerte (8 Uhr) 22–26 mmHg (28 J., ♀).

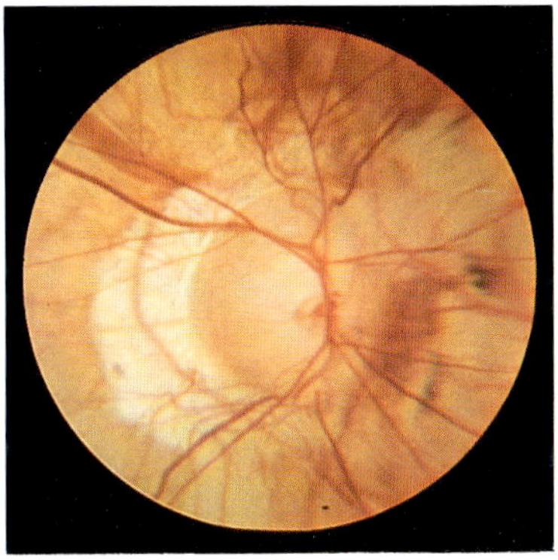

Abb. 7.**12** Glaukompapille bei exzessiver Myopie. Papille mit großem, nach temporal erweitertem, zirkulären Konus, flach exkaviert. Temporaler Papillenrand scharf hervortretend. Gefäßstamm mit den verdünnten Gefäßen des achsenmyopen Auges (−28 Dioptrien) nach nasal verdrängt. Glaucoma simplex. Druckwerte nur morgens 8 Uhr um 22 mmHg (37 J., ♀).

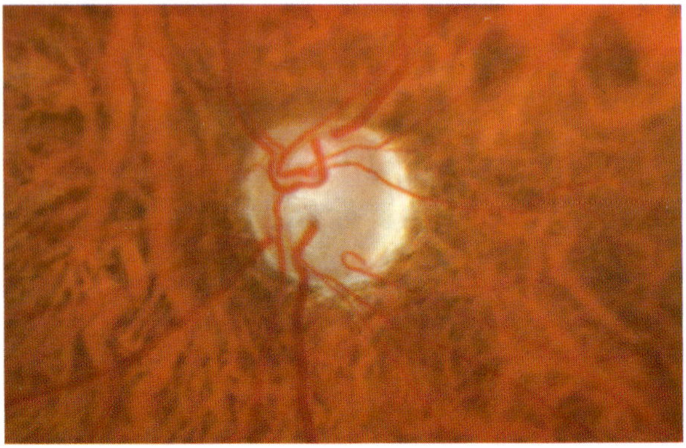

Abb. 7.**13** Glaukompapille. Zentrale, flache Exkavation mit bajonettförmiger Abknickung der Gefäße am Rand. Totale Papillenatrophie. Absolutes Glaukom nach Glaucoma simplex. Hochgradige Sklerose der verdünnten Netzhaut- und Aderhautgefäße (63 J., ♂).

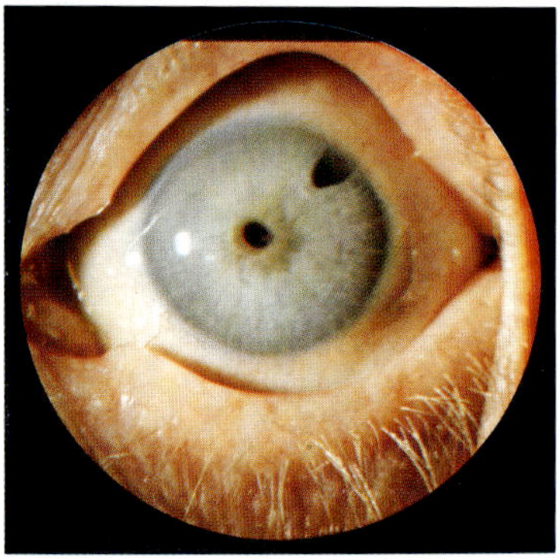

Abb. 7.**14** Periphere Iridektomie nach akutem Glaukomanfall. (akutes Winkelblockglaukom). Exakt basal liegender, operativer Irisausschnitt, schläfenwärts oben angelegt, um den Limbus bei 12 Uhr evtl. für eine 2. Operation (filtrierende bei Übergang in die chronische Verlaufsform oder spätere bei Kataraktextraktion) freizuhalten. Kleine Pupillarsaumzyste. Irisstroma vor allem im Pupillarbereich atrophisch. Extrem flache Vorderkammer. Kleiner Hornhautdurchmesser: 11,0 mm (60 J., ♀).

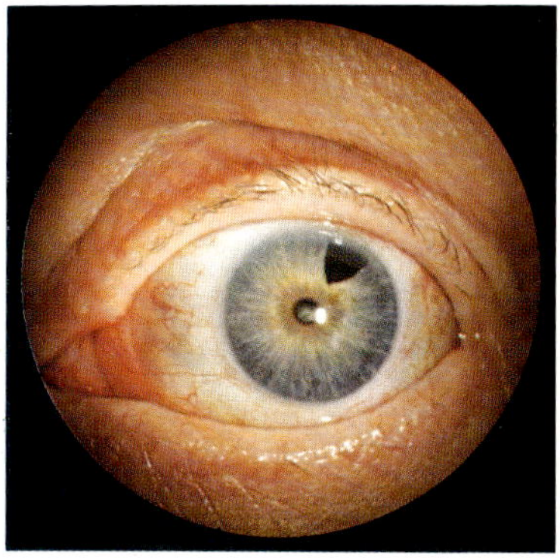

Abb. 7.**15** Periphere Iridektomie bei chronischem Winkelblockglaukom (Glaucoma chronicum congestivum). Exakt basal sitzendes, operatives Kolobom. Schläfenwärts oben angelegt, um den Limbus bei 12 Uhr für eine evtl. später vorzunehmende Kataraktoperation freizuhalten. Wegen des hohen Alters keine fistulierende Operation. Weiterbehandlung mit Miotika, die ausreichen, da die periphere Iridektomie die kongestiven Druckspitzen kompensiert (76 J., ♂).

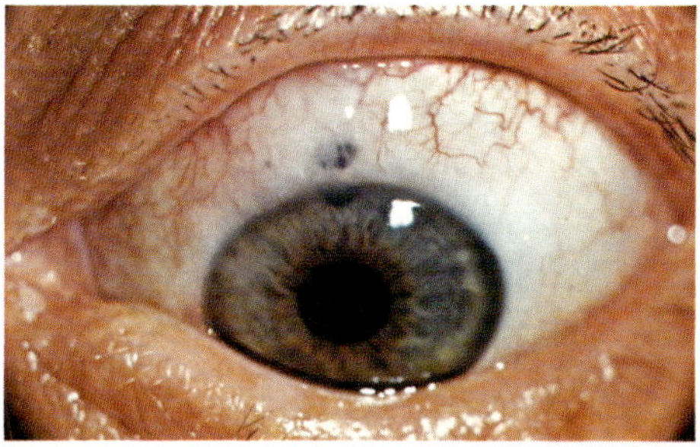

Abb. 7.**16** Falsches Filterkissen nach klassischer Elliot-Trepanation. Trepanationskanal durch die atrophisch verdünnte, gefäßfreie Bindehaut durchscheinend. Tension 15 mmHg (58 J., ♂).

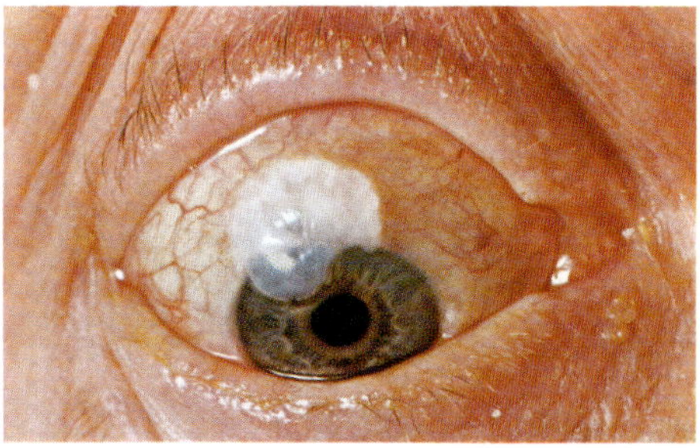

Abb. 7.**17** Filterkissen nach klassischer Elliot-Trepanation vor 10 Jahren. Großes zystisches, avaskulöses Filterkissen, den oberen Hornhautrand überlappend. Tension 13 mmHg (73 J., ♀).

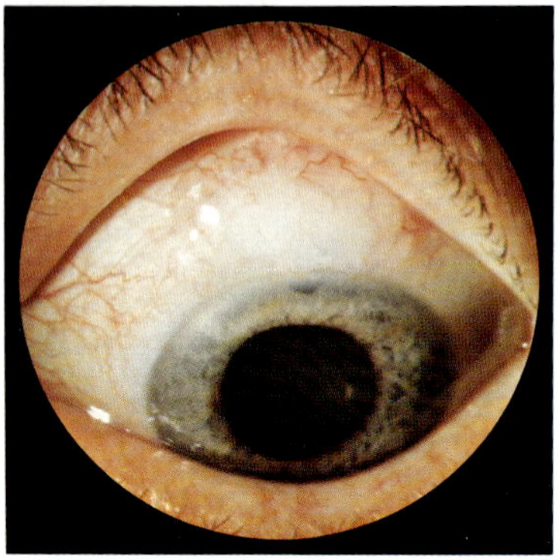

Abb. 7.**18** Filterkissen nach Goniotrepanation (Elliot-Trepanation mit Skleradeckel nach Fronimopoulos). Flaches, kaum prominentes Filterkissen. Trepanationskanal verdeckt. 3 Wochen postoperativ Pupille noch in medikamentöser Mydriase. Tension 15 mmHg (70 J., ♀).

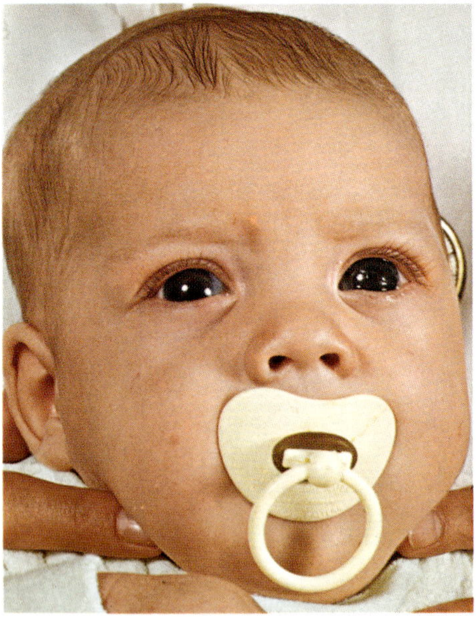

Abb. 7.**19** Buphthalmus beiderseits. Bereits unmittelbar nach der Geburt aufgetreten. Rechts hauchiges, links ausgeprägtes Epithelödem der Hornhaut. Rechts Hornhautdurchmesser 12, links 13,5 mm. Tension rechts 26, links 34 mmHg (3 Mon., ♂).

Abb. 7.**20** Buphthalmus einseitig. Rechts Hornhaut matt durch Epithelödem. Durchmesser auf 13 mm vergrößert. Limbus verbreitert. Pupille weit, träge Reaktion. Tension 28 mmHg Linkes Auge regelrecht, Tension 10 mmHg (6 Mon., ♀).

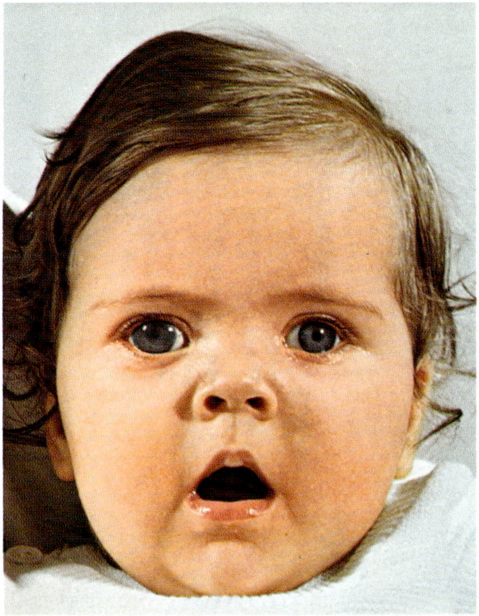

Abb. 7.**21** Buphthalmus einseitig. Links vergrößerter Hornhautdurchmesser (14,5 mm). Hornhaut matt. Epithelödem. Bulbus palpatorisch hart. Hornhautrand verbreitert. Tension rechts 12, links 40 mmHg (10 Mon., ♂).

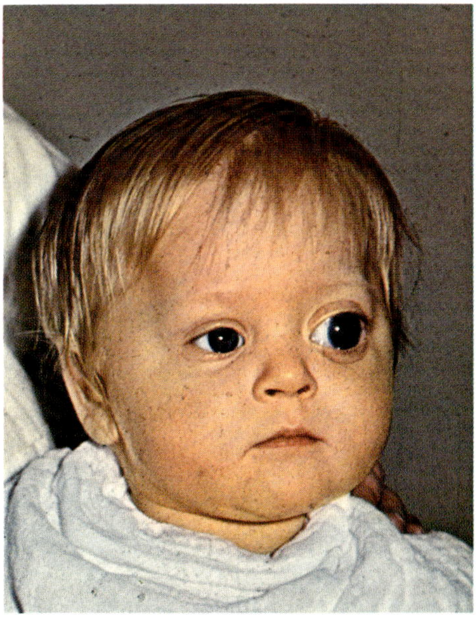

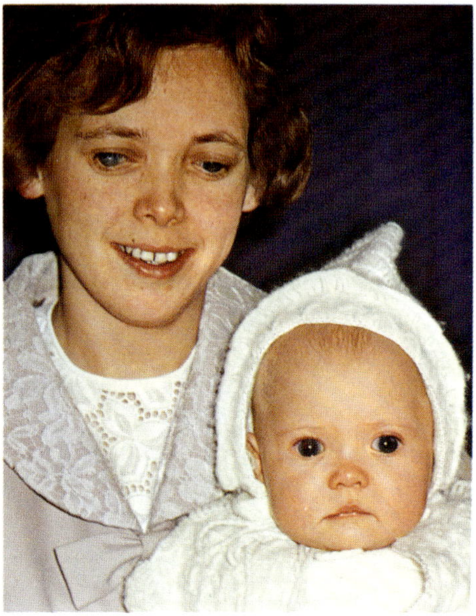

Abb. 7.**22** Mutter und Kind mit beidseitigem kongenitalen Buphthalmus. Beachte: autosomal rezessiver Erbgang! Mutter: rechts Amaurose, links Lichtschein (28 J., ♀). Kind: Hornhautdurchmesser rechts 13,5 mm, links 14 mm. Tension rechts 25, links 28 mmHg (4 Mon., ♀).

8. Aderhaut

Die Aderhaut als Teil der Uvea ist infolge ihres Gefäßreichtums Entzündungsprozessen auf dem Blutweg ebenso leicht zugänglich wie Iris und Ziliarkörper. Die klassische Entzündungsform ist die oftmals rezidivierende Chorioiditis disseminata. Retinochorioiditis vgl. S. 119.
Die Chorioiditis (Chorioretinitis) verläuft in 3 Entzündungsformen (*Naumann* 1984): infektiös, nichtinfektiös und als Pseudochorioiditis (Hypoxie, primäre oder metastatische neoplastische Prozesse, Stoffwechselerkrankungen).
Die *infektiöse* (histologisch: granulomatöse) beidseitige Chorioiditis wird durch Bakterien (Miliartuberkulose, Lues, Lepra) oder Pilze (Histoplasmose, Blastomykose u.a.) ausgelöst. Heute selten geworden, verläuft sie als oftmals rezidivierende disseminierte Chorioiditis. Die häufigere *nichtinfektiöse* (histologisch: nichtgranulomatöse) einseitige Chorioiditis verläuft multifokal bzw. serpiginös. Diese Formen der Uveitis (einschließlich der granulomatösen sympathischen Ophthalmie) laufen als autoimmunologische Prozesse ab. Diese lösen eine Antigen-Antikörper-Reaktion im uvealen Gewebe und/oder in seinen Gefäßen aus. Für den Verlauf spielt die Abwehrlage des Organismus die entscheidende Rolle.
Gegenüber den verschiedenen Formen der Chorioiditis treten degenerative Veränderungen des chorioidalen Gefäßsystems weniger auffallend und Tumoren zahlenmäßig geringer in Erscheinung.
Die Abbildungen zeigen das Fundusbild der Chorioiditis disseminata sowie des malignen Melanoms der Aderhaut.

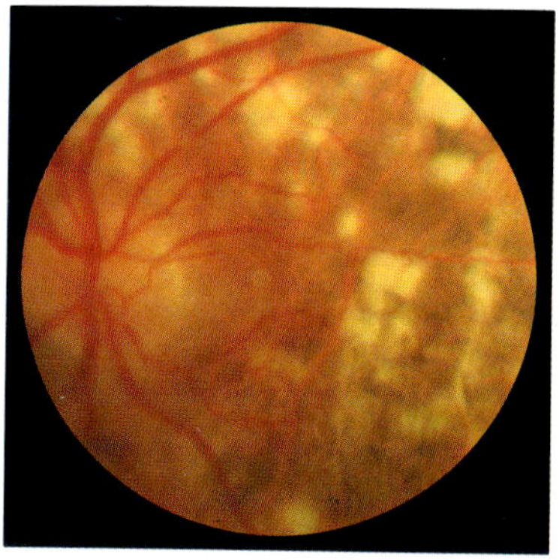

Abb. 8.1 Chorioiditis disseminata (Rezidiv). Über den ganzen Fundus verstreute kleinfleckige, ödematöse, zum Teil bereits in Abheilung begriffene, rundliche, mitunter konfluierende Herdchen. Die Netzhautgefäße ziehen darüber hinweg. Im unteren Bildabschnitt teilweise obliterierte Aderhautgefäße erkennbar (41 J., ♀).

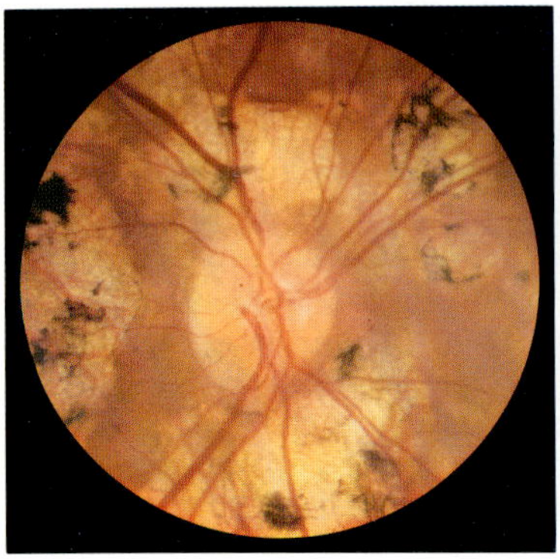

8.2

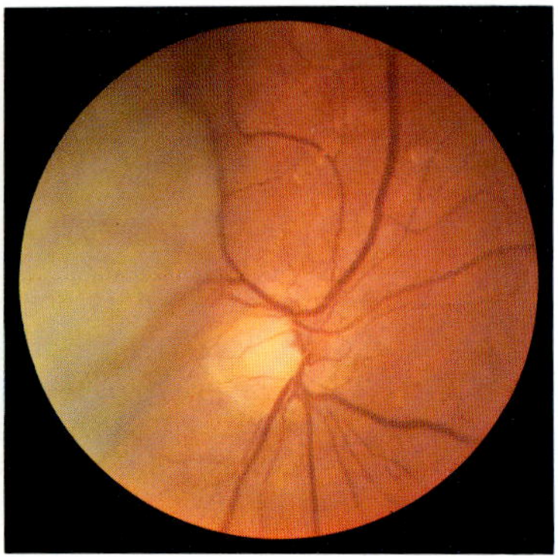

8.3

Abb. 8.**2** Chorioiditis disseminata peracta. Alte, scharf begrenzte Narbenherde, mit stellenweise schmalem Pigmentsaum. Die Herde sind mit konfluierenden Pigmentflecken durchsetzt. An Stellen großflächigen Pigmentschwundes ist die gelb-weiße Lederhaut mit dem reduzierten, z.T. obliterierten Aderhautgefäßnetz sichtbar (34 J., ♀).

Abb. 8.**3** Malignes Melanom. Der maligne Tumor reicht bis an den temporalen Papillenrand heran und springt pilzartig in den Glaskörper vor. Bräunliche Verfärbung am Rande. Im übrigen Abschnitt ist die Geschwulst durch sekundäre Ablatio überschattet (43 J., ♂).

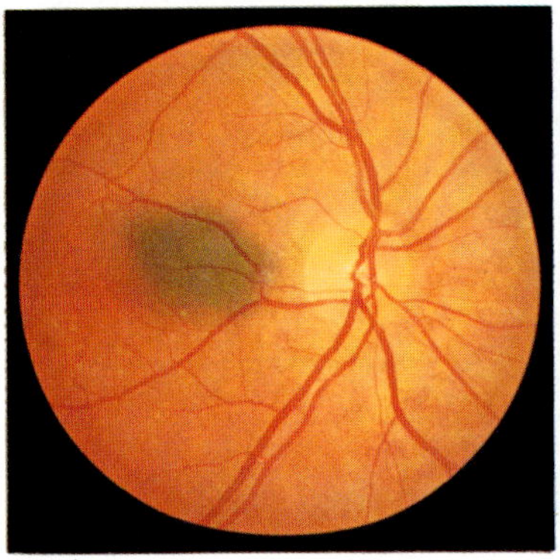

8.4

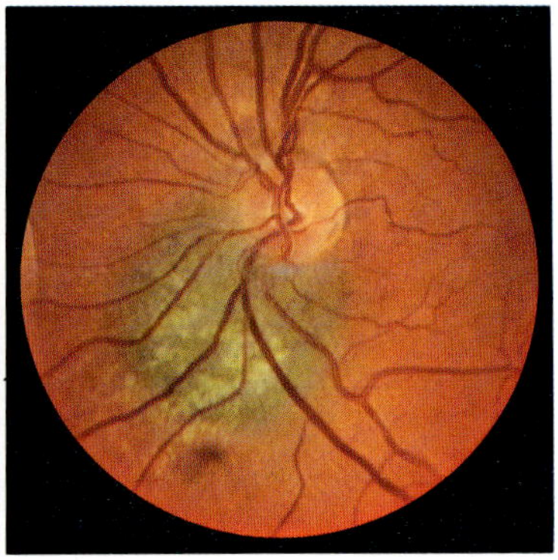

8.5

Abb. 8.**4** Malignes Melanom. Frühstadium. Papillengroßer, schiefergrauer Herd zwischen Papille und Makula. Mehrere helle Herdchen (Drusen) in der Netzhautmitte. Trotz der nur geringen Prominenz von 1 Dioptrie weist die höckerige Oberfläche auf maligne Entartung des „Naevus chorioideae" hin (55 J., ♀).

Abb. 8.**5** Malignes Melanom (Pseudochorioiditis). Der dicht an den nasal-unteren Papillenrand grenzende Tumor ist von höckeriger Oberfläche, schiefergrau verfärbt und zeigt zahlreiche konfluierende, hellweiße Einlagerungen. Kleine Randblutung. An der höchsten Stelle 5 Dioptrien Prominenz (50 J., ♀).

9. Netzhaut: Embolie, Thrombose

Zirkulationsstörungen im arteriellen oder venösen Abschnitt der Netzhautgefäße sind stets Alarmzeichen. Der plötzlich eintretende partielle oder totale Funktionsausfall erschreckt den Patienten. Hinzu kommt, daß dieses Ereignis in der Regel bei bestem Wohlbefinden eintritt, ohne schon vorher bestehende Krankheitszeichen, sieht man von Obskurationen ab, die vom Patienten nur selten beobachtet werden. Während bei älteren Patienten Verschlüsse durch lokale, arteriosklerosebedingte Thrombenbildung überwiegen, kommen bei jüngeren auch echte Embolien durch Endokarditis, aber auch spastische Verschlüsse bei der arteriellen Hypertension im Stadium der hypertensiven Retinopathie vor.

Netzhautarterienverschluß, auch als anämischer Infarkt, und Venenthrombose, auch als Netzhautapoplexie bezeichnet, waren noch vor 30 Jahren bevorzugte Erkrankungen des Hypertonikers im höheren Lebensalter. In zunehmendem Maße treten diese Ereignisse heute schon bei Jüngeren, vor allem auch bei Frauen auf. Dies ist um so bemerkenswerter, als in früheren Jahrzehnten die Frau, offenbar sowohl durch ihr Hormonsystem als auch durch die Tatsache, daß Rauchen bei Frauen zu den Ausnahmen zählte, erfahrungsgemäß bis zum Eintritt des Klimakteriums von Gefäßverschlüssen verschont blieb. Ursächlich kommen weiter die Zivilisationsschäden in Frage: Mangel an Bewegung in frischer Luft, täglicher Streß im Beruf, im motorisierten Verkehr, Nikotinabusus (!), vielfach schon während der Schulzeit, Fehlernährung durch konservierte, denaturierte Nahrungsmittel, ständiges Arbeiten bei Kunstlicht u.a.m. Während gesunde Frauen Ovulationshemmer bislang ohne bemerkenswerte Nebenwirkungen vertragen, wird durch gleichzeitigen Nikotinabusus das Netzhautgefäßsystem nachweislich geschädigt. Nikotin + „Pille" ist die Ursache für zunehmend vorzeitiges Auftreten von Zirkulationsstörungen bei der Frau. Prädilektionsstellen sind die funktionellen Engpässe der okularen Zirkulation: Lamina cribrosa und Gefäßkreuzung.

Die nachstehende Bildfolge bringt Netzhaut- und Zentralarterienverschlüsse bei septischer Endokarditis und sichtbarem Embolus sowie bei arterieller Hypertension. Es folgen Arterienastverschlüsse bei jüngeren Hypertonikern mit Nikotinabusus sowie Netzhautast- und Zentralvenenverschlüsse bei jüngeren Hypertonikerinnen mit Nikotinabusus und gleichzeitiger Einnahme von Ovulationshemmern.

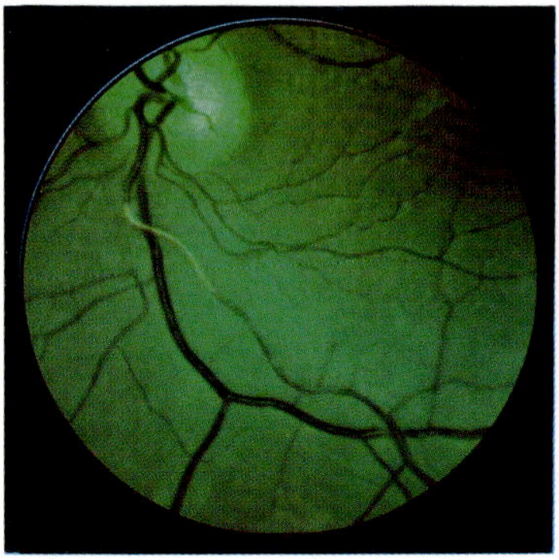

9.1

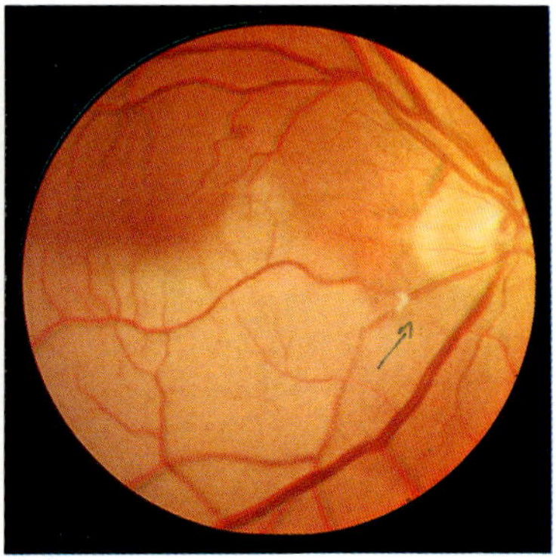

9.2

Abb. 9.**1** Arterienastverschluß (Embolie, Spätstadium). Rotfreies Licht. Hellweiße, manschettenartige Nekrose und extreme Engstellung der A. temporalis inferior. Im Verlauf der peitschenschnurartig geschlängelten Arterie schildchenförmige Auflagerungen auf dem Gefäßrohr. Septische Embolie bei Endokarditis (34 J., ♀).

Abb. 9.**2** Arterienastverschluß mit sichtbarem Embolus in der Gefäßgabel. Ischämisches, milchig-weißes Netzhautödem im Versorgungsgebiet des unteren Astes der A. temporalis inferior. Hypertonie RR 180/100. Aussparung der Makula (51 J., ♂).

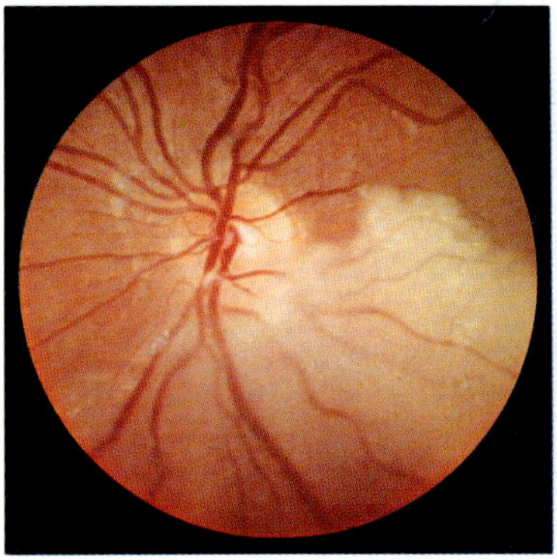

9.3

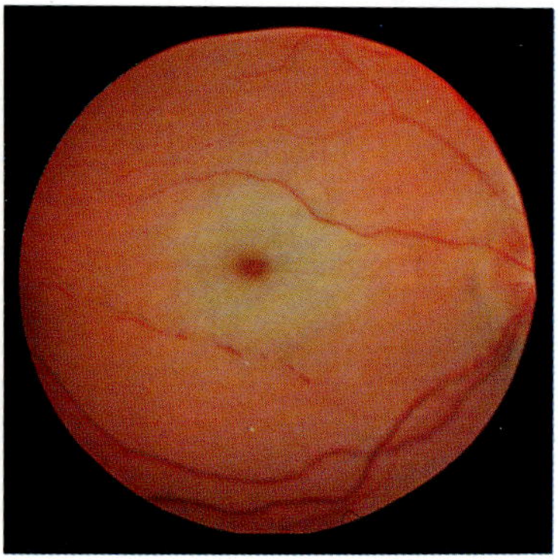

9.4

Abb. 9.**3** Arterienastverschluß. Im Versorgungsgebiet der A. temporalis inferior ischämisches, milchig-weißes Ödem der Netzhaut. Juveniler Hypertonus. RR 150/95 Nikotinabusus (24 J., ♀).

Abb. 9.**4** Zentralarterienverschluß (Frühstadium). Milchig-weißes, ischämisches Ödem der Netzhautmitte. Kirschroter Fleck in der Makula. Körnige Blutströmung im temporal-unteren Arterienast, der schräg nach oben zur Makula zieht. Juveniler Hypertonus. RR 160/100. Nikotinabusus (33 J., ♂).

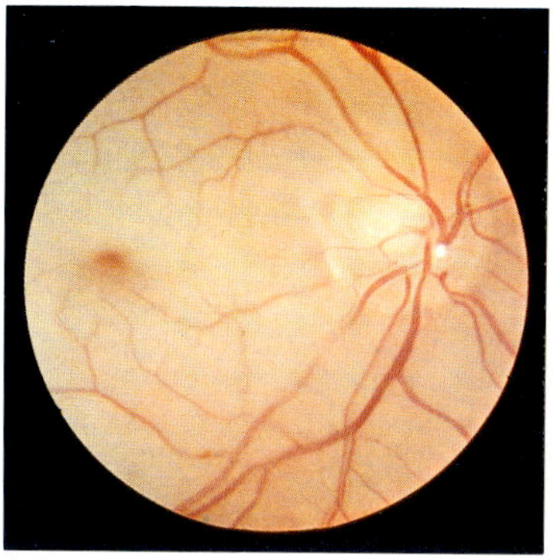

9.5

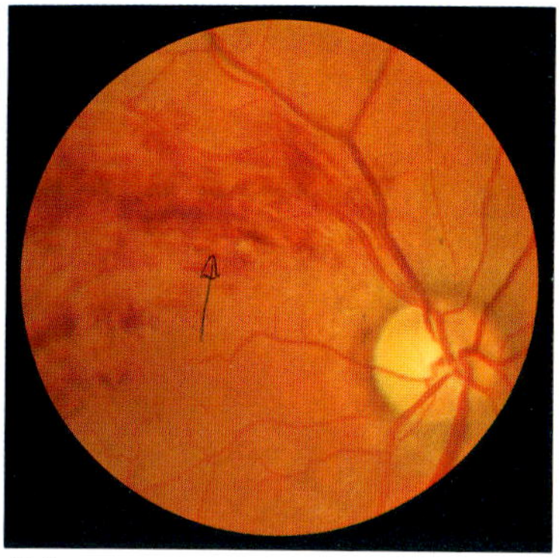

9.6

Abb. 9.**5** Zentralarterienverschluß (Spätstadium). Sichtbarer Embolus auf der Papille (A. temporalis inferior). Ischämische, milchig-weiße, diffuse Trübung und Schwellung der Netzhaut. Kirschroter Fleck in der Makula (51 J., ♀).

Abb. 9.**6** Astvenenthrombose. Im Einzugsgebiet eines Astes der V. temporalis superior. Von der Kreuzungsstelle mit der Arterie ausgehende, keilförmige, streifige Stauungsblutungen in der ödematösen Netzhaut. Engstellung der Arterien. RR 190/120 (52 J., ♀).

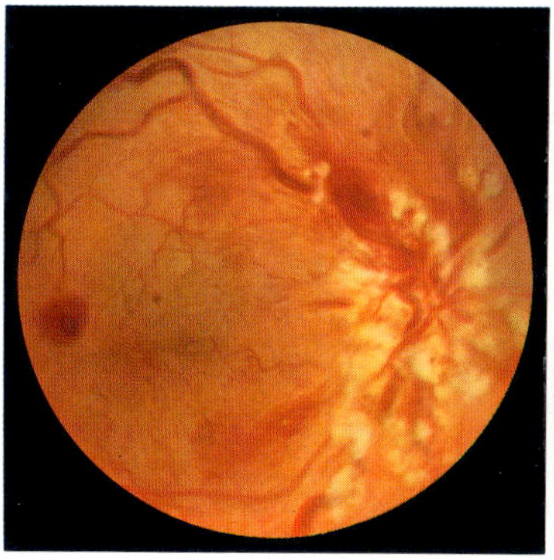

9.7

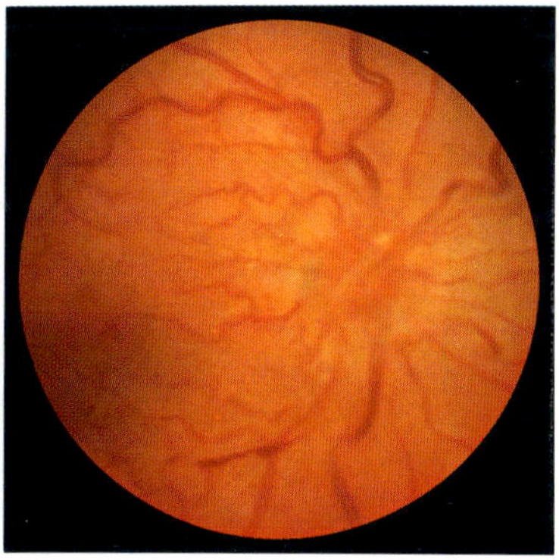

9.8

Abb. 9.**7** Zentralvenenthrombose (Spätstadium). Punkt-, fleck- und strichförmige Blutungen, die bis in die äußerste Peripherie reichen. Die Papille ist nahezu völlig verdeckt durch eine Anhäufung von sowohl harten, fettigen Exsudaten als auch „weichen" Cotton-wool-Herden. Makulares Ödem. Hypertonie. RR 160/100. Nikotinabusus (36 J., ♀).

Abb. 9.**8** Zentralvenenthrombose. Netzhaut übersät mit streifigen, bis in die äußerste Peripherie reichenden Blutungen. Venen gestaut. Papille und Makula ödematös. Hypertonie 140/90 nach medikamentöser Behandlung. Nikotinabusus. Ovulationshemmer. Spätkomplikation bei Zentralvenenthrombose: hämorrhagisches Sekundärglaukom (26 J., ♀).

10. Netzhaut: Hypertonie

Zwei Einteilungsformen der Hypertonie: 4-Stadien-Einteilung nach *Thiel* sowie nach *Keith* und *Wagener*, die von *Neubauer* modifiziert wurde. Zwischen beiden Einteilungen bestehen für die Stadien I und II folgende bemerkenswerte Unterschiede, für die sich eine plausible Erklärung lediglich aus der unterschiedlichen Berücksichtigung des Einflusses der Konstitution und des Lebensalters durch die Autoren ableiten läßt:
Im Thielschen Stadium I werden als Kennzeichen der Hypertonie – wie man sie am ausgeprägtesten beim noch *jüngeren* Pykniker sieht – der peitschenschnurartige Verlauf der prallgefüllten Arterienäste (erhöhter Blutdurchfluß) mit Kupferdrahtreflex und Omegateilung als Ausdruck der sichtbar erhöhten Spannung der Gefäßwand sowie das tiefe Fundusrot der Netzhaut infolge vermehrter Blutfülle hervorgehoben. In der amerikanischen Einteilung hingegen steht offenbar der beim *älteren* Hypertoniker vorzeitig erfolgende Eintritt der Arteriosklerose mit verstärkten Reflexen bei normalem bis subnormalem (beginnende hyaline Wandverdickung!) Kaliber der Hauptarterienäste und leicht vermehrter Füllung der Venen sowie vermehrter Schlängelung der Venolen als Zeichen der Phlebosklerose im Vordergrund.
Im fortgeschrittenen Stadium II mit scharf begrenzt bleibender Papille ist eine gewisse Annäherung der Merkmale beider Klassifikationen unverkennbar. Im Thielschen Stadium II des bereits gealterten Hypertonikers kommen die arteriosklerotischen Veränderungen, d.h. der hyaline, lumenverengende Umbau der Arterienwand hinzu. Die Reflexe sind schmäler, härter und unregelmäßig als Folge der allgemein und vor allem abschnittsweise zunehmenden Wandverdikkung (arteriovenöse Kreuzungszeichen!), wodurch sowohl die pralle Füllung als auch der Formenreichtum der erstarrenden, sich verdünnenden und streckenden Arterienäste ebenso abnehmen wie das satte Fundusrot. In den Thielschen Stadien I und II ist auch bereits die klinisch bekannte Neigung des Hypertonikers zu Gefäßspasmen erkennbar, mit ihren zirkulatorischen Komplikationen (Embolie, Thrombose). – Im amerikanischen Stadium II sind die Arterienkaliber bereits im unteren Normbereich mit kurzstreckigen arteriosklerotischen Wandveränderungen. Die Reflexe sind unregelmäßig und über lumenverengten Gefäßabschnitten verstärkt. Venen und Venolen verhalten sich in beiden Schemata gleichartig.
In den progressiv hypertensiven Stadien III und IV, gekennzeichnet in erster Linie durch die anfänglich unscharfe (alarmierendes Frühsymptom!), später ischämisch-ödematöse Papille, gleichen sich beide Klassifikationen sowohl im Hinblick auf das Gefäßverhalten („akute fokale Spasmen" [Naumann], Silberdrahtreflexe) als auch auf den Parenchymbefund der Netzhaut (strichförmige Blutungen, ischämisches Ödem, harte und vor allem weiche Exsudate).
Die arterielle Hypertonie nimmt eine Sonderstellung ein, da sie überwiegend bei pyknischer oder pyknisch-athletischer Konstitution gefunden wird. Es handelt

sich um jenen Konstitutionstyp mit kurzem Hals und breiter Brust, der schon in jungen Jahren zu Übergewicht tendiert. Dieser Typ mit physiologisch-funktioneller Hypertonie, mit RR-Werten, die in Relation zum Lebensalter zwischen 140/85 und 175/95 liegen, verfügt durch seinen höheren Blutdruck mit großer Blutdruckamplitude und Herzzeitvolumen auch über große Leistungsfähigkeit. Ich habe ihn stets mit den Sechszylindern unter den Kraftwagen verglichen. Es hieße Leistungsfähigkeit und Vitalität unnötig zu drosseln und Lebensfreude durch Lebensunmut ersetzen, hier die medikamentöse Blutdrucksenkung auf den Normwert von 120/80 anzustreben. Prophylaxe ab 50. Lebensjahr: Schutz vor Überarbeitung, körperliche Aktivität, Gewichtsreduzierung, Einschränkung von Genußmitteln (Kochsalz), Genußgiften (Nikotin), Fettverzehr sowie von Exzessen. Das entscheidende Unterscheidungskriterium für die beiden Stadien, das benigne und das maligne („renale" Hypertonie), ist neben typischen Gefäßzeichen vor allem der Befund an der Papille. Der benigne Verlauf ist gekennzeichnet durch die stets scharf begrenzte Papille. Maligner Verlauf: hauchiges, ischämisches, zunehmendes Papillenödem. Hinzu kommen zu den harten, fettigen Exsudaten die hellweißen, flockigen, fälschlich als „weiche" Exsudate bezeichneten „Cotton-wool"-Herde, strichförmige, z. T. konfluierende Blutungen sowie „akute fokale Spasmen" und ischämisches Ödem der peripapillären Netzhaut. Sonderform: Kimmelstiel-Wilson-Syndrom (Glomerulosklerose + Diabetes).

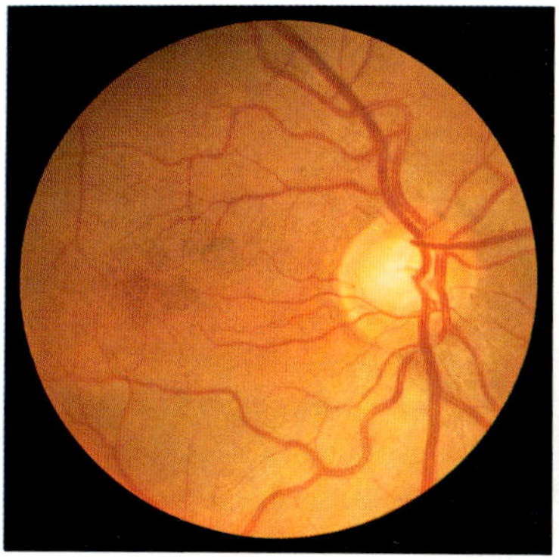

Abb. 10.**1** Fundus hypertonicus (Thiel I). Papille scharf begrenzt. Peitschenschnurartiger Verlauf der prall gefüllten Arterien, Kupferdrahtreflex. Omegateilung. Gunnsches Zeichen bei 5 Uhr am unteren Papillenrand. Pralle Füllung der Venen. Verstärkte Schlängelung der makularen Venolen. Tiefes Fundusrot. Pyknisch-athletische Konstitution. RR 150/90 (46 J., ♂).

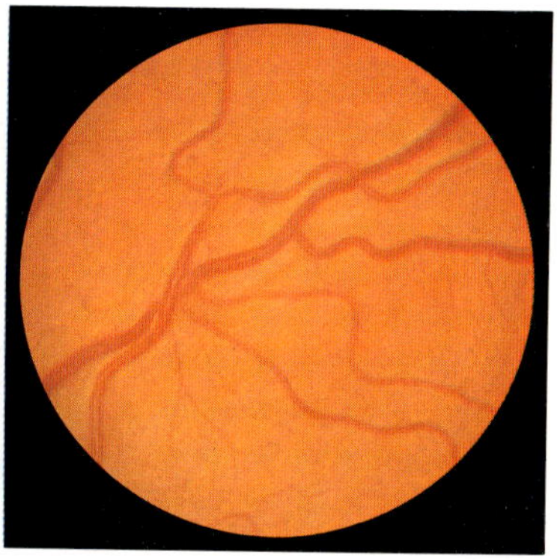

Abb. 10.**2** Fundus hypertonicus (Thiel II). Ausgeprägte Omegateilungen und Kreuzungszeichen (Gunn) von Arterien und Venen. Auffallende spindelförmige Kalibereinengung der A. temporalis superior vor der Teilung. Vermehrte Füllung und Schlängelung der Venolen. Noch kompensierte arterielle Hypertonie. Pykniker RR 190/120 (50 J., ♂).

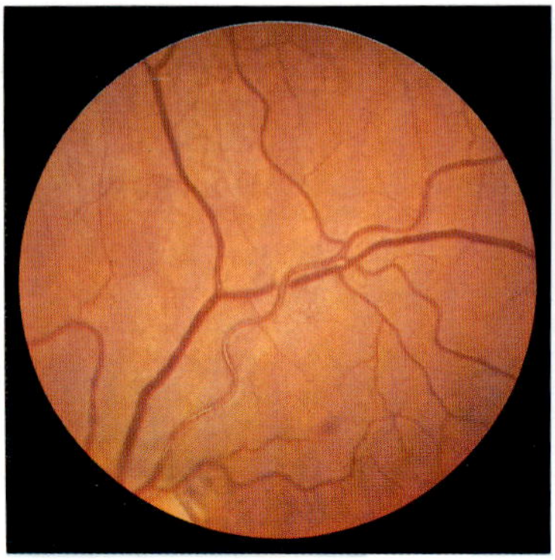

10.3

Abb. 10.**3** Fundus hypertonicus et arterioscleroticus (Thiel II). Papillengrenzen scharf. Auffallende Schlängelung und Kaliberschwankungen der im ganzen durch Wandverdickung engergestellten A. temporalis superior. Kupferdrahtreflex an den Biegungsstellen. Omegateilung, Kreuzungszeichen (Gunn). Verstärkte Schlängelung der korkenzieherartig gewundenen makularen Venolen. Kleine, fleckförmige Blutung temporal. RR 180/90 (65 J., ♂).

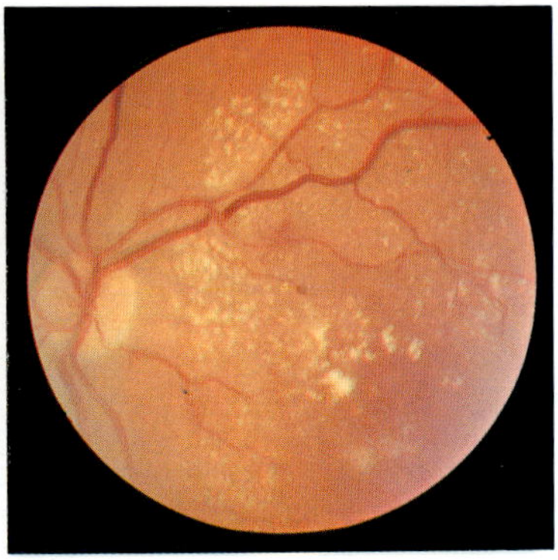

10.4

Abb. 10.**4** Fundus hypertonicus. Arteriosklerotisches Spätstadium (Thiel II). Papille regelrecht. Retinitis circinata in der Netzhautmitte. Peitschenschnurartige Schlängelung der A. temporalis superior. Kaliber verengt, Reflexe verstärkt. Deutliche Gunn-Zeichen: Verdrängung der darunterliegenden Vene aus ihrer Verlaufsrichtung und Stauung im distalen Abschnitt. Feine Blutung in der Nachbarschaft der Kreuzung. Helle kleinste, feine und große, z.T. konfluierende, fettige Degemerationsherde (harte Exsudate). RR 170/100 (69 J., ♀).

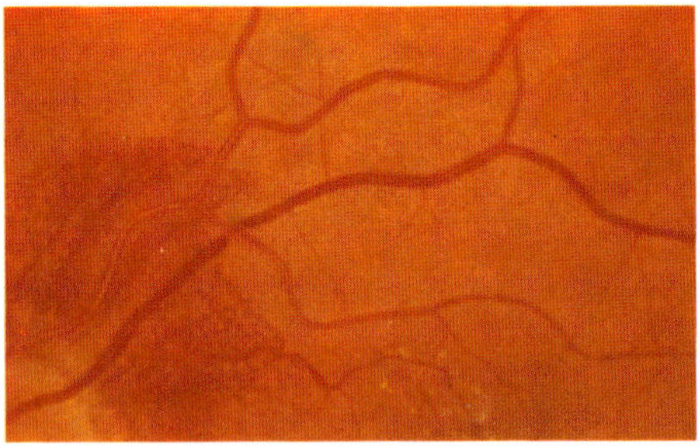

Abb. 10.**5** Fundus hypertonicus et arterioscleroticus (Thiel II). Omegateilung mit Kreuzungszeichen. Flächenförmige, bis an den Rand der scharf begrenzten Papille reichende Diapedeseblutung an der Kreuzungsstelle (lieu de préthrombose) der V. temporalis superior durch die A. temporalis superior. Kupferdrahtreflex. Feinste fettige Degenerationsherdchen in Richtung zur Netzhautmitte. 175/100 (76 J., ♂).

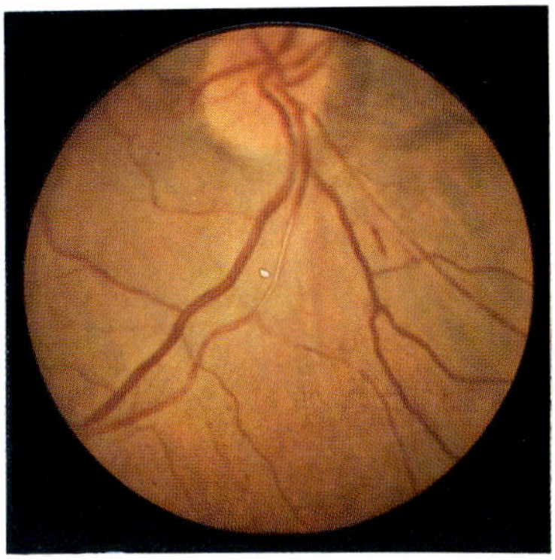

10.6

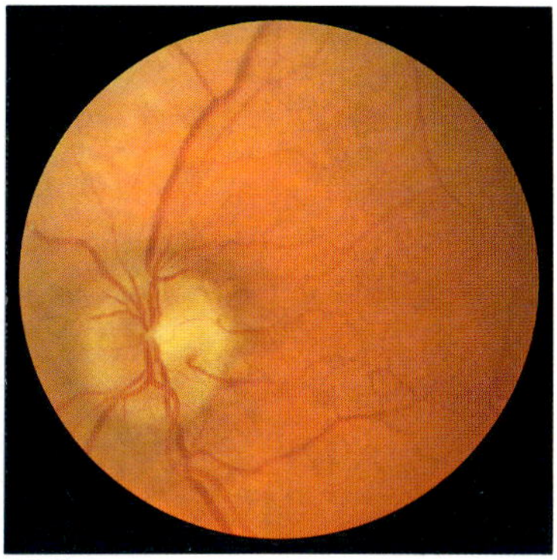

10.7

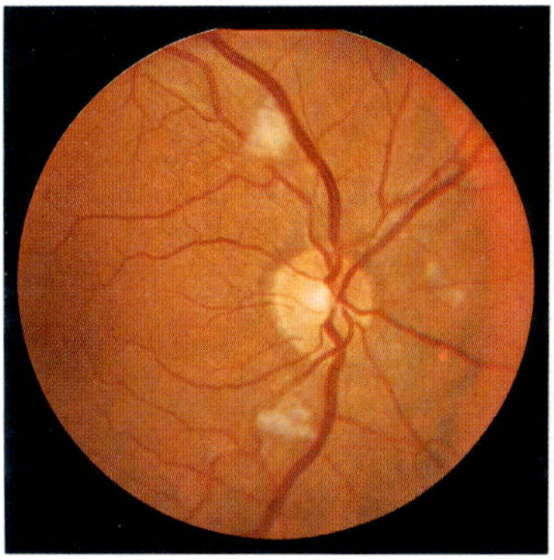

10.8

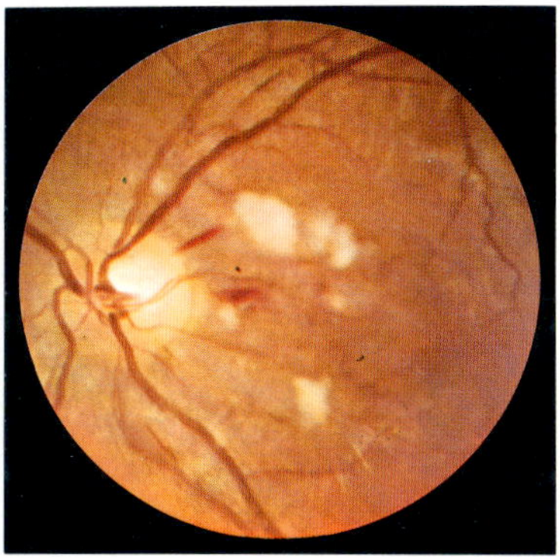

10.9

Abb. 10.**6** Retinopathia hypertensiva (angiospastica). Frühstadium (Thiel III). Zartes peripapilläres ischämisches Ödem. Tonische Engstellung („fokaler Spasmus") der A. temporalis inferior, die abschnittweise helle, harte Reflexe zeigt. Angrenzend ischämisches Netzhautödem. Strichförmige Blutung. RR 160/100 (56 J., ♀).

Abb. 10.**7** Retinopathia hypertensiva (angiospastica). Frühstadium (Thiel III). Hauchiges Papillenödem auch peripapillär. Extreme spastische Engstellung der Arterien, abschnittweise bis auf Fadendünne. RR 170/110 (49 J., ♂).

Abb. 10.**8** Retinopathia hypertensiva (angiospastica). Frühstadium (Thiel III). Hauchiges, im rotfreien Licht erkennbares Papillenödem. Arterien abschnittweise eng gestellt. Verhältnis Arterie zu Vene 2 : 4, normal 2 : 3. Zwischen den Gefäßbögen zwei große Cotton-wool-Herde (ischämische Infarkte der Nervenfaserschicht). 165/120 (41 J., ♂).

Abb. 10.**9** Retinopathia hypertensiva (angiospastica) (Thiel III–IV). Temporal blasse, hauchig ödematöse Papille mit peripapillärem Ödem. Arterien z.T. spindelförmig verengt, besonders am Abgang der A. temporalis inferior. Ischämisches Ödem am hinteren Pol. Zwei strichförmige Blutungen am temporalen Papillenrand. Cotton-wool-Herde am hinteren Pol. Chronische Glomerulonephritis. 210/140 (23 J., ♂).

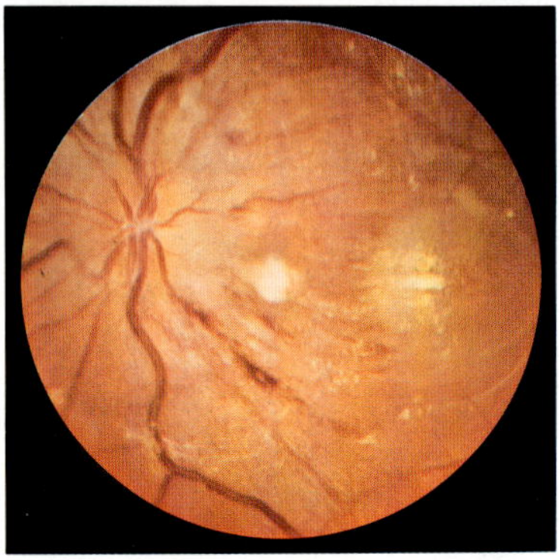

Abb. 10.**10** Retinopathia hypertensiva (angiospastica), Spätstadium (Thiel IV). Vollbild beim Kind. Papille ödematös. Ischämische Fundusblässe am hinteren Pol. Abschnittweise fadendünne Netzhautarterien mit Silberdrahtreflex. Makulare Sternfigur. Großer Cotton-wool-Herd zwischen Papille und Makula. Strichförmige Blutungen. Nephrosklerose. RR 250/160 (12 J., ♀).

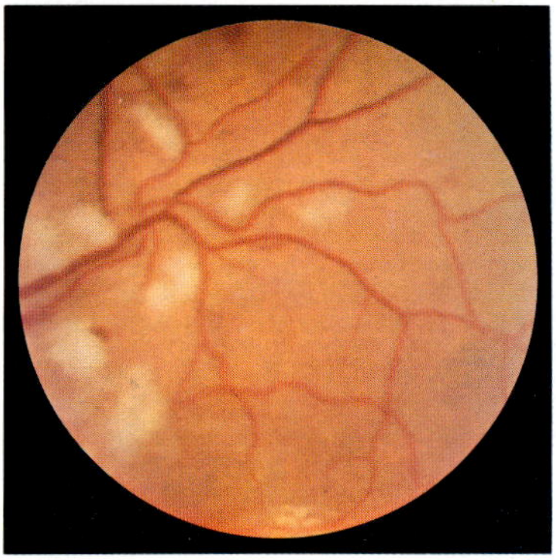

Abb. 10.**11** Retinopathia praeeclamptica gravidarum (Schwangerschaftsgestose/EPH-Gestose, früher: Retinitis albuminurica gravidarum). Ausschnitt der temporalen Netzhauthälfte. Feine milchige Trübung und Schwellung der anämischen Netzhaut. Einzelne punkt- und strichförmige Blutungen. Zahlreiche Cotton-wool-Herde zwischen den Gefäßbögen. RR 230/140 (41 J., ♀).

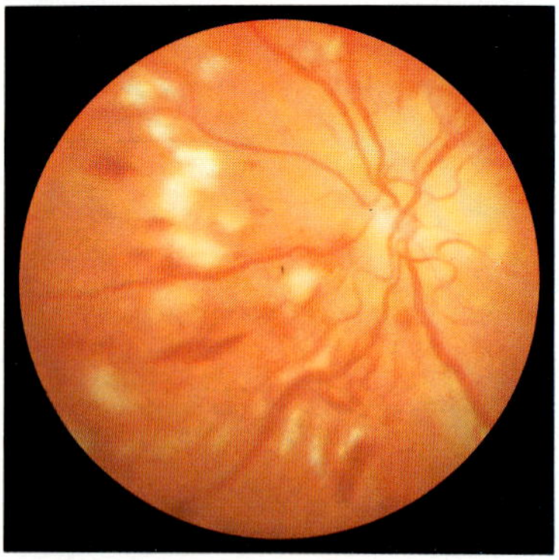

Abb. 10.**12** Retinopathia hypertensiva (angiospastica) Kimmelstiel-Wilson: Diabetes und Glomerulosklerose (Thiel IV). Papillenödem, Netzhautödem. Engstellung der Arterien. Cotton-wool-Herde. Strichförmige Blutungen, RR 220/110 (30 J., ♂).

11. Netzhaut: Diabetes

Die alarmierende Zunahme des Diabetes mellitus, einer Krankheit mit hoher Erbbelastung, hat die Beurteilung der diabetischen Mikroangiopathie der Netzhaut zu einer wesentlichen Ergänzung des internistischen Befundes werden lassen. Vor allem beim insulinpflichtigen juvenilen Diabetiker treten schon sehr früh Netzhautveränderungen auf, die sein Sehvermögen bedrohen. Da das Netzhautleiden in Abhängigkeit von der Stoffwechsellage steht, ist der Netzhautbefund ein wichtiges Kriterium für die Verlaufs- und Erfolgsbeurteilung der internistischen Therapie.

Trotz intensiver multidisziplinärer Bemühungen und günstiger Ergebnisse der Licht- und Laserkoagulation zählt die Retinopathia diabetica zu den häufigsten Erblindungsursachen. Spätkomplikationen stellen die Neovaskularisation (neugebildete, wandgeschädigte, perizytenlose Kapillaren) dar, ausgelöst durch intraretinale Gefäßobliteration mit Ischämie und Hypoxie, sowie das Sekundärglaukom mit Gefäßneubildungen im Kammerwinkel und die Rubeosis iridis.

Klinische Einteilung: 1. Augenhintergrund-Retinopathie (nichtproliferativ = intraretinal *im* Netzhautniveau; benigne) (Stadien I und II), 2. proliferative Retinopathie (proliferativ = durch Sprossung krankhaft durchlässiger Kapillaren [Neovaskularisation] das Netzhautniveau verlassend und epivitreoretinal in den Glaskörper vordringend). (Stadien III und IV).

Stadium I: Retinopathia diabetica simplex. Mikroaneurysmen. Flohstichartige bis fleckförmige Blutungen. Vermehrte Schlängelung und Sprossung der Venolen (beim juvenilen Diabetes). Stärkere Füllung der Venen. Spindel- bis perlschnurartige aneurysmatische Ausbuchtungen der Venenwand.

Stadium II: Retinopathia diabetica exsudativa. Strichförmige bis flammenartige Blutungen. Harte Exsudate (Fibrin-Lipid-Protein-Einlagerungen): vereinzelt oder ring- bis kranzförmig (Retinitis circinata), in der Netzhautmitte. „Weiche" Exsudate, sog. Cotton-wool-Herde, d. h. ischämische Infarkte mit kolbiger Auftreibung der Achsenzylinder in der Nervenfaserschicht, vorwiegend bei gleichzeitiger arterieller Hypertension.

Stadium III: Retinopathia diabetica haemorrhagica proliferans. Rezidivierende präretinale Netzhaut- und Glaskörperblutungen. Wundernetzbildung auf der Papille (Rubeosis retinae diabetica). Neovaskularisation (intra- und epiretinale Gefäßproliferationen, vitreale Proliferationen) Netzhaut-Glaskörper-Strangbildung. Komplikationen: Ablatio retinae, sekundäres Winkelblockglaukom.

Stadium IV: Retinopathia diabetica hypertensiva (angiospastica). Morbus Kimmelstiel-Wilson. Papillen- und Netzhautödem. Engstellung der Netzhautarterien. Harte und „weiche" Exsudate, Neovaskularisation. Maligne Hypertonie.

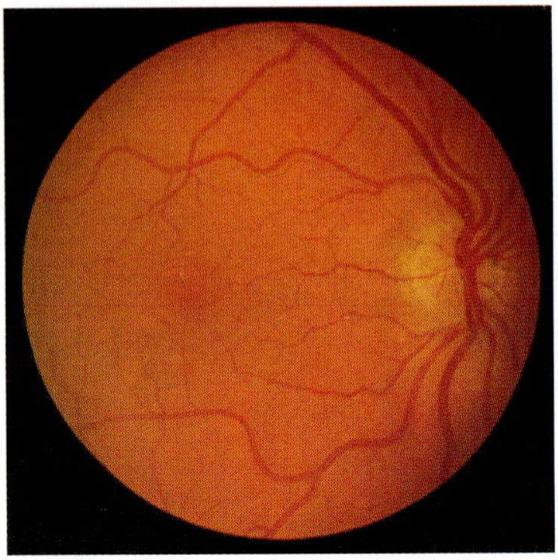

11.1

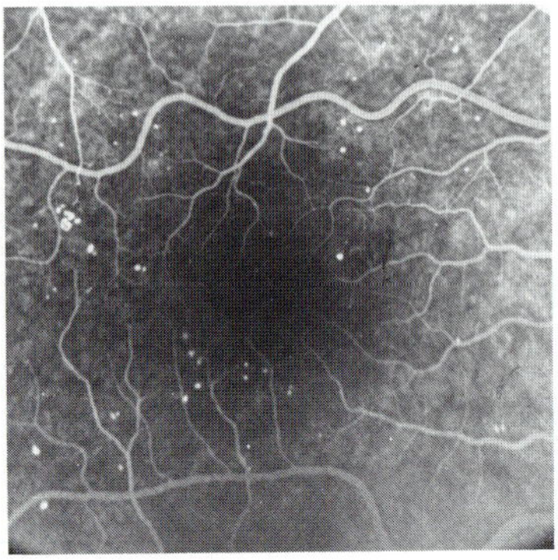

11.2

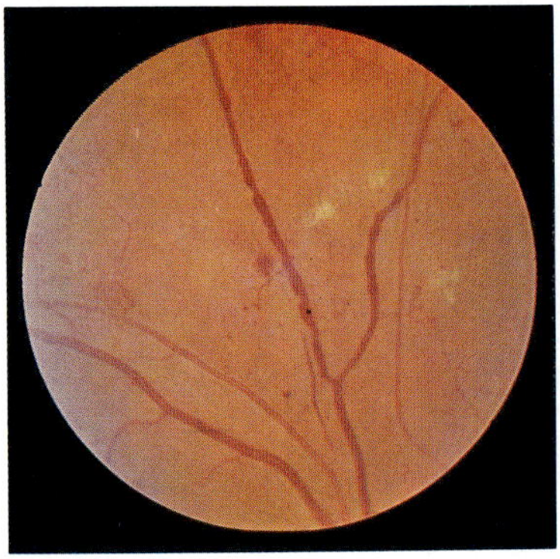

11.3

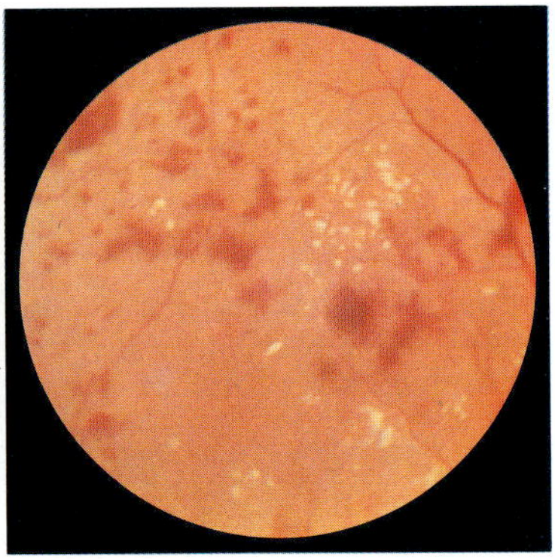

11.4

Abb. 11.**1** Augenhintergrund-Retinopathie. Insulindiabetes. Papille scharf begrenzt, gut gefärbt. Venen stärker gefüllt und erweitert, makulare Venolen korkzieherartig geschlängelt. Arterien peitschenschnurartig geschlängelt mit abschnittweise hellen Reflexen. Augenhintergrund regelrecht. Parazentral bei 21.30 Uhr, am Ausläufer einer Venole ,,flohstichartige Blutung''. RR 160/90 mmHg Stadium I (36 J., ♂).

Abb. 11.**2** Fluoreszenzangiogramm. Zahlreiche paramakulare Mikroaneurysmen am hinteren Pol, auf dem Fundusphoto des gleichen Patienten nicht erkennbar, nunmehr deutlich zu sehen. Die meisten sind klein, rund und scharf, einige jedoch unscharf und entrundet als Zeichen, daß sie für Fluorescein durchlässig sind (36 J., ♂).

Abb. 11.**3** Retinopathia diabetica. Juveniler Insulindiabetes. Papille regelrecht. Mikroaneurysmen. Perlschnurartige, aneurysmatische Ausbuchtungen zweier Venen. Fettige Degenerationsherde. Anämische Netzhautbezirke. Stadium I (28 J., ♀).

Abb. 11.**4** Retinopathia diabetica. Juveniler Insulindiabetes. Die ödematös getrübte Netzhautmitte ist übersät mit punkt- und fleckförmigen Blutungen sowie feinen fettigen Degenerationsherdchen (harte Exsudate). Stadium II (20 J., ♂).

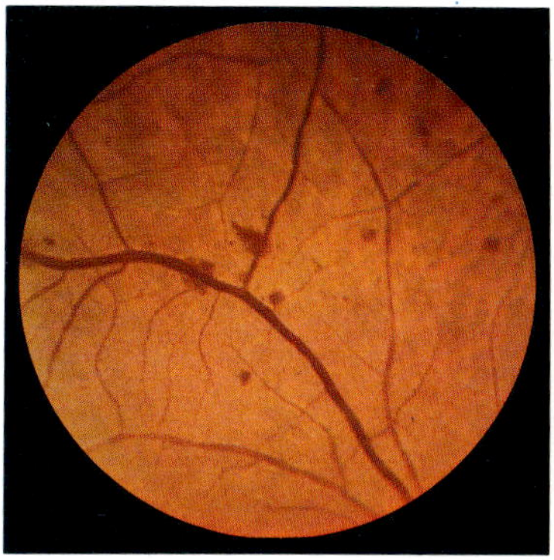

11.5

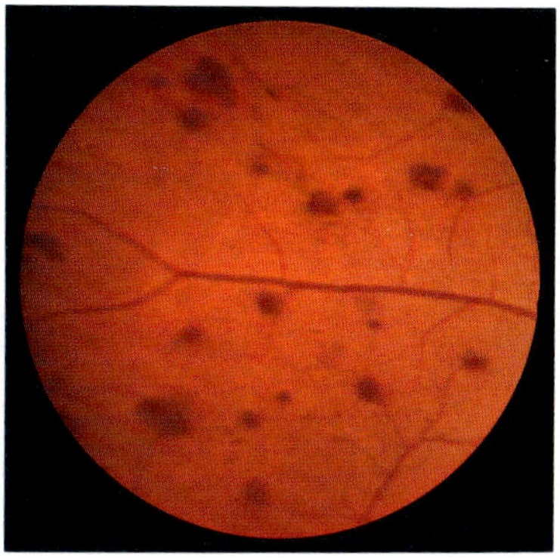

11.6

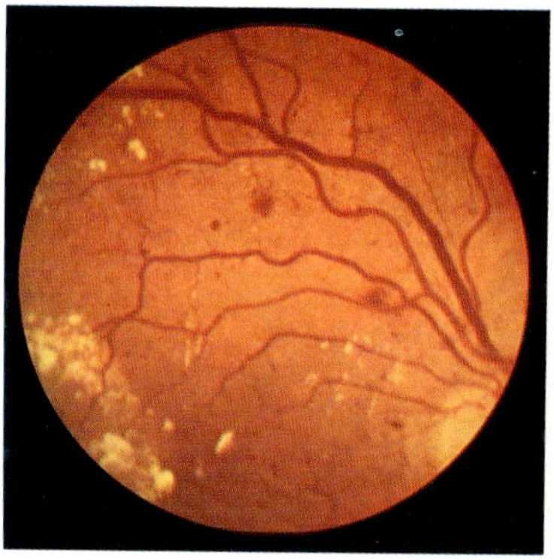

11.7

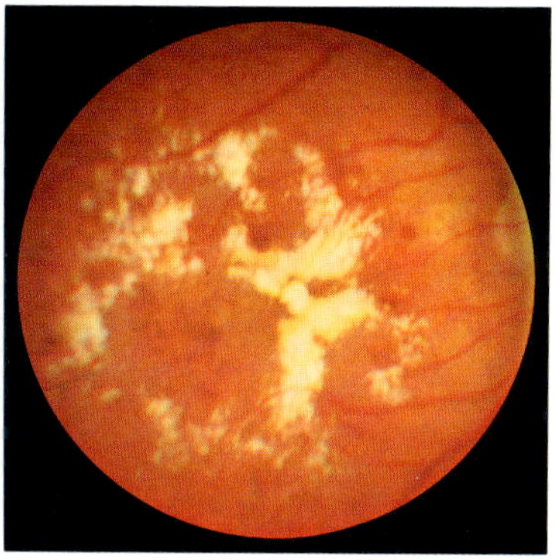

11.8

Abb. 11.**5** Retinopathia diabetica. Altersdiabetes. Erweiterte Venen mit deutlichen Kaliberschwankungen. Wandverdickte Arterien, spindelartig verdünnt. Zahlreiche punkt- und fleckförmige Blutungen. Stadium I (59 J., ♂).

Abb. 11.**6** Retinopathia diabetica. Altersdiabetes. Deutliche Kaliberschwankungen des großen Venenastes. Stärker geschlängelte Venolen. Netzhaut übersät mit punkt- und fleckförmigen Blutungen. Stadium I (62 J., ♂).

Abb. 11.**7** Retinopathia diabetica. Altersdiabetes. Papille regelrecht. Vermehrte Füllung und Kaliberschwankungen der Venen. Korkenzieherartige Schlängelung der Venolen. Punkt- und fleckförmige Blutungen. Fettige Degenerationsherdchen. Sternfigur in der Makula. Stadium II (69 J., ♀).

Abb. 11.**8** Retinopathia diabetica. Altersdiabetes. Papille regelrecht. Zirzinatafigur in der Netzhautmitte. Einzelne flohstichartige Mikroaneurysmen. Stadium II (66 J., ♀).

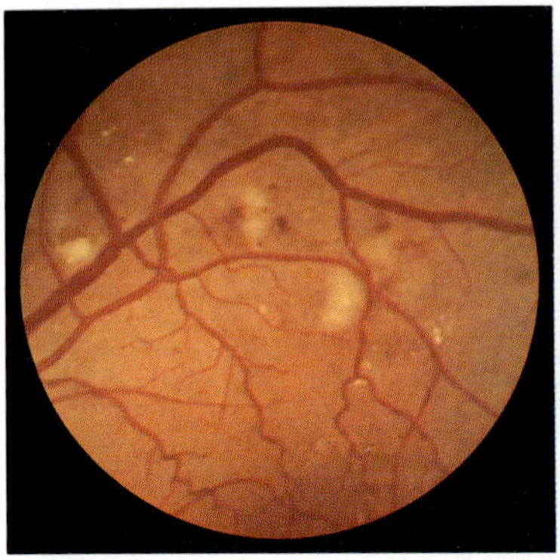

11.9

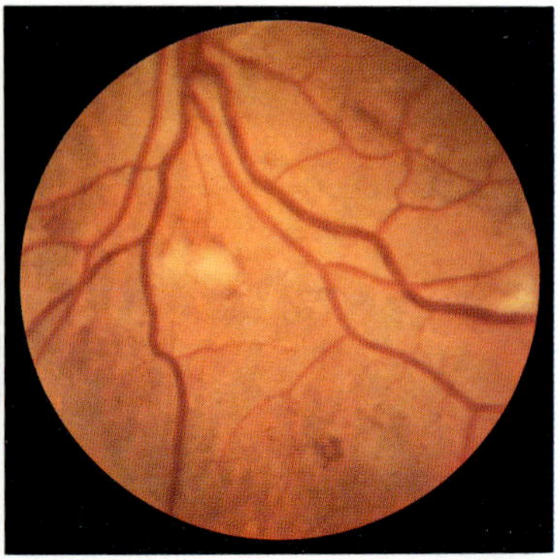

11.10

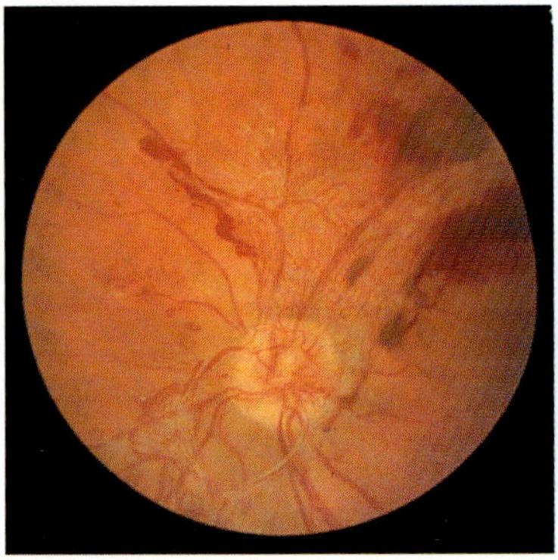

11.11

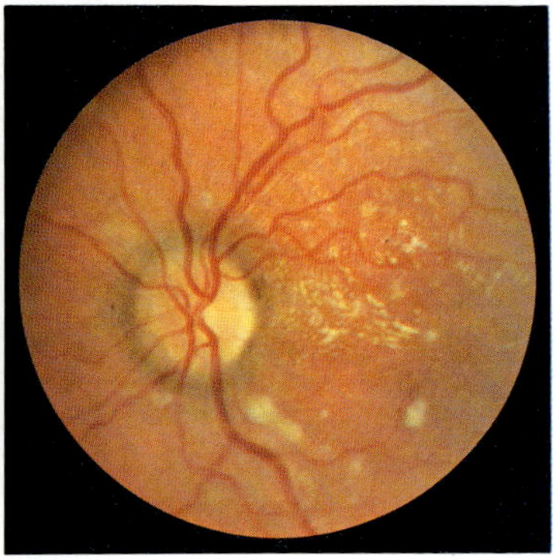

11.12

Abb. 11.**9** Retinopathia diabetica bei Hypertonie. RR 160/90. Starke Füllung der stellenweise ausgebuchteten Venen. Vermehrte Sprossung von Venolen. Cotton-wool-Herde mit ausgezacktem Rand. Punkt- und strichförmige Blutungen. Mikroaneurysmen. Helle, rundliche, fettige Degenerationsherdchen. Stadium II (49 J., ♂).

Abb. 11.**10** Retinopathia diabetica bei Hypertonie. Gleicher Patient. Temporal-untere Peripherie. Stärkere Füllung der tiefroten Venen. Strichförmige und fleckförmige Blutungen. Drei große Cotton-wool-Herde. Stadium II (49 J., ♂).

Abb. 11.**11** Retinopathia diabetica proliferans. Auf der Papille Wundernetzbildung neugebildeter Kapillaren, die sich fächerförmig temporal oben zwischen den Gefäßbögen fortsetzen. Nasal bei 11 Uhr, feinste Fältelung (Traktion) der Netzhaut mit in den Glaskörper hochgezogener Gefäßschlinge. Ältere und alte konfluierende Netzhautblutungen. Nasal unten papillennahe Segelbildung mit in den Glaskörper hochgezogenen vitreoretinalen Gefäßen. RR 180/110. Stadium III (44 J., ♂).

Abb. 11.**12** Retinopathia diabetica, Kimmelstiel-Wilson. Hauchiges Papillenödem mit Fundusblässe. Arterien stellenweise fadendünn. Extreme Schlängelung. Helle Cotton-wool-Herde. Fettige Degenerationsherde: Spritzerfigur in der Makula. Insulindiabetes seit 20 Jahren. RR 190/100. Stadium IV (42 J., ♂).

12. Netzhaut: Entzündliche und degenerativ-dystrophische Erkrankungen. Tumoren

Wenngleich zahlreiche Krankheitsbilder der Netzhaut zugeordnet sind, so ist doch auch die ernährende Basis, die Aderhaut, in der Regel mehr oder minder beteiligt. Deshalb werden manche der hier genannten Krankheitsbilder auch der Aderhaut zugeordnet. Eine zunehmende Rolle spielt hier die von der Netzhaut ausgehende Toxoplasmose. Obwohl der serologische Nachweis nicht immer gelingt, so ist doch das klinische Bild so eindeutig, daß an der Diagnose kein Zweifel besteht. Auch die senildegenerativen Erkrankungen der Netzhautmitte nehmen zu, als Folge des Anstieges der Alterspyramide der Bevölkerung.
Die Abbildungen befassen sich im einzelnen mit: den Entzündungen der Netzhaut durch papillennahe Herde (Retinochorioiditis juxtapapillaris), den Manifestationsformen der juvenilen und der senilen Makuladegeneration, der Retinitis centralis serosa, der Makulopathie bei Chloroquin-Intoxikation (Bull's eye) sowie der „Angioid streaks", die zu Sehverlust führenden Blutungen in die Netzmitte Anlaß geben. Den Abschluß bilden die verschiedenen Manifestationsformen der Periphlebitis retinae (Morbus Eales), die Retinitis exsudativa externa (Coats) sowie Tumoren der Netzhaut (Retinoblastom, Morbus Bourneville, Morbus Hippel-Lindau). Auch die im Schulalter als Erbkrankheit auftretende Retinopathia pigmentosa (früher: Retinitis pigmentosa) ist ein typisches progressives Netzhautleiden.

Chorioretinitis juxtapapillaris

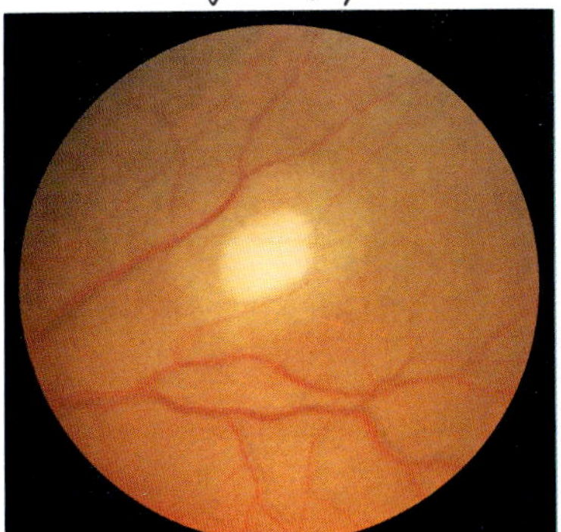

Abb. 12.**1** Retinochorioiditischer Solitärherd (klinisch: Toxoplasmoseherd). Noch relativ frischer hellweißer Herd im temporal oberen Gefäßbogen. Hellweiße, etwas über papillengroße, ovaläre Infiltration, von einem grau-weißen ödematösen Hof umgeben. Nur noch geringe Glaskörpertrübung. Parazentraler Gesichtsfeldausfall (36 J., ♀).

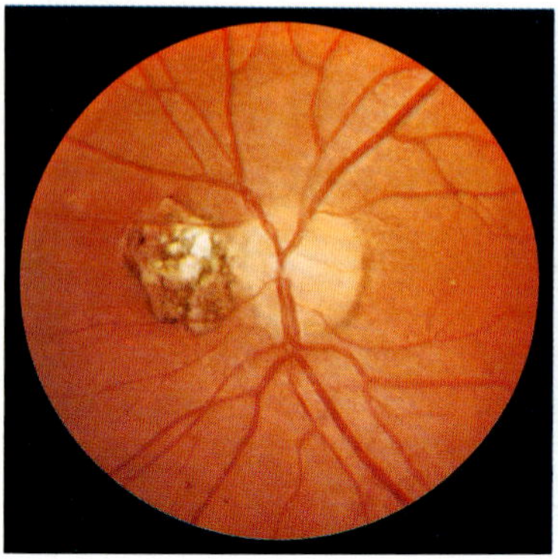

Abb. 12.**2** Retinochorioiditis juxtapapillaris (Jensen). Am nasalen Papillenrand gelegener, noch relativ frischer Narbenherd (Toxoplasmoseherd). Rundlicher, z.T. hellweißer Herd, mit durchscheinender reinweißer Lederhaut, von unregelmäßiger Randpigmentierung umgeben. Papillengewebe verwaschen blaß, im Gefäßtrichter Exsudatreste. Grenzen nasal noch unscharf. Kometenschweifartiger Gesichtsfeldausfall. Zustand nach 3wöchiger, intensiver lokaler Cortisonbehandlung, einschließlich 12 subkonjunktivaler Fortecortin-Injektionen (25 J., ♀).

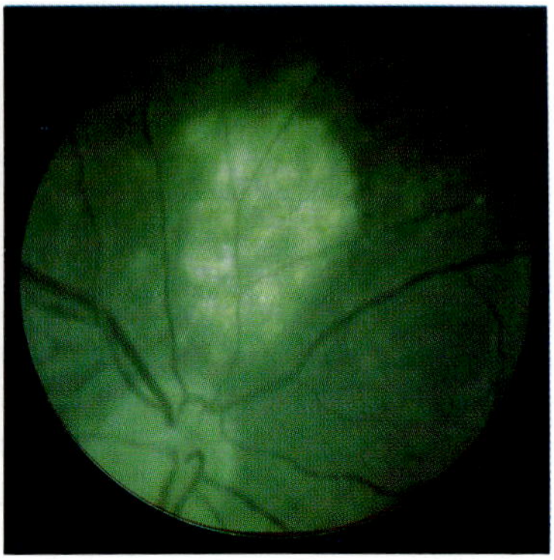

Abb. 12.**3** Retinochorioiditis juxtapapillaris (Jensen). Rechtes Auge im rotfreien Licht. In Resorption begriffener, großer ovaler Herd (Toxoplasmoseherd), bis zum oberen Papillenrand reichend. In dem noch hellweißen Herd sind bereits deutliche Aufhellungszonen erkennbar. Kometenschweifartiger Gesichtsfeldausfall (26 J., ♂).

Abb. 12.**4** Rosettenherd der Makula (Pseudokolobom der Makula). Linkes Auge: kongenitale Toxoplasmose des gleichen Patienten wie in Abb. 12.**3**: in der Netzhautmitte gelegener, großer durch Pigmentsaum begrenzter Narbenherd mit landkartenartiger Pigmentballung um aderhautatrophische Stellen. Vorkommen beider Formen der Toxoplasmose (mit großem zeitlichem Intervall) beim gleichen Patienten (26 J., ♂). ►

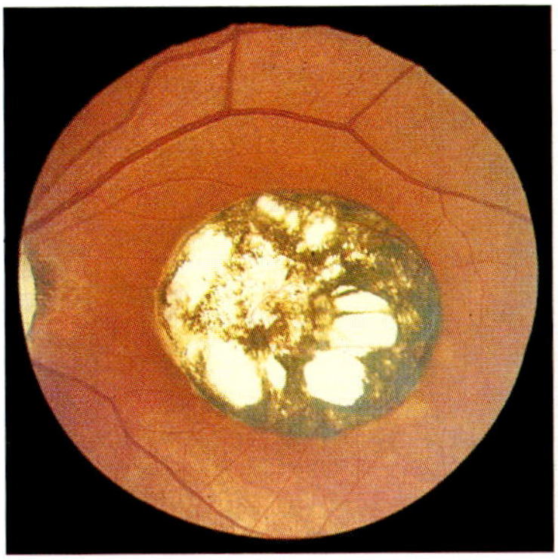

12.4

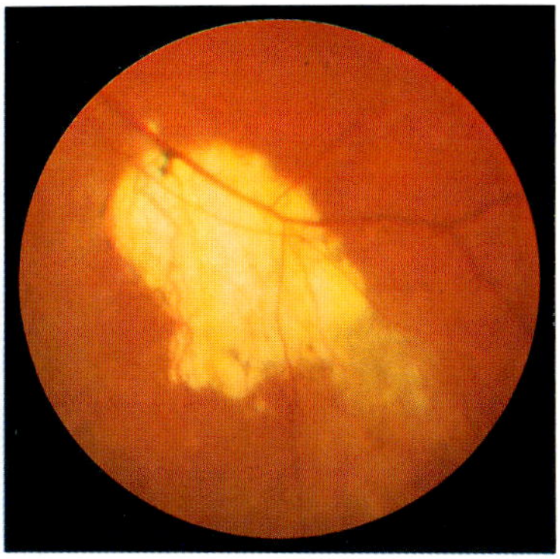

12.5

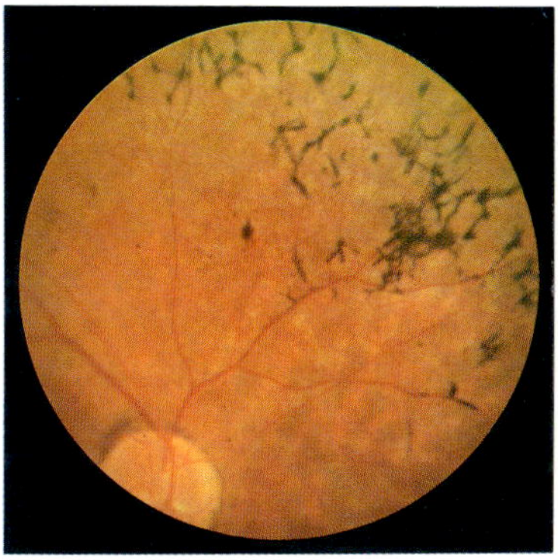

12.6

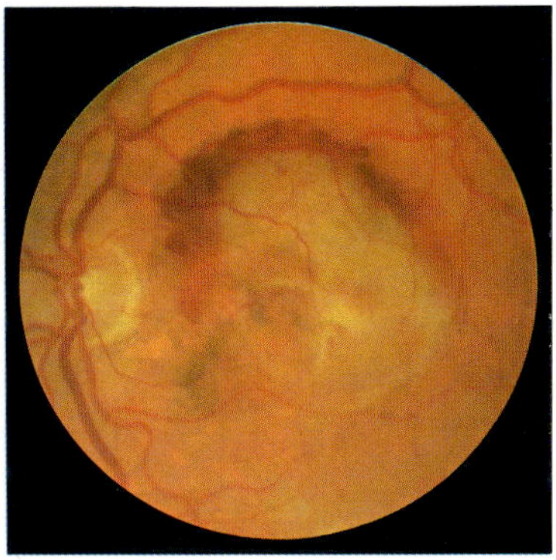

12.7

Abb. 12.**5** Retinochorioiditis (Satellitenherd). Rezidiv. Älterer großer, gelbweißer Narbenherd (Toxoplasmose!) im temporal-unteren Gefäßbogen mit in Resorption begriffenem frischen Satellitenherd. Der in der temporal-unteren Peripherie angrenzende kleine Herd ist längsoval, noch leicht ödematös, von grau-gelblicher Farbe (38 J., ♀).

Abb. 12.**6** Retinopathia pigmentosa. Tapetoretinale Degeneration. Papille hauchig ödematös, durch Trübung des Papillengewebes leicht wachsgelb-atrophisch, gering unscharf begrenzt, mit feinem Pigmentsaum. Netzhautgefäße ebenso wie retinales Pigmentblatt verdünnt, so daß die sklerosierten Aderhautgefäße durchscheinen. Knochenkörperchenartige Pigmenteinlagerungen in der mittleren und äußeren Netzhautperipherie (42 J., ♂).

Abb. 12.**7** Scheibenförmige senile Makuladegeneration (Kuhnt-Junius). Vollbild (feuchte Form). Scheibenförmige, unregelmäßige Verdickung der vorgewölbten Netzhautmitte. Weiß-graue bis weiß-gelbliche Verfärbung durch ischämisches Ödem und subretinalen Erguß. Kappenförmige Randblutung. Hochklettern zweier korkenzieherartig geschlängelter makularer Venolen. Ausgeprägte Sklerose der Netz- und Aderhautgefäße (75 J., ♂).

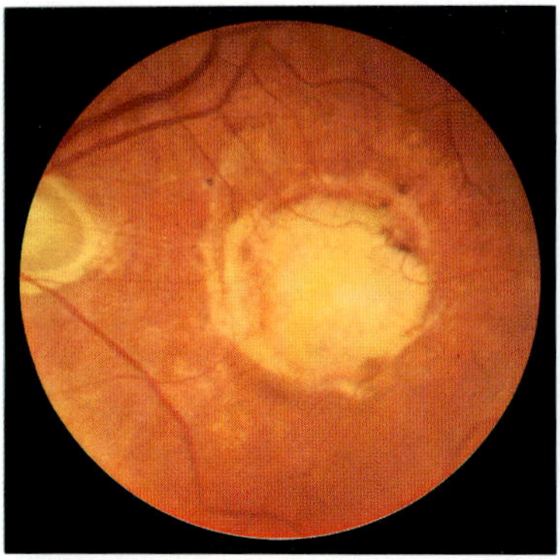

12.8

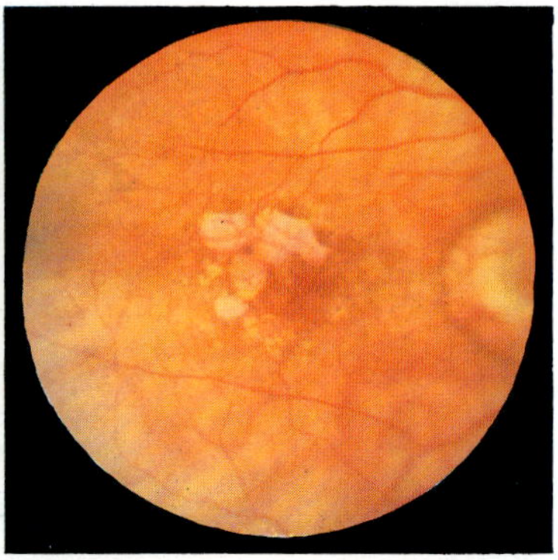

12.9

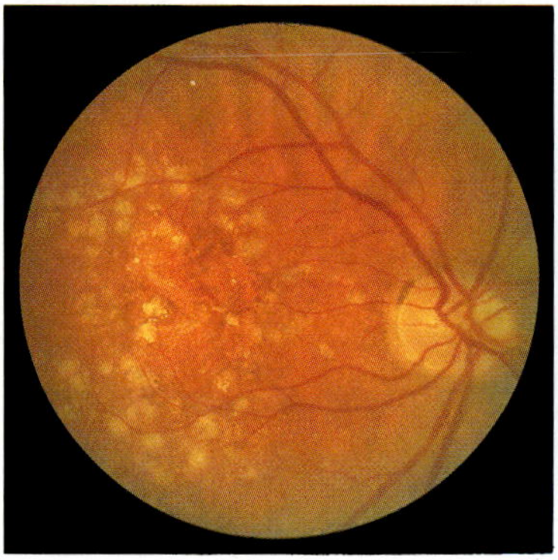

12.10

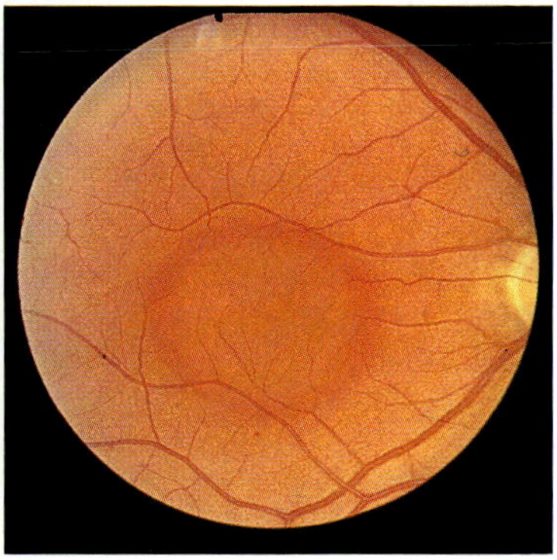

12.11

Abb. 12.**8** Scheibenförmige senile Makuladegeneration (Kuhnt-Junius). Endstadium (Pseudotumor der Makula). Scheibenförmige, dichte, weiße Narbe mit atrophisch eingesunkener Mitte. Ringförmige, unregelmäßige Pigmentaufhellung am Rande. Extreme Verdünnung der makularen Arteriolen und Venolen. Papille senil exkaviert. Sklerose der Netz- und Aderhautgefäße (68 J., ♂).

Abb. 12.**9** Senile Makuladegeneration (trockene Form). In der Netzhautmitte, fleckförmige, z. T. konfluierende, pigmententblößte Areale. Durch Sklerose stark verdünnte Aderhautgefäße ziehen über die freiliegenden Lederhautbezirke hinweg. Senile peripapilläre Atrophie, hochgradige Sklerose der verengten Netzhaut- ebenso wie der Aderhautgefäße (79 J., ♀).

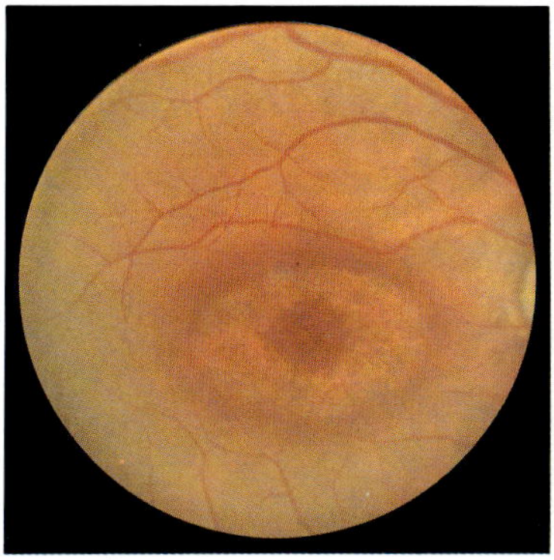

12.12

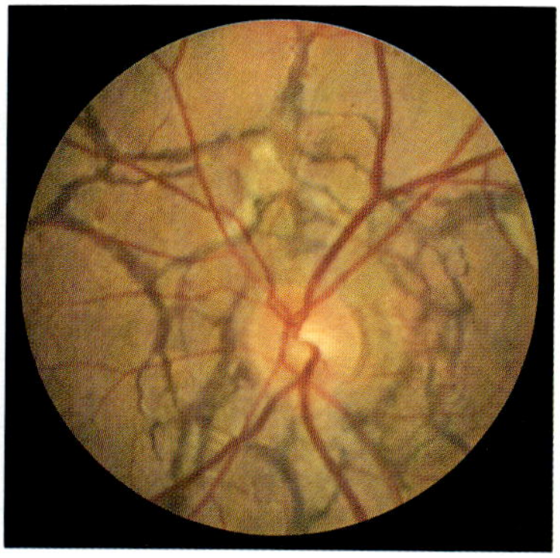

12.13

Abb. 12.**10** Senile Makuladegeneration (trockene Form). In der stellenweise von retinalem Pigment entblößten Netzhautmitte zahlreiche feine, weiße Degenerationsherdchen, stark geschlängelte sklerosierte Aderhautgefäße. In der Umgebung zahlreiche gelb-bräunliche, runde bis ovale Herdchen, über die stark verdünnte Netzhautgefäße hinwegziehen. Schwund der makularen Gefäße. Sklerose der Netz- und Aderhautgefäße (70 J., ♀).

Abb. 12.**11** Retinopathia (Chorioretinitis) centralis serosa. Kugelige Vorwölbung der milchglasartig durchscheinenden Netzhautmitte. Durch Flüssigkeitserguß (Ödem) getrübt. Hochklettern der makularen Gefäße. In der Bildmitte einzelne Präzipitate angedeutet erkennbar. Angiographisch Leckstellen. Metamorphopsie. Transitorische Hyperopie: hier c.c. voller Visus. Rezidivneigung. Vorwiegend bei Männern im mittleren Lebensalter auftretend (34 J., ♂).

Abb. 12.**12** „Schießscheiben"-Makulopathie (bull's-eye disease) beiderseits. Perifovealer Pigmentring, der die Netzhautmitte umschließt. In diesem Bereich Anhäufung feinstverteilter Pigmentkörnchen, in deren Mitte als Kontrast die dunkelrote Färbung des Zentrums der Makula durchscheint. Verdünnte Netzhautarterien. Visus rechts 0,6, links 0,8. ERG regelrecht. Chloroquin-Intoxikation nach 10jähriger Medikation bei chronischer Polyarthritis (35 J., ♀).

Abb. 12.**13** Angioide Netzhautstreifen (angioid streaks) beiderseits. Von einem die Papille konzentrisch umgebenden Ring sternförmig zur Peripherie ausstrahlende, feine und gröbere, an Lacksprünge erinnernde, unregelmäßig verzweigte, braun-rote Streifen mit hellem Randsaum. Die Netzhautgefäße ziehen unbeteiligt über diese Einrisse (Fragmentierung) der Bruchschen Membran hinweg. Frühzeitiger Befall der Makula mit Blutung, Ödem und Sehverlust. Teilsymptom des Pseudoxanthoma elasticum Groenblad-Strandberg (33 J., ♂).

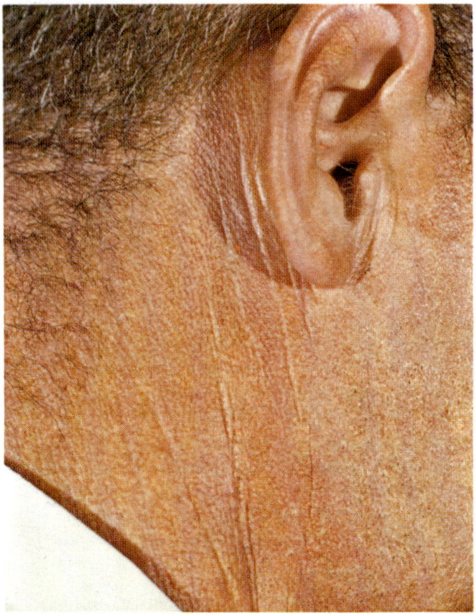

Abb. 12.**14** Pseudoxanthoma elasticum (Darier-Groenblad-Strandberg). Streifenartige Hautveränderungen am Hals (angioid streaks). Grobe Falten und Runzeln der Haut (Elefantenhaut) am Hals und in der Ellenbeuge. Systemerkrankung des elastischen Gewebes von Haut, Schleimhaut und Blutgefäßen. Familiäres Leiden (47 J., ♂).

Abb. 12.**15** Morbus Eales („Periphlebitis retinae"). Hämorrhagische Form nach *Doden*, im blutungsfreien Intervall. Obere Peripherie. Stark erweiterte, eingescheidete Vene: an den Biegungen und Verzweigungsstellen knotige und schleierförmige, hellweiße Auflagerungen (perivaskuläre Infiltration) (19 J., ♀).

Abb. 12.**16** Morbus Eales („Periphlebitis retinae"). Gleiche Patientin. Proliferative Form im blutungsfreien Intervall. Wiederholte Einblutung mit Bildung retinaler und präretinaler hellweißer Strangbildungen. Verziehung und korkenzieherartige, bizarre Schlängelung der Gefäße, zum Teil in den Glaskörper hochgezogen (19 J., ♀).

Abb. 12.**17** Morbus Eales („Periphlebitis retinae", juvenile rezidivierende Glaskkörperblutung). Exsudative Form nach *Doden*. Trübung und Schwellung von Netzhaut und Papille. Korkenzieherartige Schlängelung der eingescheideten Venen. Blutungen und Exsudate entlang und zwischen den Gefäßen. Sternfigur (Retinitis circinata) in der Netzhautmitte (25 J., ♂).

Abb. 12.**18** Retinitis exsudativae externa (Coats). Knaben überwiegen. Meist einseitig. Massige, flächenhafte, weiß-gelbe Lipidexsudation mit einzelnen Aussparungen normal roter Fundusanteile, den ganzen hinteren Pol einnehmend. Aneurysmen, exsudative Netzhautablösung (7 J., ♂).

Abb. 12.**19** Retinoblastom (Glioma retinae). Pilzförmig in den Glaskörperraum vorspringender, großer, weiß-grauer Gliomknoten schläfenwärts. In 25% Doppelseitigkeit! Dominante Vererbung mit unvollständiger Penetranz (6%). Laufende Beobachtung des 2. Auges in Narkose erforderlich (1 J., ♀).

Abb. 12.**20** Tuberöse Hirnsklerose (Morbus Bourneville). Über papillengroße, maulbeerartig-höckerige, weiße, undurchsichtige Geschwulst in der Netzhaut. Phakomatose nach van der Hoeve, die in der Regel das Sehvermögen nicht beeinträchtigt. Der Tumor kommt aus der Nervenfaserschicht der Netzhaut und wächst pilzförmig in den Glaskörper vor. Ein zur Tumorkuppe hochsteigendes Gefäß macht die Prominenz von 3 Dioptrien anschaulich. Autosomal dominante Vererbung (34 J., ♂).

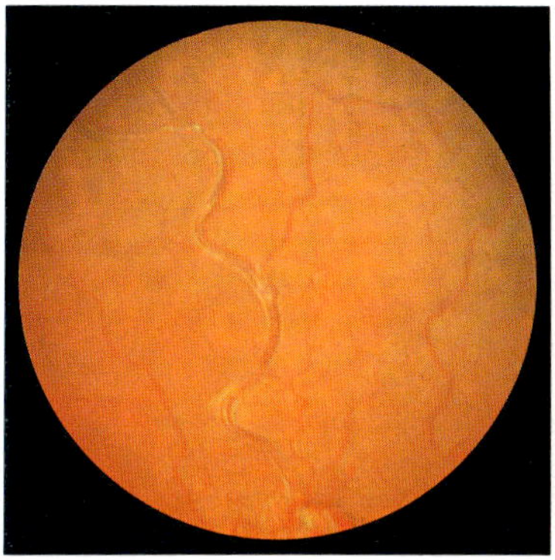

12.15

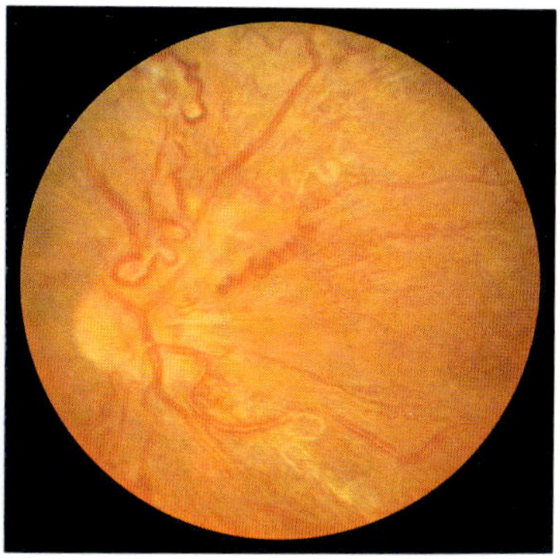

12.16

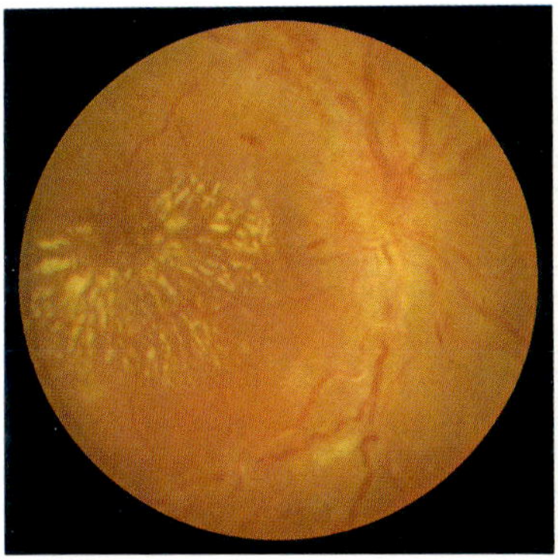

12.17

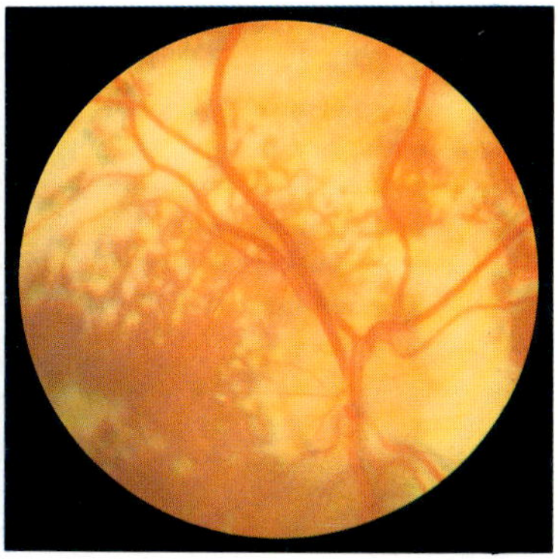

12.18

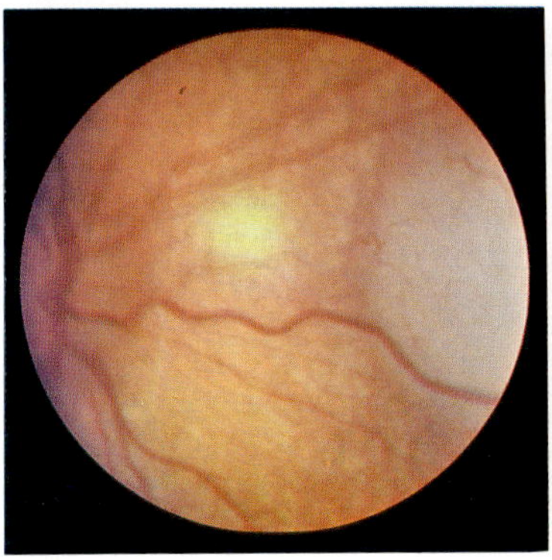

12.19

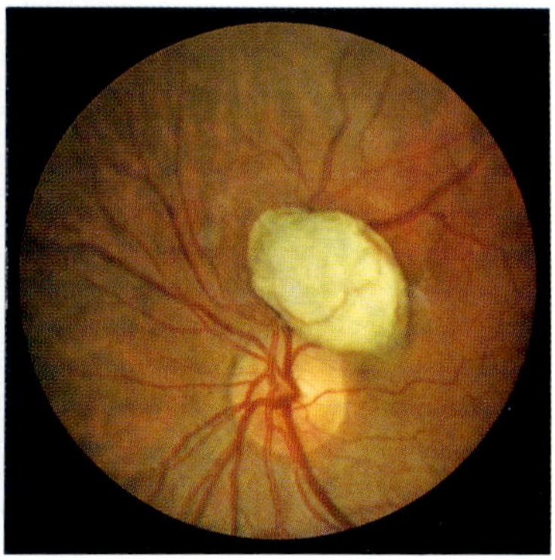

12.20

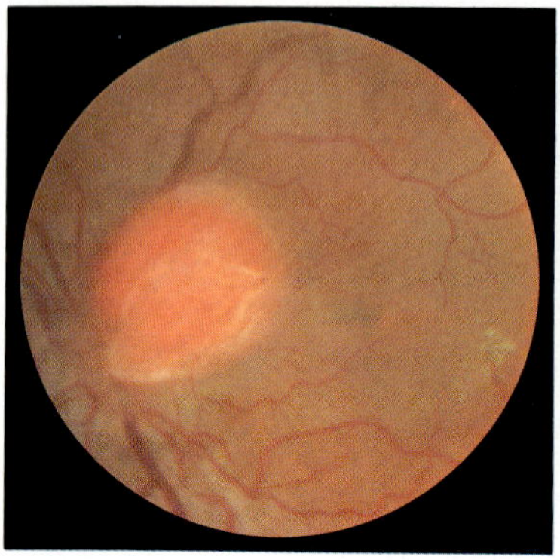

12.21

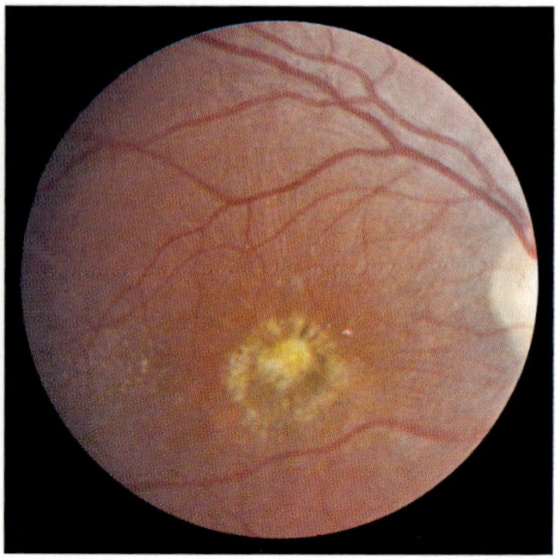

12.22

Abb. 12.**21** Angiomatosis retinae (von Hippel-Lindau). Dunkelrote, kugelige Geschwulst, teilweise die Papille überdeckend. Dilatierte Arterie und erweiterte, gestaute Vene, die als zu- und abführende Gefäße in den Angiomknoten eindringen. Netzhaut in der Umgebung durch Ödem getrübt und in feine, radiär zur Geschwulst verlaufende Falten gelegt. Auf dem Knoten feine, durchsichtige Membran. Familiärerbliche Phakomatose. Angiome auch in Kleinhirn, Pankreas, Ovar (48 J., ♂).

Abb. 12.**22** Vitelliforme Makuladystrophie (Bestsche infantile Makuladegeneration). Narbenstadium: nach Zerfall der Zyste und Resorption des Inhaltes Ausbildung einer strahligen, hellweißen Narbe mit Randpigmentierung. Atrophie des Pigmentepithels der Netz- und Aderhaut. Visus: c.c. 0,1. *Rechter* Fundus des Patienten von Abb. 12.**23**.

Abb. 12.**23** Vitelliforme Makuladystrophie (Bestsche infantile Heredodegeneration) *links*. Zystisches Stadium: in der Makula eidotterähnliche Zyste, deren homogener Inhalt beginnt, sich nach unten abzusetzen. Pseudohypopyon. Visus c.c. 0,8. ERG regelrecht, EOG pathologisch: kein Anstieg bei Helladaptation. Dominante Vererbung. Familiäres Auftreten (11 J., ♂).

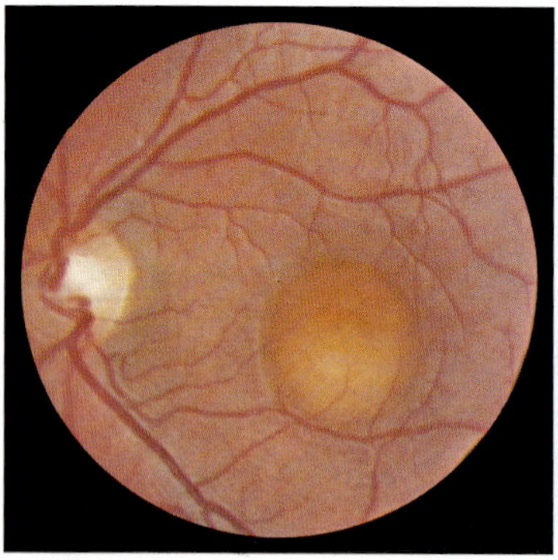

12.23

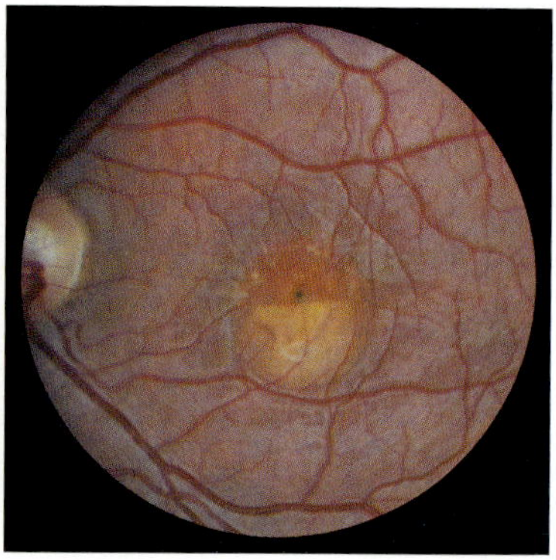

12.24

Juvenile Makuladystrophien

Die folgenden 7 Abbildungen stammen aus der Sammlung von Prof. François. Die verschiedenen Formen der juvenilen Makuladystrophie werden nicht nach dem zeitlichen Auftreten, sondern nach dem morphologischen Sitz unterschieden.

Das vormals von *Best* als infantile Makuladegeneration beschriebene Netzhautleiden ist identisch mit der vitelliformen Makuladegeneration. Es wurde von *François* in den Formenkreis der juvenilen Makuladegeneration. eingereiht. Obwohl es schon beim Neugeborenen auftreten kann, wird es in der Regel erst zwischen 5 und 15 Jahren erkannt.

Von den einzelnen Formen der juvenilen Makuladegeneration werden primär befallen: das Neuroepithel, das Pigmentepithel, die Bruchsche Membran und die Aderhaut.
Allen juvenilen Heredodystrophien der Makula ist gemeinsam, daß sie bilateral symmetrisch sind. Für Diagnose und Differentialdiagnose ist nicht nur das ophthalmoskopische Bild entscheidend, sondern ebenso die Prüfung der Sehfunktion, die Elektroretinographie, die Okulographie sowie die genetische Familienuntersuchung.

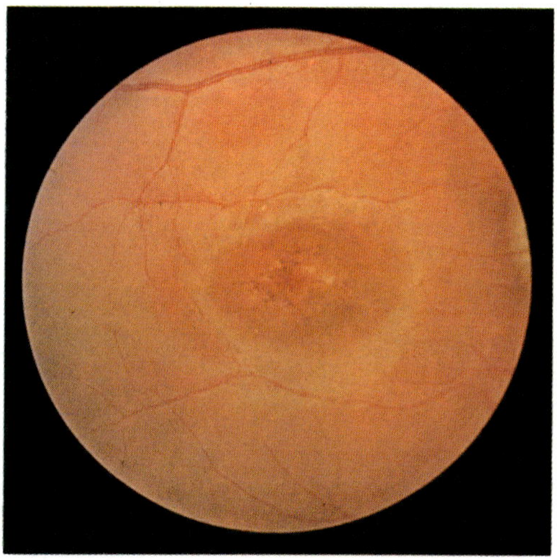

Abb. 12.**25** Juvenile Makuladegeneration (Stargardt). Rezessive seltene dominante Vererbung. Primärer Sitz im Neuroepithel. Beginn mit Verschwinden des Foveareflexes. Gefolgt von makularer Läsion: diffuse Pigmentierung, feinste Streifen, Fältelung, helle bis weiße Flecken, zystoides Ödem.

◂ Abb. 12.**24** Vitelliforme Makuladegeneration (Bestsche infantile Heredodegeneration links) Pseudohypopyon-Stadium: Der Inhalt der Zyste hat sich – 4 Wochen später – als Pseudohypopyon mit horizontaler Spiegelbildung noch deutlicher abgesetzt. Visus 0,6. Gleiches Auge wie Abb. 12.**23**.

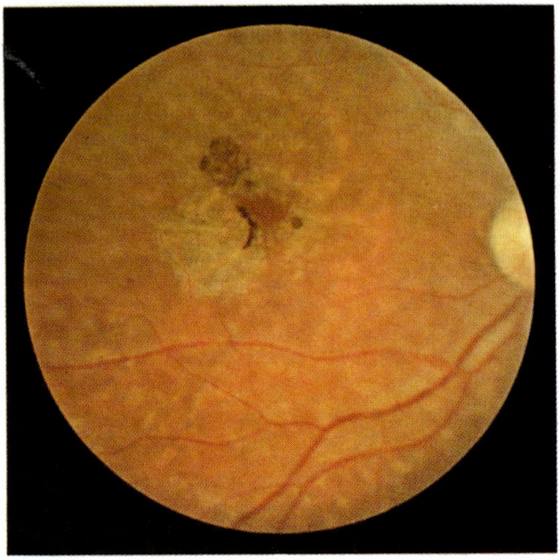

Abb. 12.**26** Fortgeschrittene Stargardt-Krankheit. Zentrale chorioretinale Atrophie. Durch Schwund des Pigmentepithels werden Aderhautgefäße sichtbar. Durch gleichzeitige stellenweise Ballung von Pigment entsteht das Bild der zentralen tapetoretinalen Dystrophie. In der Hälfte der Fälle: perizentrale, tiefgelegene, gelblich-braune, fischförmige Fleckchen (Fundus flavimaculatus).

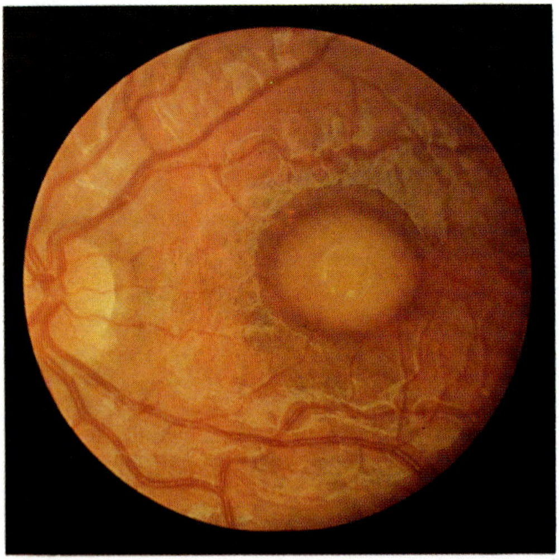

Abb. 12.**27** Vitelliforme Dystrophie der Makula (Bestsche infantile Heredodegeneration). Sitz im Pigmentepithel. Gelb-rötliche, gut begrenzte, homogene und gefäßlose „spiegeleiähnliche Scheibe" in der Makula. Im weiteren Verlauf: Zerfall des Inhaltes der Zyste und Absetzen derselben als „Pseudohypopyon" (vgl. Abb. 12.**23**). Ausbildung einer pigmentierten chorioretinalen Narbe.

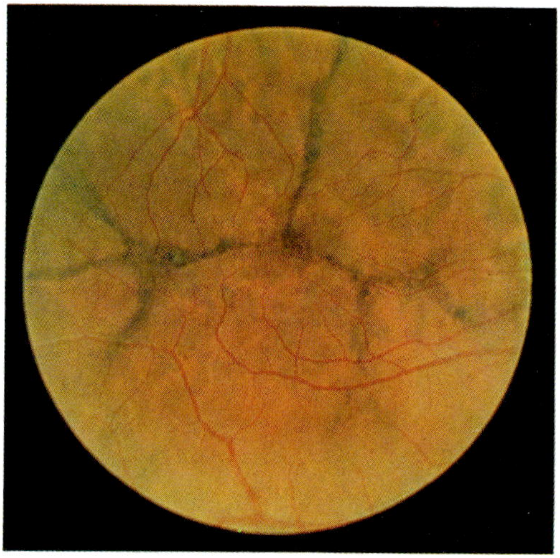

Abb. 12.**28** Schmetterlingsförmige Pigmentdystrophie der Makula. Primärer Sitz im Pigmentepithel. Beiderseits symmetrische Pigmentanhäufung in den tiefen Schichten der zentralen Netzhaut und des Pigmentepithels in Form eines Schmetterlings. Bildung angioider Pseudostreifen am hinteren Pol. Autosomal dominant.

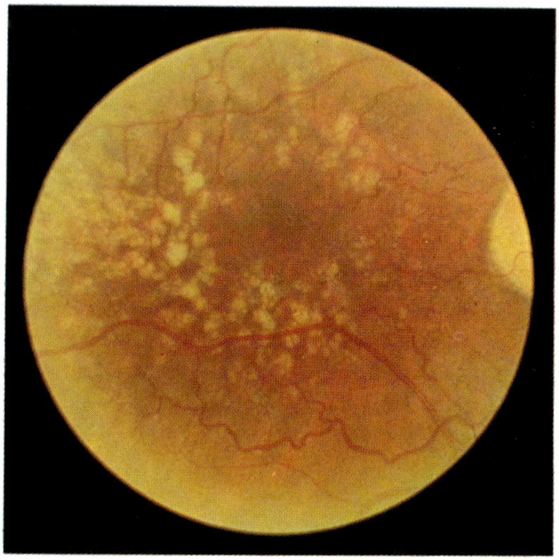

Abb. 12.**29** Drusen der Bruchschen Membran. Hyaline Dystrophie des hinteren Pols. Manchmal degenerativ als Vorstufe der trockenen präsenilen bzw. senilen Makuladegeneration. Manchmal autosomal dominant erblich als Chorioiditis Hutchinson-Tay, als Chorioretinitis Holthouse-Batten, als honigwabenartige Dystrophie nach Doyne oder als Malattia Leventinese. Weiß-gelbliche, rundliche, tiefe Flecken, mosaikartig angeordnet, manchmal konfluierend. Spätere Pigmentierung und Atrophie von Netz- und Aderhaut.

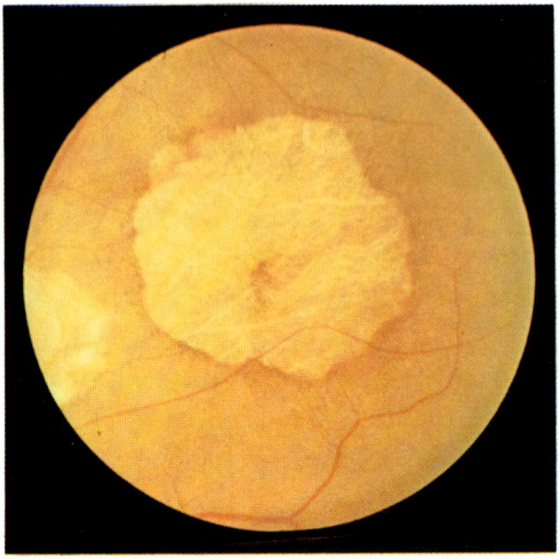

Abb. 12.**30** Zentrale, areoläre Atrophie (Sklerose) der Aderhaut. Beginn im 20.–50. Lebensjahr mit gelblichen Fleckchen und unregelmäßiger Pigmentierung. Später fortschreitende Zerstörung des Pigmentepithels sowie Atrophie der Choriokapillaris und des Neuroepithels. Ausbildung einer gelblich-weißen, ringförmigen Narbenfläche. Autosomal rezessiv, seltener autosomal dominant.

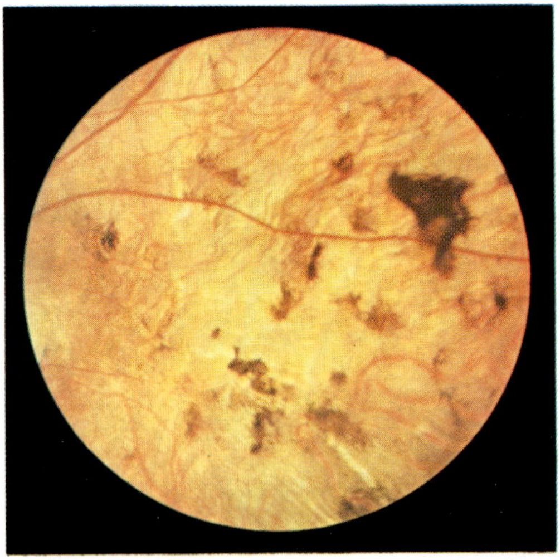

Abb. 12.**31** Pseudoinflammatorische Dystrophie nach Sorsby. Beginn mit Ödem, Blutungen und Exsudaten am hinteren Pol, vor dem 40. Lebensjahr. Abheilung des pseudoinflammatorischen Herdes mit weißlicher chorioretinaler Atrophie und erheblicher Pigmentierung. Durchscheinende Aderhautgefäße. Regelmäßige oder unregelmäßige autosomal dominante Vererbung.

13. Netzhaut: Netzhautablösung

Erstmals mit dem Helmholtzschen Augenspiegel (1850) war es möglich, die parallel aus dem emmetropen Auge austretenden Strahlen einer künstlichen Lichtquelle zu beobachten, d.h., die normalerweise dunkle Pupille aufleuchten zu sehen. Damit war der Weg zur Untersuchung des Augenhintergrundes und zur Aufklärung der zahlreichen in Erkrankungen von Sehnerv und Netzhaut gelegenen Ursachen des – früher so genannten – „schwarzen Stares" gegeben.

Schon früh entdeckte man Netzhautlöcher. Der Streit jedoch, ob diese die Ursache oder die Folge gleichzeitig bestehender Netzhautablösung sind, dauerte über 50 Jahre. Als *Gonin* erstmals 1916 durch gezielte Ignipunktur eines Netzhautrisses die Wiederanlegung gelang, dauerte es noch 10 Jahre, bis seine Methode Anerkennung fand.

Die Einführung des Kontaktglases hat wesentlich dazu beigetragen, kleinere Risse zu entdecken sowie die maßgebliche Rolle des Glaskörpers in der Pathogenese der Netzhautablösung aufzuklären. Auflösung seines Gerüstwerkes und Verflüssigung seines Inhaltes lösen an adhärenten Stellen durch Schleuderbewegung des Glaskörpers Zerrungen der Netzhaut aus. Diese führen an degenerativ veränderten Stellen zum Einriß der Netzhaut.

Die nachstehenden Abbildungen zeigen das Aufleuchten der Pupille durch divergentes Austreten der Lichtstrahlen bei höhergradiger Hyperopie, die hochgradige Verflüssigung des Glaskörpers und – neben Netzhautlöchern (Hufeisenriß, Schlitzforamen) – den ungünstigen Einfluß von Gefäßen, die über den Riß ziehen und beim Einriß durch Blutung in den Glaskörper eine frühe Erkennung der Ablösung verhindern. Zwei der hauptsächlichsten Verfahren zum Lochverschluß und damit zur Wiederanlegung der Netzhaut sind die weltweit erfolgreich geübte Bulbuseindellung durch Plombenaufnähung (Custodis) sowie die Umschnürung oder Cerclage (Arruga) des Augapfels. Diathermie, Kryopexie (Lincoff, Böke) oder Lichtkoagulation (Meyer-Schwickerath) und Laserkoagulation unterstützen den Vernarbungsprozeß.

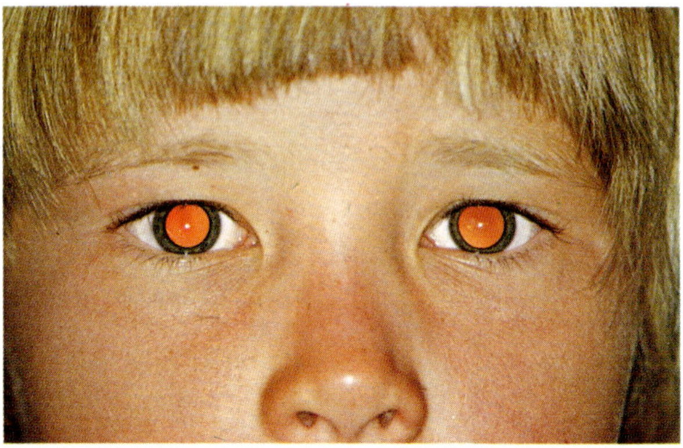

Abb. 13.**1** Pupillenleuchten. Aufleuchten der Pupillen (in Mydriase) durch divergentes Austreten der Lichtstrahlen bei höhergradiger Hyperopie (7 Dioptrien) nach Belichtung mit der Funduskamera (6 J., ♀).

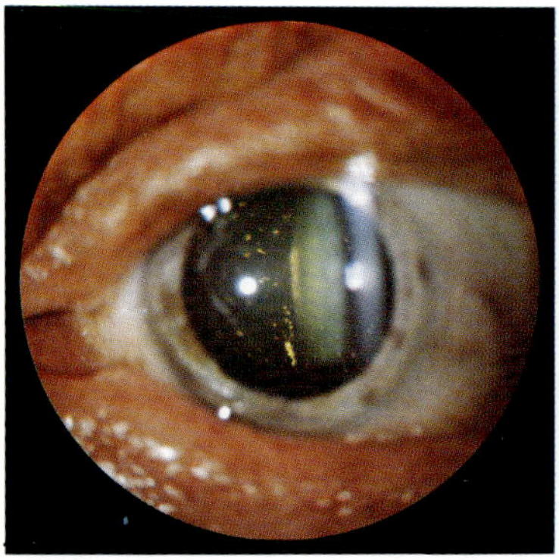

13.2

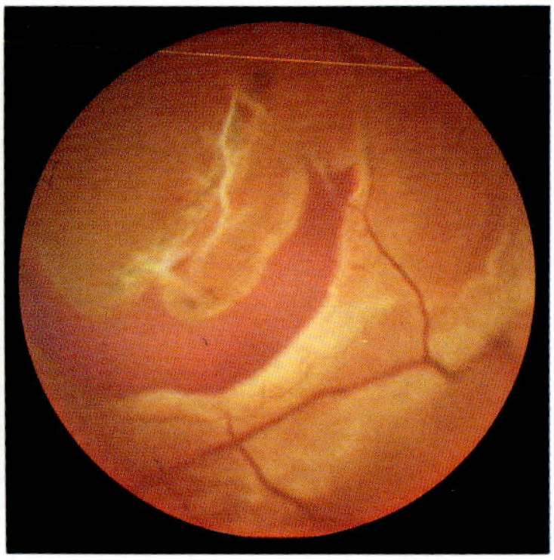

13.3

Abb. 13.**2** Synchisis scintillans. Im Licht der Spaltlampe leuchten goldgelb glitzernde Partikelchen auf, die durch Bewegung des Auges aufgewirbelt, wieder nach unten absinken. Einlagerung von Cholesterinkristallen im degenerativ verflüssigten Glaskörper (74 J., ♂).

Abb. 13.**3** Amotio mit Hufeisenriß. Prominenz + 12 Dioptrien. Im Bilde rechts oben zieht ein Gefäßast frei über den tiefrot aufleuchtenden Rißgrund zum Deckel des Risses, um hier obliteriert zu enden. Auf dem leicht angehobenen Rißdeckel weitere hellweiße obliterierte Gefäße und unvollständige Lochbildungen. Myopie −6 Dioptrien (59 J., ♀).

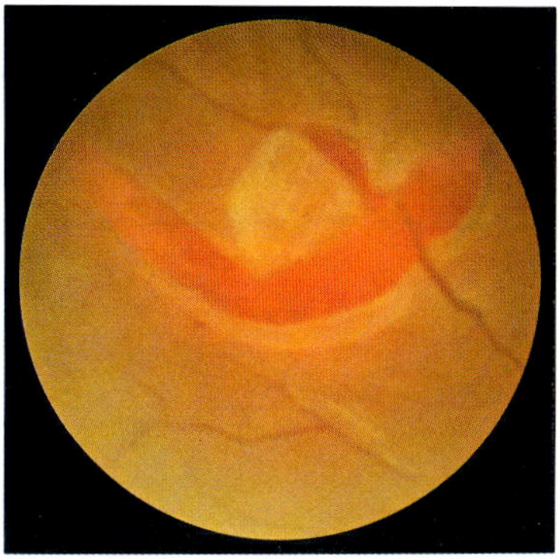

Abb. 13.**4** Amotio mit Hufeisenriß. Hochblasige Ablatio (15 Dioptrien) des myopen Auges. Riß temporal oben bei 11 Uhr im Ansatzbereich des schrägen oberen Augenmuskels (M. obliquus superior). Die Spitze des gespaltenen Deckels ist zur Peripherie hin umgeschlagen und durch adhärente Glaskörperfäden hochgezogen. Rechts davon zieht ein Gefäß über den leuchtend roten Rißgrund zum und durch den Deckel hinweg. Solche frei über den Rißgrund ziehenden Gefäße lösen durch Schleuderbewegung des Glaskörpers mitunter Blutungen aus. Durch die Fehldiagnose ,,Glaskörperblutung" verzögert sich die Aufdeckung der Amotio (50 J., ♂).

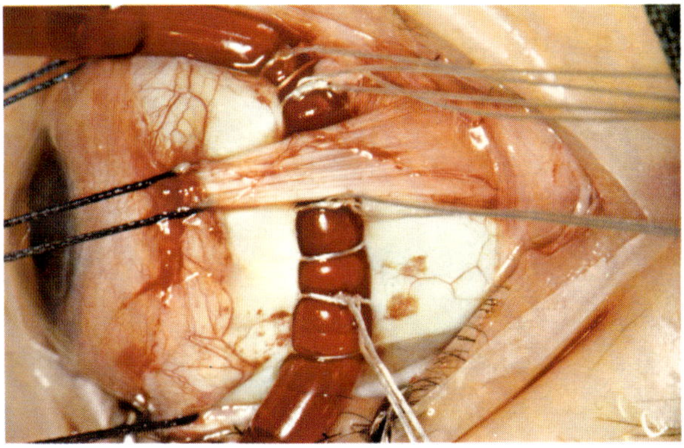

Abb. 13.**5** Polyviolplombe nach Custodis bei Netzhautablösung. Die Polyviolplombe (heute ersetzt durch nichtreizendes Siliconmaterial) ist unter dem M. rectus externus hindurchgeführt und bereits geknüpft. Durch exakte Lokalisation wird eine Eindellung der Lederhaut mit Annäherung der Aderhaut an das abgelöste Netzhautrißgebiet erzeugt. Durch vorausgegangene Kryo- oder Diathermieapplikation des Foramens entsteht eine adhäsive Chorioretinitis, die zum Rißverschluß führt (63 J., ♂).

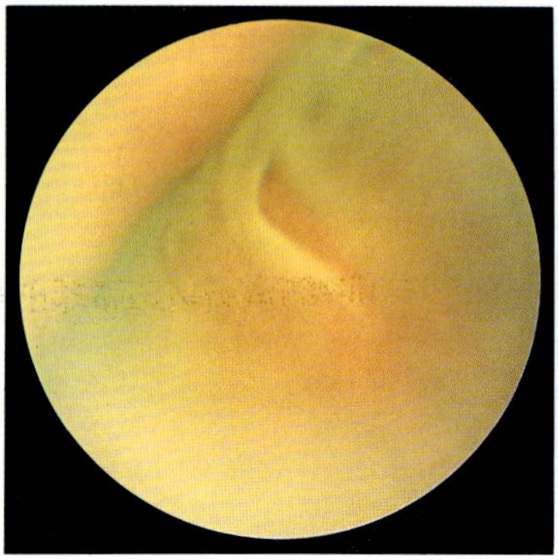

Abb. 13.**6** Zustand 1 Woche nach Netzhautoperation. Schlitzforamen auf dem Wulst der Plombe, deren zentraler Rand deutlich erkennbar ist. Durch Kryoapplikation ist die Netzhaut grau-weiß verfärbt. Die ebenfalls grau-weiß verfärbten Rißränder zeigen deutliche Schrumpfungstendenz. Die Netzhaut liegt jenseits des Wulstes zentral bereits vollständig an (59 J., ♂).

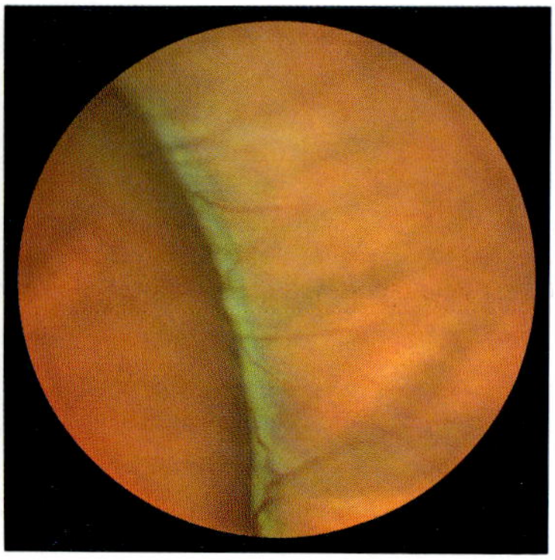

Abb. 13.**7** Cerclage bei Amotio nach Aphakie. Durch Umschnürung und Eindellung des Augapfels mit einem 2-mm-Silastic-Band im Äquatorbereich wurde eine neue Ora geschaffen. Auf dem Photo nicht sichtbare kleine Netzhautforamina liegen peripher vom Cerclage-Wulst wieder auf der Aderhaut und schließen sich narbig durch die unterstützende Kryoapplikation (28 J., ♂).

14. Sehnerv

Der N. opticus ist in die Peripherie vorgeschobene und mit dem Augenspiegel beurteilbare weiße Hirnsubstanz. Diese Tatsache erklärt das Interesse der Neurologen, da bei rund 60% der Hirntumoren ophthalmologische Zeichen die ersten Frühsymptome bilden. Aus diesem Grunde hat der Neurochirurg *Bailey* dem angehenden Arzt empfohlen, er möge sich zu seinem Stethoskop auch einen Augenspiegel beschaffen. Die zerebrale Herkunft des N. opticus hat die Anatomen zur Bezeichnung „fasciculus opticus" veranlaßt. Es ergeben sich daraus weitere Konsequenzen, die seine besondere Vulnerabilität erklären: da die Schwannsche Scheide fehlt, ist nicht nur keine Regeneration möglich, es kommt vielmehr bei Läsionen in seinen verschiedenen Abschnitten sowohl zur absteigenden als auch zur aufsteigenden Atrophie. Infolgedessen sagt die Diagnose „Optikusatrophie" noch nichts über den Sitz der Schädigung aus. Zur Lokalisation sind daher neben der Feststellung ob scharfe oder unscharfe Papillengrenzen vorliegen, weitere Symptome sowie sorgfältige Gesichtsfeldbestimmung durch Kampimetrie und Perimetrie erforderlich.

Als Ursachen einer Atrophie kommen in Frage: Fraktur im Sehnervenkanal, Druckwirkung durch Schädelanomalien, Tumoren im Sellabereich, erhöhter Augeninnendruck (Glaukom), Tabes, Erkrankungen der Netzhaut, Durchblutungsstörungen sowie Entzündungen des Sehnerven (Papillitis).

Die nachstehenden Abbildungen zeigen zunächst als Anomalie markhaltige Nervenfasern und anschließend ätiologisch verschiedene Formen der Optikusatrophie: nach retrobulbärer Neuritis bei multipler Sklerose, nach Schädelbasisbruch, bei chronisch verlaufendem Glaukom (Glaucoma simplex), nach Arterienast- und Zentralarterienverschluß, bei Retinopathia pigmentosa und bei exzessiver Myopie ohne und mit zugehörigen Makulaveränderungen sowie bei Arteriitis temporalis.

Den Abschluß bilden die Drusenpapille, die Papillitis bei Neuritis n. optici, die Stauungspapille beim Hirntumor, die Stauungspapille ex vacuo bei starkem Absinken des Augendruckes unter die physiologische Schwelle und die Pseudostauungspapille beim Vollbild der Retinopathia hypertensiva (angiospastica).

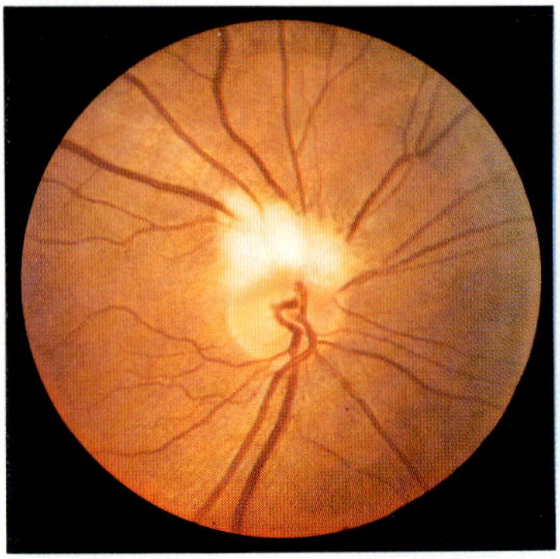

14.1

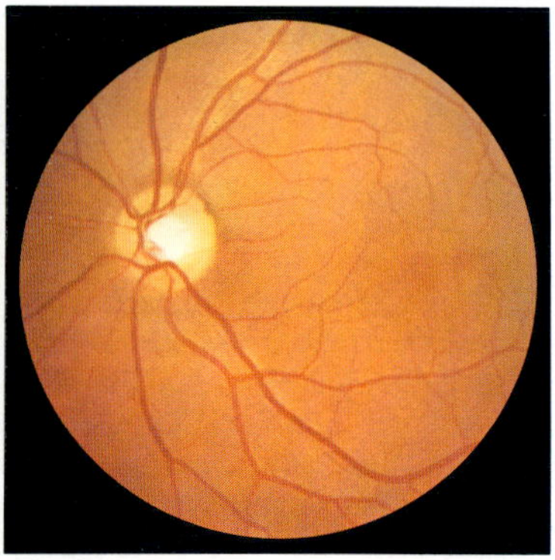

14.2

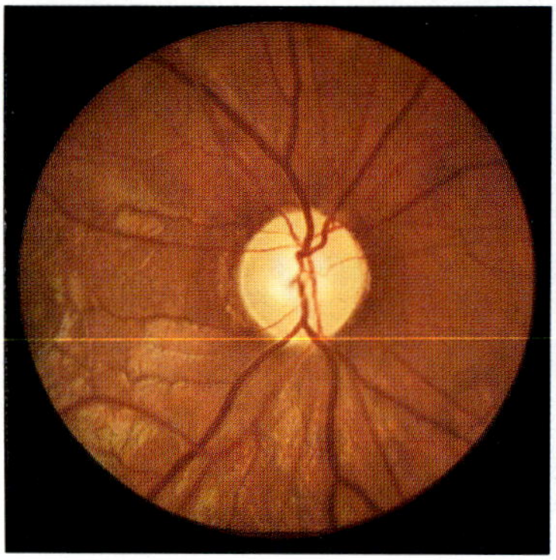

14.3

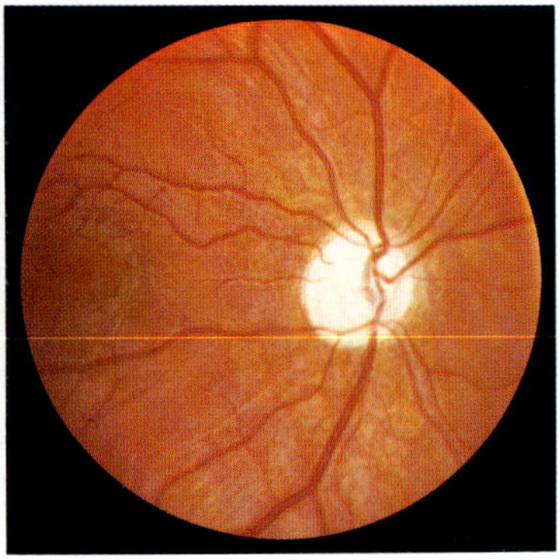

14.4

Abb. 14.**1** Fibrae medullares (markhaltige Nervenfasern). Hellweiße, flammenzungenartig aufgefaserte Nervenfaser-Bündel verdecken den oberen Papillenrand und die angrenzenden Gefäße (43 J., ♂).

Abb. 14.**2** Temporale Papillenatrophie nach retrobulärer Neuritis (2. Rezidiv). Multiple Sklerose. Scharf begrenzte Papille, temporal abgeblaßt. Flache Exkavation durch Atrophie des papillomakularen Bündels und Schwund des Kapillarnetzes auf der Papille (45 J., ♀).

Abb. 14.**3** Atrophia n. optici (Optikusatrophie nach retrobulbärer Querschnittsneuritis). Multiple Sklerose. Papille gelblich-weiß, scharf begrenzt und durch Gewebsschwund leicht unter das Netzhautniveau zurückgesunken. Tüpfelung der Lamina cribrosa deutlich erkennbar. Netzhautarterien verdünnt. Schwund des Kapillarnetzes auf der Papille (23 J., ♂).

Abb. 14.**4** Atrophia n. optici totalis (nach Schädelbasisbruch). Porzellanweiße Farbe der scharf begrenzten, durch Gewebsschwund etwas unter das Netzhautniveau zurückgesunkenen Papille. Starke Verdünnung der Netzhautgefäße, vor allem im Gefäßtrichter und auf der Papille (8 J., ♂).

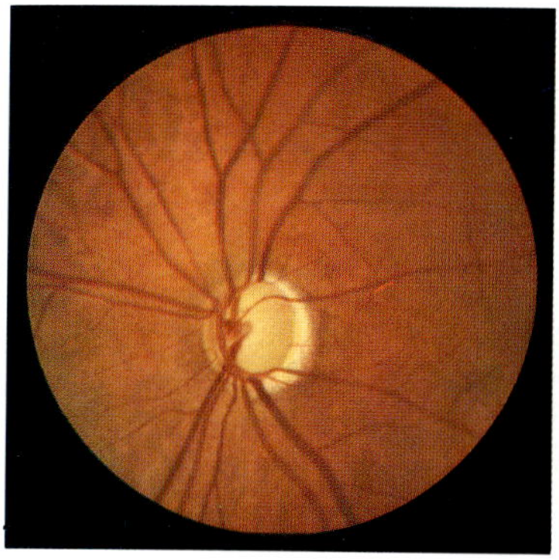

14.5

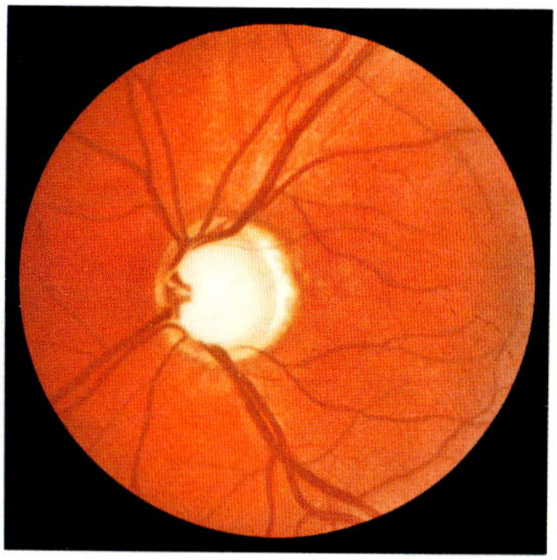

14.6

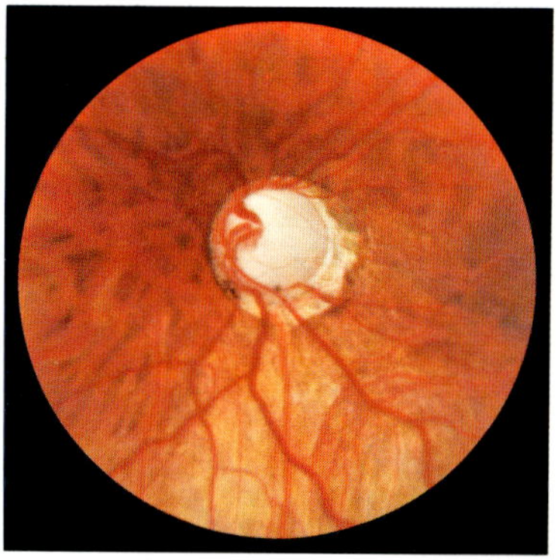

14.7

Abb. 14.**5** Glaukomatöse Optikusatrophie bei Glaucoma simplex. Die Papille ist bis auf einen schmalen nasalen, vom Gefäßstamm offenbar noch geschützten Saum blaß, atrophisch und schüsselförmig ausgehöhlt. Die Tüpfelung der Lamina cribrosa ist deutlich erkennbar. Gefäßstamm zum nasalen Papillenrand hin verlagert. Gefäße bajonettförmig am Rand der allseits kesselförmig erweiterten Papille abgeknickt. Schwund des Kapillarnetzes. Halo glaucomatosus. Visus 5/5, röhrenförmiges Gesichtsfeld (61 J., ♂).

Abb. 14.**6** Glaukomatöse Optikusatrophie bei Glaucoma simplex (Glaucoma fere absolutum). Papille porzellanweiß, schüsselförmig vertieft und ausgehöhlt. Bei Fokussierung des Lichtbüschels, Tüpfelung der Lamina cribrosa sichtbar. Gefäßstamm völlig nasal verdrängt. Gefäße bajonettförmig am Rande abgeknickt. Schwund des Kapillarnetzes. Ringförmige Aderhautatrophie am Skleralrand (Halo glaucomatosus). Visus: Lichtschein. Temporaler Gesichtsfeldrest (47 J., ♂).

Abb. 14.**7** Glaukomatöse Optikusatrophie (beiderseits). Juveniles Glaukom bei kongenitaler Rieger-Anomalie (Dysgenesis mesodermalis corneae et iridis, d. h. Kombination von Embryotoxon mit Adhäsionen an die Iris). Tiefe, schüsselförmige Exkavation. Nur noch nasal schmaler Papillengewebsstreifen erhalten. Halo glaucomatosus, der temporal unten in den Conus myopicus übergeht (17 J., ♀).

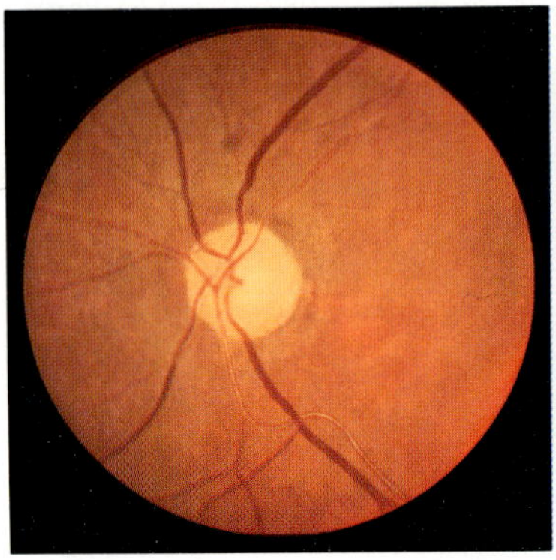

14.8

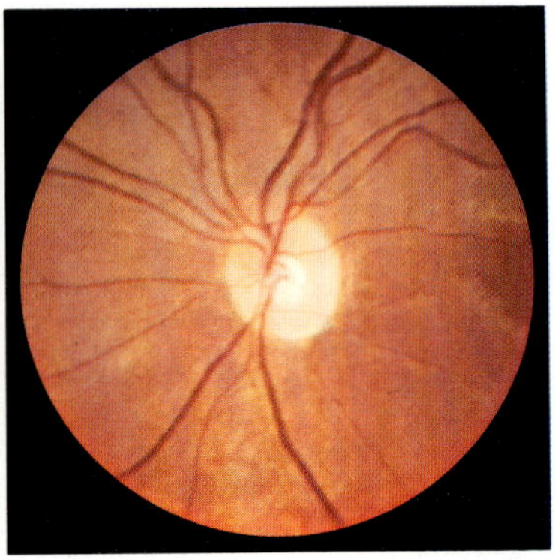

14.9

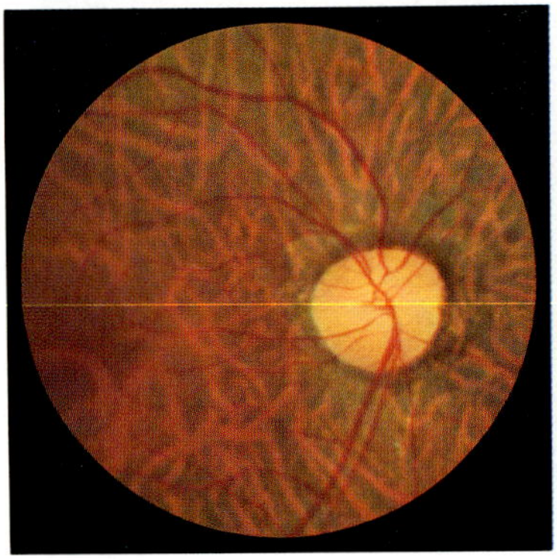

14.10

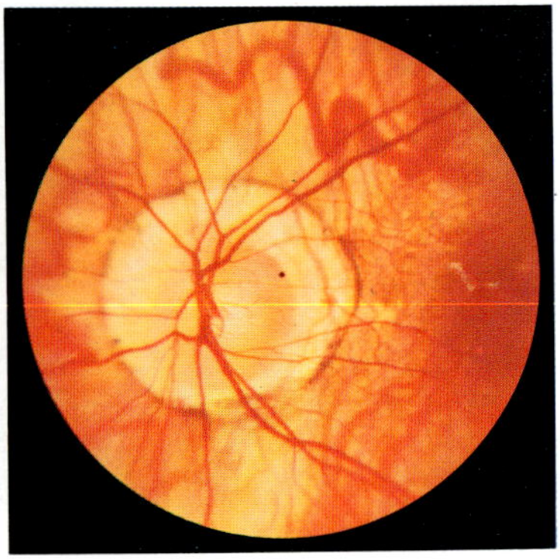

14.11

Abb. 14.**8** Atrophia n. optici. Retinale Atrophie nach Zentralarterienverschluß. Die unscharf begrenzte, von einem feinen Pigmentsaum umgebene Papille ist blaß-atrophisch. Die vom Gefäßtrichter abgehenden Arterien sind verdünnt, eingescheidet und zeigen Kaliberschwankungen. Omegateilung, peitschenschnurartige Schlängelung und Kupferdrahtreflex der A. temporalis inferior. Hypertonie 180/100 mmHg (59 J., ♀).

Abb. 14.**9** Atrophia n. optici. Retinale Atrophie nach Arterienastverschluß. Die noch leicht unscharf begrenzte Papille ist bis auf einen nasal-oberen Abschnitt blaß-atrophisch und leicht unter das Netzhautniveau zurückgesunken. Die vor 8 Monaten sich plötzlich verschließende A. temporalis inferior ist mit ihren beiden sich auf der Papille teilenden Ästen eben noch als feiner, dünner Faden erkennbar. Die zur Netzhautmitte ziehende Arteriole ist verschlossen. Vgl. Abb. 9.**3** (24 J., ♀).

Abb. 14.**10** Atrophia n. optici. Retinale Atrophie bei Retinopathia pigmentosa (Dystrophia retinae pigmentosa). Die wachsgelb verfärbte Papille ist durch hauchiges ischämisches Ödem in ihrer Durchsichtigkeit getrübt, unscharf begrenzt und von einem aufgelockerten Pigmentring umgeben. Netzhautgefäße im ganzen verdünnt. Pigment-

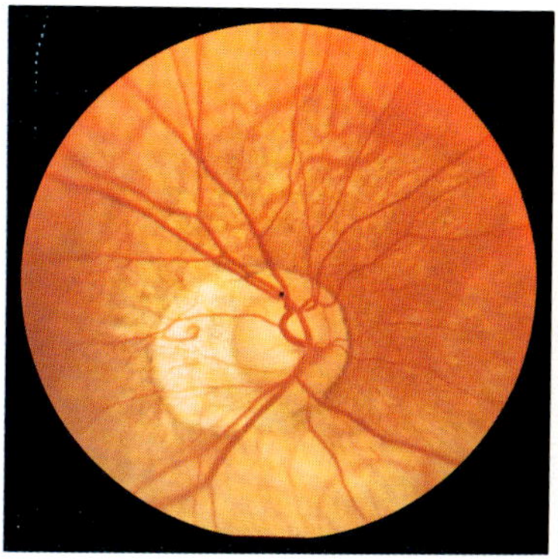

14.12

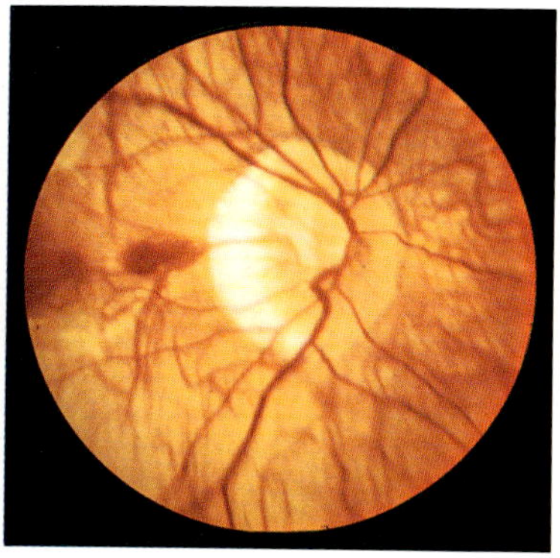

14.13

epithel so stark rarefiziert, daß die hochgradig sklerosierten Aderhautgefäße deutlich sichtbar werden. Gleicher Patient wie in Abb. 12.**6** (42 J., ♂).

Abb. 14.**11** Atrophia n. optici. Retinale Atrophie bei exzessiver Myopie (−26 dpt). Durch fortschreitenden Schwund des Kapillarnetzes blasse, flach exkavierte atrophische Papille. Großer, zirkulärer aderhautatrophischer Ring (Conus myopicus). Stark verdünnte und gestreckt verlaufende Netzhautgefäße. Rarefikation des Pigmentepithels. Sichtbares Aderhautgefäßnetz. Lacksprünge in der Makula (33 J., ♀).

Abb. 14.**12** Exzessive Myopie. Vorwiegend temporal ausladender, stufenförmiger Conus myopicus. Papille blaß, schläfenwärts flach exkaviert. Temporaler Papillenrand scharf hervortretend, mit deutlicher Abknickung der bei 11 Uhr über den Papillenrand ziehenden makularen Venole und schwächerer Abknickung der Arteriole bei 8 Uhr. Verdacht auf zeitweise erhöhten intraokularen Druck. Tagesdruckkurve: Intervall beachten. Pilocarpinprobe. Verdünnung der Netzhautgefäße. Rarefikation des Pigmentepithels. Sichtbarwerden der Aderhautgefäße (20 J., ♀).

Abb. 14.**13** Fuchs-Fleck (Frühstadium) bei exzessiver Myopie (−20 Dioptrien). Zirkumpapillärer, nach temporal erweiterter Konus. Blasse Papille. Bei 9 Uhr papillennahe, spindelförmige Blutung, die ebenso wie die flächenhafte im Makulagebiet aus den Aderhautgefäßen stammt. Verdünnung der Netzhautgefäße. Rarefikation des Pigmentepithels. Sichtbare Aderhautgefäße (25 J., ♂).

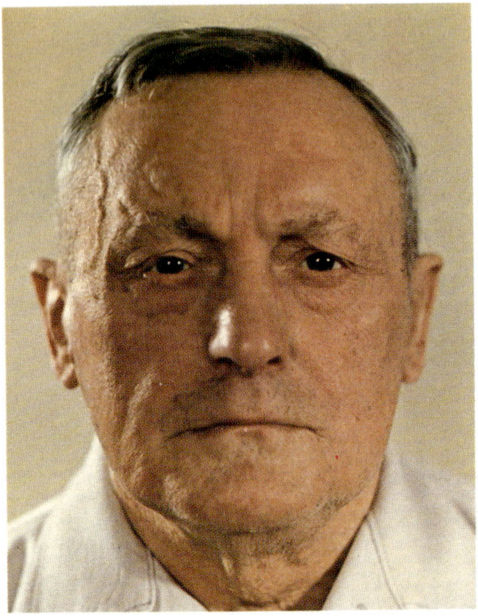

Abb. 14.**14** Arteriitis temporalis (Kopfbild). Die rechte Schläfe ist von einem derben, auf Druck schmerzhaften, pulslosen Strang durchzogen. Histologischer Befund: Riesenzellenarteriitis. RR 170/105 mmHg BSG 38/94 (75 J., ♂).

Abb. 14.**15** Arteriitis temporalis. Ischämisches Ödem der blaßgelben, unscharf begrenzten Papille (gleicher Patient wie in Abb. 14.**14**.) Hochgradige Sklerose der Arterien, Verdünnung und Kaliberschwankungen. Die untere temporale Arterie ist von der Papille weg abschnittsweise fadendünn. Plötzlicher Sehverlust (75 J., ♂).

Abb. 14.**16** Drusenpapille (beiderseits). Papille unregelmäßig längsoval. Im hauchig ödematösen Papillengewebe stark lichtbrechende, gelblich-weiße Kügelchen („hyaline bodies") von sagokornartigem Aussehen. Voller Visus. Ursache: gestörte Gefäßpermeabilität, z.B. bei Retinitis pigmentosa, Stauungspapille, Neuritis n. optici. Hier: familiäres Auftreten (13 J., ♀).

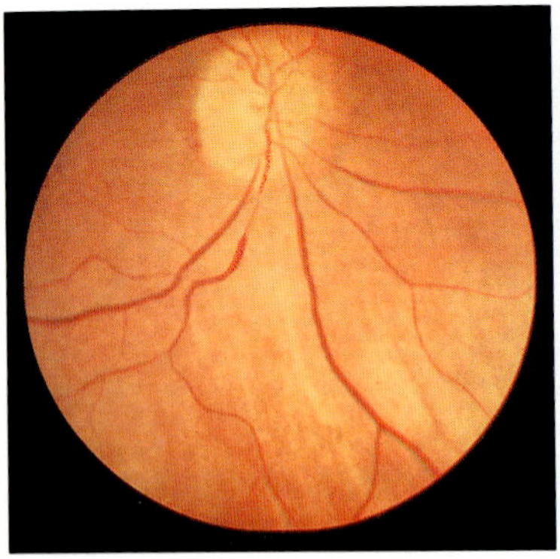

14.15

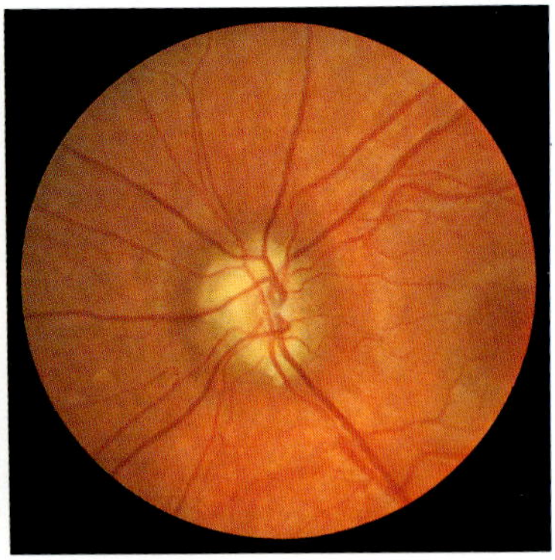

14.16

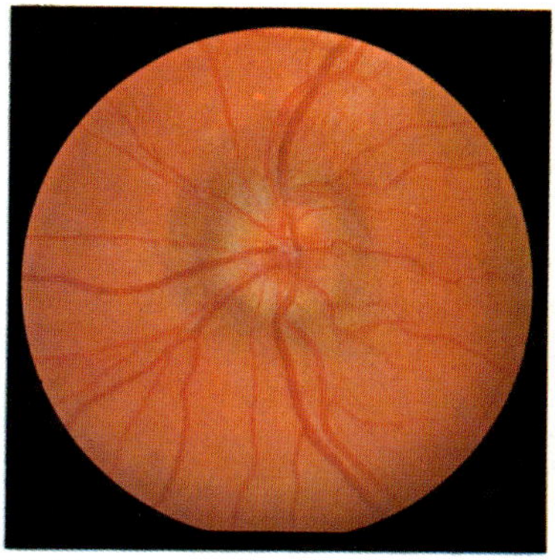

14.17

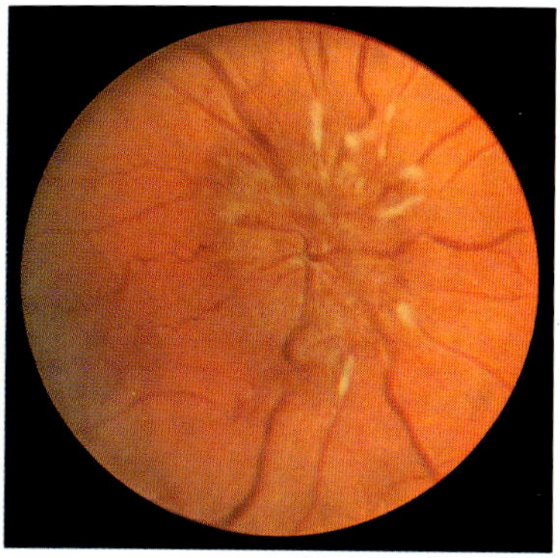

14.18

Abb. 14.**17** Neuritis n. optici (Papillitis). Hyperämie und ödematöse Schwellung der im ganzen gering vergrößerten Papille. Papillengrenzen unscharf-verwaschen. Gefäßtrichter durch Exsudat ausgefüllt. Prominenz 1,5 Dioptrien. Visus 0,1 (22 J., ♀).

Abb. 14.**18** Stauungspapille (Vollbild) bei Tumor cerebri (Kleinhirnbrückenwinkel). Hochgradige Schwellung (4 dpt) der grau-rot verfärbten Papille, die auf das Doppelte verbreitert ist. Stauungshyperämie. Strichförmige Blutungen. Weiße ,,cytoid" Körperchen am Papillenrand. Abknicken der gestauten Venen beim Übergang in die Netzhaut. Gefäßtrichter verschlossen. Vergrößerter blinder Fleck. Voller Visus (38 J., ♂).

Abb. 14.**19** Stauungspapille ex vacuo. 3 dpt Prominenz der Papille, die ödematös verbreitert ist. Glaucoma simplex, mit überschießender operativer Drucksenkung auf 6 mmHg. Rückbildung nach Anstieg des intraokularen Druckes auf 15 mmHg (33 J., ♂).

Abb. 14.**20** Stauungspapille bei Retinopathia hypertensiva (angiospastica). Ischämisches Ödem der 2 dpt prominenten Papille. Im Gefäßtrichter Stauungsblutungen. Arterien fadendünn, z. T. im Ödem der umgebenden Netzhaut verschwindend. Venen gestaut. Weiße ,,Cotton-wool"-Herdchen und streifige Blutungen am verwaschenen Papillenrand. Chronische Glomerulonephritis. RR 220/140 (45 J., ♂).

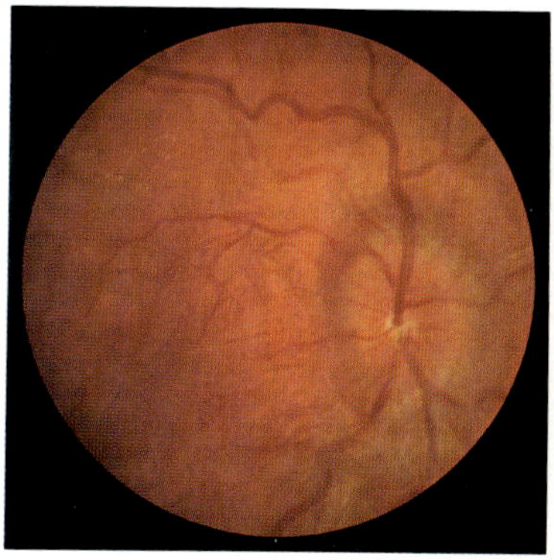

14.19

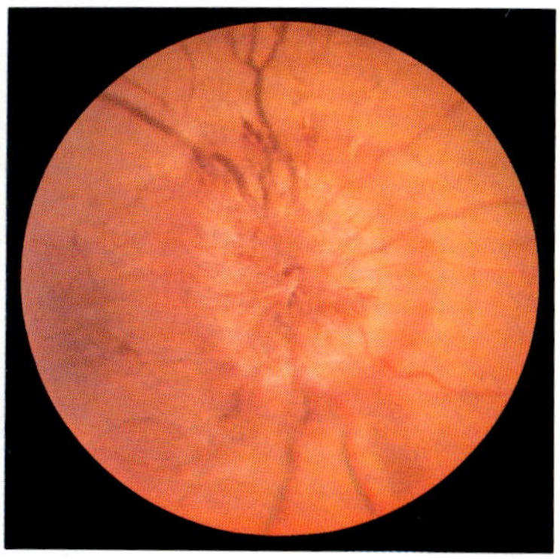

14.20

15. Augenhöhle

Die Augenhöhle ist ein nach vorne offener Trichter. Durch ihren Inhalt, d.h. durch Augapfel, Sehnerv, Augenmuskeln – einschließlich des glatten M. orbitalis, der den Boden der Orbita überzieht –, durch Gefäße und Nerven sowie fetthaltiges Bindegewebe ist die Augenhöhle gleichmäßig ausgefüllt. Jede Verengung ihrer knöchernen Wand oder Zunahme ihres Inhaltes drängt den Augapfel unter Erweiterung der Lidspalte nach vorne. Geringe Vordrängung führt zur Protrusio bulbi, stärkere zum Exophthalmus. Beispiele: Turmschädel, endokrine Orbitopathie, Tumoren. Ein Enophthalmus entsteht durch Verringerung des Inhaltes, z.B. durch Schwund des orbitalen Fettgewebes im Alter oder durch Bruch des Orbitalbodens mit Einklemmung von Muskel- und Fettgewebe, das röntgenologisch sich wie ein hängender Tropfen in der Kieferhöhle darstellt. Weitere Entstehungsursachen des Enophthalmus sind: Lähmung des glatten Müllerschen Orbitalmuskels beim Hornersyndrom, Mikrophthalmus oder Phthisis bulbi.

Das überwiegende Leitsymptom von Erkrankungen der Orbita ist der Exophthalmus ohne oder mit Störung der Beweglichkeit des Augapfels, wobei letztere sich in Doppelbildern äußert. Neben angeborenen Schädelfehlbildungen durch Ossifikationsstörung (Turrizephalus, Dysostosis craniofacialis [Crouzon], Dysostosis mandibulofacialis [Franceschetti)] können Zirkulationsstörungen (Varizenbildungen, Morbus Osler) einen intermittierenden sowie Läsionen der A. carotis interna (Karotisfistel) einen pulsierenden Exophthalmus hervorrufen. Ein- oder auch doppelseitige Vortreibung des Augapfels wird ausgelöst durch Sinus-cavernosus-Thrombose, intraorbitale Blutungen nach Traumen, Hämophilie, Skorbut, Gefäßwanderkrankungen (Arteriosklerose), entzündliche Erkrankungen der Orbita (Orbitalphlegmone, subperiostaler Abszess, Tenonitis, Myositis), Pseudotumoren und Tumoren (u.a. Dermoidzysten, Hämangiome, Fibrome, Meningiome, Sarkome, Gliome, Geschwülste der Nebenhöhlen, metastatische Geschwülste) sowie endokrinen Exophthalmus, der bei fehlendem Lidschluß maligne entarten kann.

Die nachstehenden Abbildungen zeigen die verschiedenen Verlaufsformen des endokrinen Exophthalmus, der in die maligne Form übergehen kann, sowie das extrem bösartige Krankheitsbild des Rhabdomyosarkoms im späten Kindesalter.

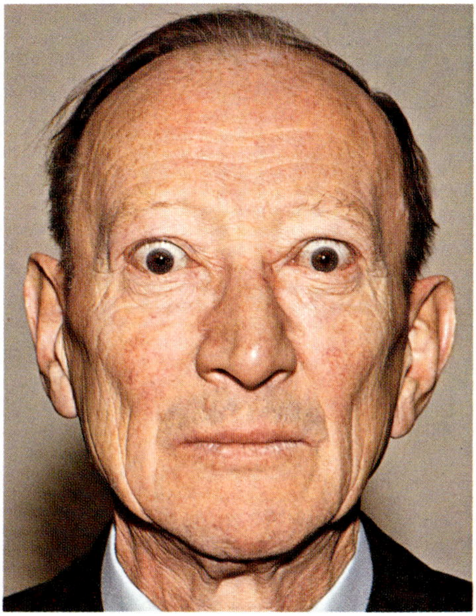

Abb. 15.**1** Endokriner Exophthalmus (Vollbild). Starrer Blick, seltener Lidschlag (Stellwag). Klaffende Lidspalte mit Sichtbarwerden der Lederhaut durch Retraktion des Oberlides (Dalrymple). Zurückbleiben des Oberlides bei Blicksenkung (von Graefe). Vortreibung der Augäpfel. Mangelnde Konvergenz (Möbius). Exophthalmometerwerte nach Hertel 22/100/22 mm. Einschränkung der Blickbewegung nach oben (69 J., ♂).

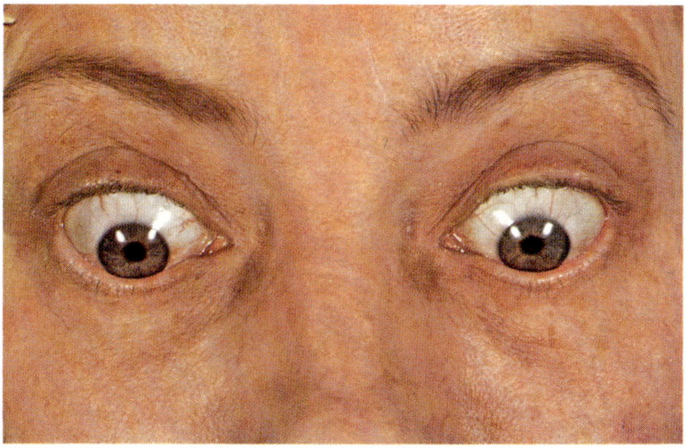

Abb. 15.**2** Endokriner Exophthalmus (Frühstadium), Klassisches Graefe-Zeichen: Zurückbleiben der Oberlider beim Blick nach abwärts. Vortreibung des Augapfels rechts stärker als links. Konvergenzschwäche bei Naheinstellung (Möbius). Sichtbarwerden der Lederhaut am oberen Hornhautrand (Dalrymple). Verstärkter Glanz der Bindehaut (45 J., ♀).

Abb. 15.**3** Endokriner Exophthalmus. Übergang zur malignen Form. Kennzeichen: Klaffende Lidspalte mit Retraktion des Oberlides (Dalrymple) und Lidödem (rechts stärker als links). Konjunktivaler Reizzustand (kongestive Hyperämie). Seltener Lidschlag, dadurch zu geringe Befeuchtung der Hornhaut. Unvollständiger Lidschluß im Schlaf. Austrocknungsgefahr der Hornhaut. Rechtsseitige Heberparese (39 J., ♂). ►

Abb. 15.**4** Rhabdomyosarkom der Orbita. Häufigster primär maligner Tumor im Kindesalter. Einseitiger Exophthalmus: starke Vortreibung des linken Augapfels nach außen unten durch den rasch wachsenden Tumor. Einschränkung der Bewegung nach allen Richtungen. Doppelbilder. Stauungspapille. Histologisch: Rhabdomyosarkom (13 J., ♂). ►

Abb. 15.**5** Angiosarkom der rechten Orbita. Histologisch gesichertes, nach außen durchgebrochenes Angiosarkom der rechten Orbita. Therapie: Exenteration und Nachbestrahlung (35 J., ♀). ►

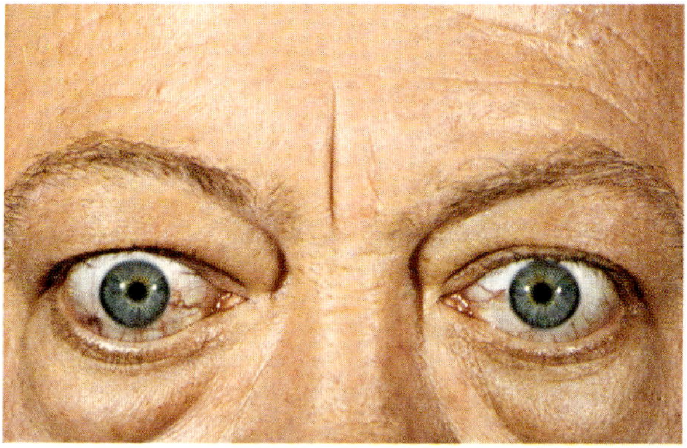

15.3

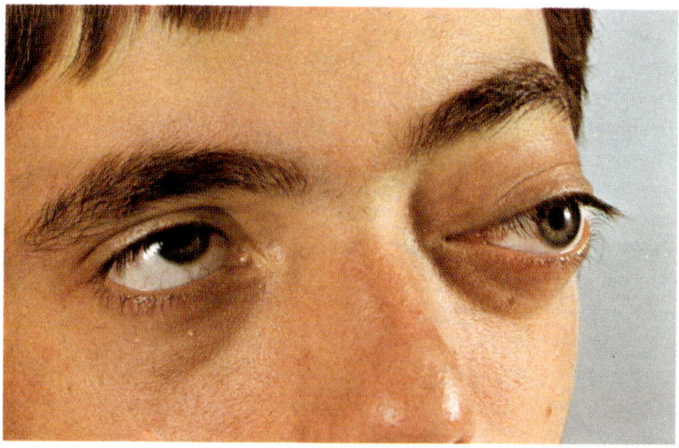

15.4

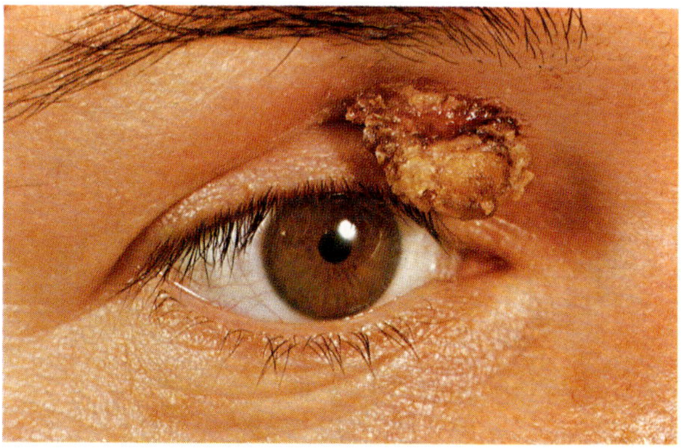

15.5

16. Schielen

Jedes Kind wird als potentieller Schieler geboren. Die ersten Lebensjahre vergehen, bis sich der in Mittelhirn und Brücke gelegene okulomotorische Zentralapparat (Doden) einschließlich der höheren optischen Zentren so weit stabilisiert hat, daß im Alter von 5 Jahren der binokulare Sehakt als gesichert gelten kann. Bis dahin besteht immer noch durch mancherlei sensorische, motorische und zentrale Hindernisse die Möglichkeit, daß eines oder beide Augen in Schielstellung abweichen. Innenschielen tritt in der Regel wesentlich frühzeitiger auf als Außenschielen. Zu 60% tritt Schielen vor Abschluß des 2. und zu 40% des 6. Lebensjahres auf. Hauptursachen sind: Vererbung (60%), Refraktionsanomalien (Hypermetropie, Anisometropie), angeborene oder durch Infektionskrankheiten (Masern, Keuchhusten, Scharlach) ausgelöste Fusionsschwäche, Geburtstraumen (Blutung in das Augenmuskelkerngebiet oder in die Makulagegend, Asphyxie), angeborene organische Fehlbildungen (Medien, Netzhaut), Muskelanomalien sowie zentralnervöse Faktoren im Wechselspiel von Sensorik und Motorik.

Die entscheidende Aufgabe des Augenarztes in den ersten zwei Lebensjahren besteht darin, die Anpassungsvorgänge (Adaptationssyndrome), die sich im Anschluß an die Schielstellung zur Ausschaltung der Doppelbilder entwickeln, zu behandeln. Es handelt sich um die Amblyopie und um die anomale Korrespondenz, wobei die zuerst Genannte sowohl durch Okklusion als auch durch Penalisation die weitaus bessere Prognose hat. In Übereinstimmung mit *Lyle* halten auch wir bei gegebenen klinischen Voraussetzungen die Frühoperation ab dem 2. Lebensjahr, d.h. die operative Geradestellung der Blicklinien beider Augen, für eine wesentliche therapeutische Maßnahme.

Die nachstehenden Bilder zeigen prä- und postoperative Beispiele von Innen- und Auswärtsschielen. Von den zahlreichen Operationsverfahren beim Konvergenzschielen (Vor-/Rücklagerung, Fadenoperation u.a.) bevorzugten wir die Sehnenverlängerung (*Hollwich, F., W. Krebs:* Erfahrungen mit der Sehnenverlängerung nach Gonin. Klin. Mbl. Augenheilk. 92 [1974] 309), beim Divergenzschielen den „Crosscord". Den Abschluß bildet die Darstellung des „okularen Schiefhalses" durch die kongenitale Parese des M. obliquus superior, die sich erfahrungsgemäß überwiegend erst nach dem 2. Lebensjahr manifestiert, nämlich dann, wenn im Zuge des Aufbaues des binokularen Sehaktes Doppelbilder auftreten.

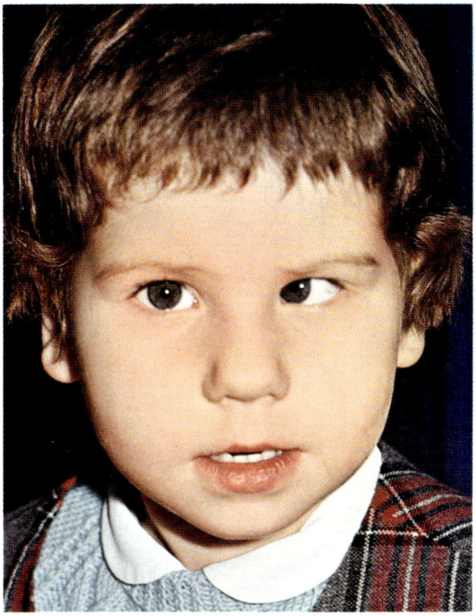

Abb. 16.**1** Strabismus convergens unilateralis links. Schielbeginn 1. Lebensjahr. Linksseitige hochgradige Schielamblyopie bei exzentrischer Fixation. Schielwinkel 40°. Beachte: Abwehrversuch beim Abdecken des sehtüchtigen rechten Auges. Visus weniger als 0,1 (2 J., ♀).

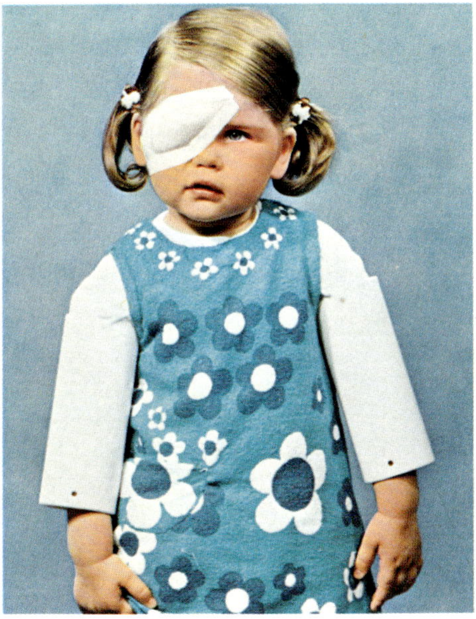

Abb. 16.**2** Strabismus convergens unilateralis. Schielbeginn 1. Lebensjahr. Faziale Okklusion des sehtüchtigen Auges. Kompensatorische Kopfdrehung zur Erleichterung der parafovealen Fixation des amblyopen Auges. Armmanschetten (2 J., ♀).

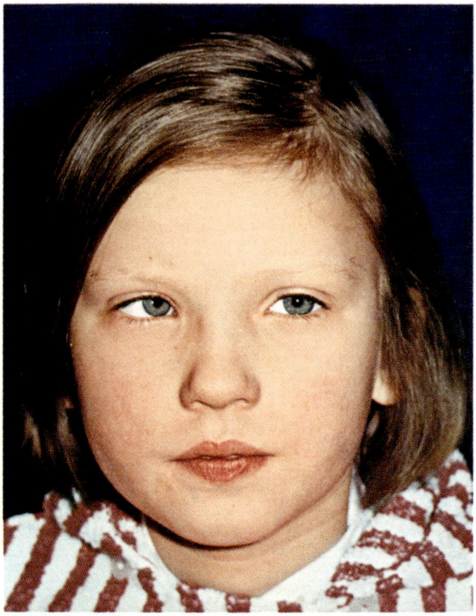

Abb. 16.**3** Akkommodativ-dynamisches Einwärtsschielen. Hyperopie von +2 Dioptrien sph. Visus rechts/links: 1,0. Ohne Brille Schielwinkel 28°. Normale Korrespondenz (8 J., ♀).

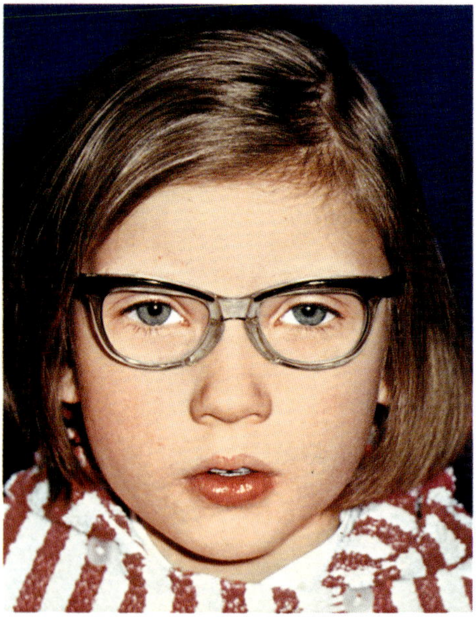

Abb. 16.**4** Gleiche Patientin wie in Abb. 16.**3**: mit Brille Orthostellung. Normale Korrespondenz mit Fusionsbreite von −2 bis +40° (8 J., ♀).

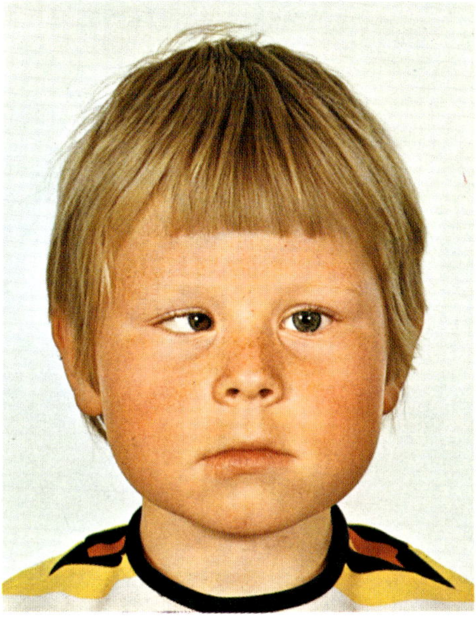

Abb. 16.**5** Strabismus convergens alternans. Schielbeginn: 3. Monat. Linksfixation. Prismen-Cover-Test: 30° Konvergenz. Höhenabweichung 6°. Worth-Bagolini-Test: alternierende Exklusion. Visus c.c. beiderseits 0,5 (5 J., ♀).

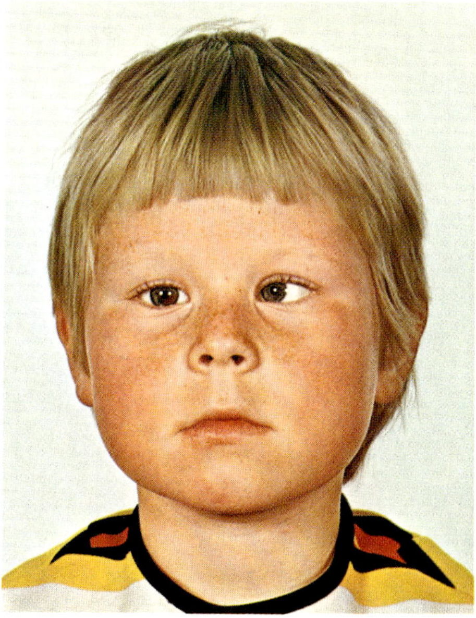

Abb. 16.**6** Strabismus convergens alternans (gleiches Kind wie in Abb. 16.**5**). Rechtsfixation. Prismen-Cover-Test: 25° Konvergenz, Höhenabweichung 5° (5 J., ♀).

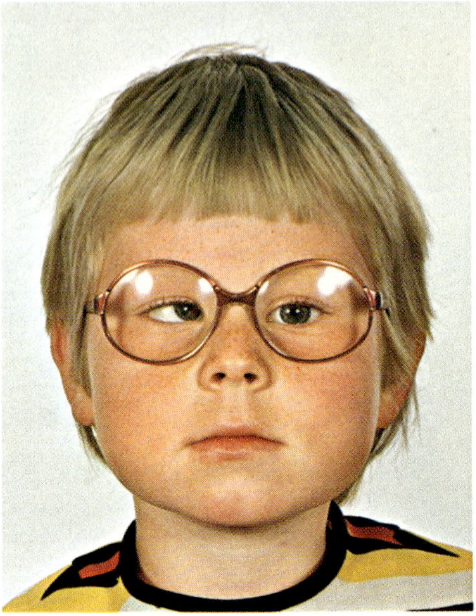

Abb. 16.**7** Gleiches Kind wie in Abb. 16.**5** mit Brille: R + 2,0 sph., L + 1,5 sph. Linksfixation. Geringe Abnahme des Schielwinkels auf 28° (5 J., ♀).

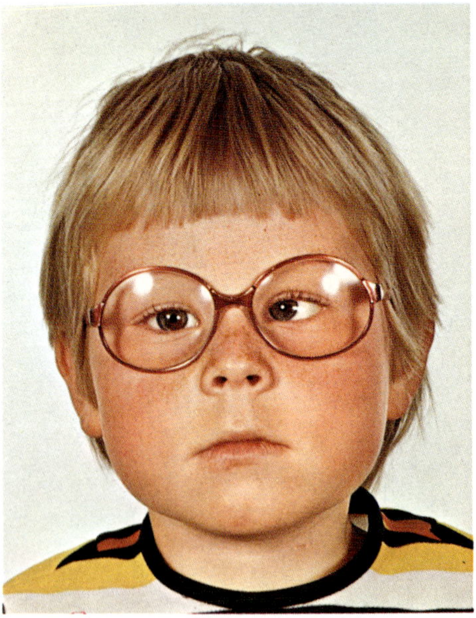

Abb. 16.**8** Gleiches Kind wie in Abb. 16.**5** mit Brille. Rechtsfixation. Abnahme des Schielwinkels auf 23° und der Höhenabweichung auf 3° (5 J., ♀).

Abb. 16.**9** Gleiches Kind wie in Abb. 16.**5** nach Schieloperation. Verlängerung der Sehne des M. rectus internus 7 mm beiderseits nach Gonin-Hollwich. 6 Tage postoperativ. Restwinkel +5°. Keine Höhenabweichung. (5 J., ♀).

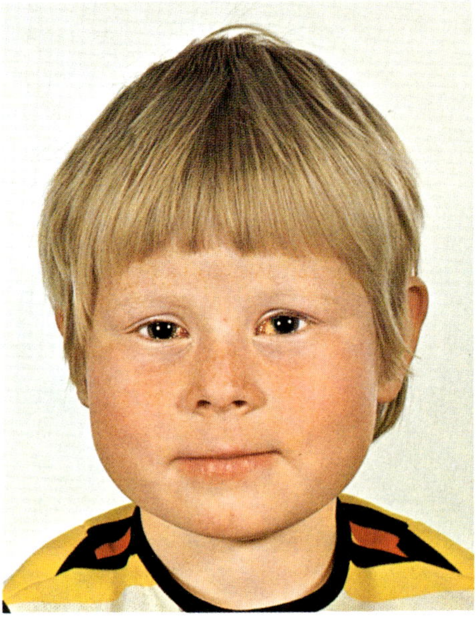

Abb. 16.**10** Gleiches Kind wie in Abb. 16.**5** 5 Tage postoperativ mit Brille. Orthostellung beider Augen. Normale Korrespondenz (5 J., ♀).

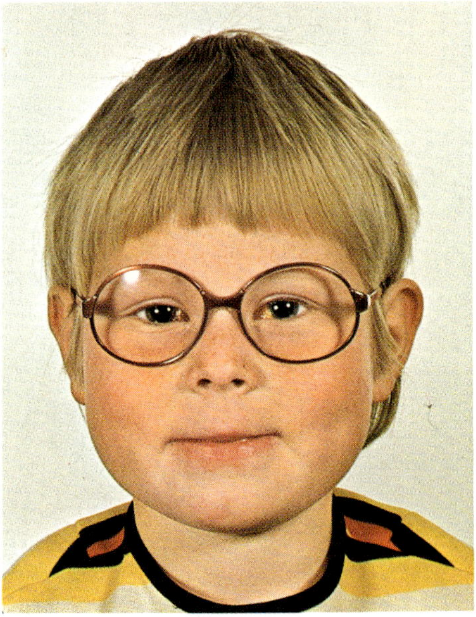

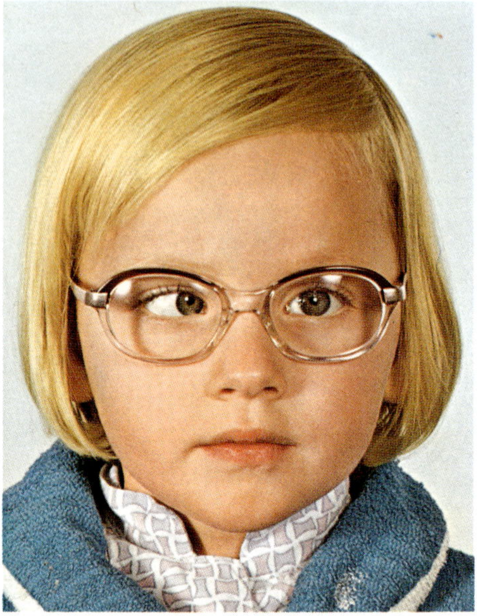

Abb. 16.**11** Strabismus convergens alternans. Schielbeginn mit $1^1/_2$ Jahren. Prismen-Cover-Test: Schielwinkel 30° Konvergenz. Worth-Bagolini-Test: alternierende Exklusion. Visus c.c. beiderseits 0,6 (4 J., ♀).

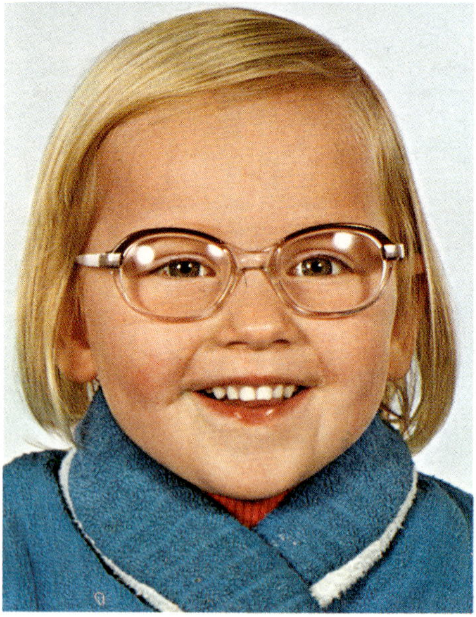

Abb. 16.**12** Gleiches Kind wie in Abb. 16.**11** nach Schieloperation. Verlängerung der Sehne des M. rectus internus 7 mm beiderseits. 10 Tage postoperativ: Orthostellung beider Augen. Normale Korrespondenz (4 J., ♀).

Abb. 16.**13** Strabismus divergens alternans. Mutter schielt. Schielbeginn 5. Lebensjahr. Linksfixation. Prismen-Cover-Test: Ferne −22,5° Divergenz, Nähe −17° Divergenz. Bagolini-Test: alternierende Exklusion. Visus: beiderseits 1,0 s.c. (7 J., ♀).

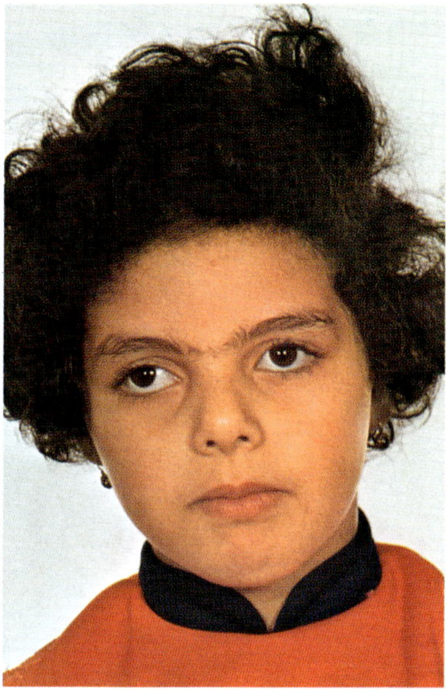

Abb. 16.**14** Gleiches Kind wie in Abb. 16.**13**: 8 Tage nach Schieloperation mit Crosscord, d.h. maximale Rücknähung beider Mm. recti externi um 8 mm und Legen von Haltefäden durch die Ansätze beider Mm. recti externi und durch die Bindehaut hindurch zur Erzielung einer extremen Konvergenzstellung. Die Fäden werden über der Nase geknüpft und für 3 Tage belassen. Augenstellung: Ferne −8° Divergenz, Nähe 0° (7 J., ♀).

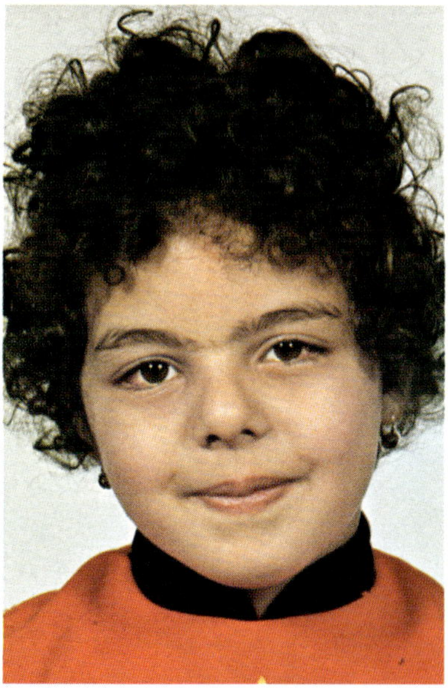

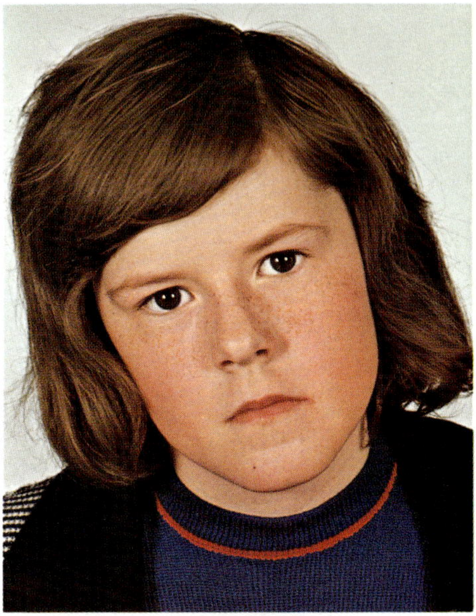

Abb. 16.**15** Torticollis ocularis (kongenitaler Schiefhals). Kongenitale Parese des M. obliquus superior links. Seit 2. Lebensjahr kompensatorische Kopfhaltung (okulärer Schiefhals). Kopf nach rechts zur Gegenseite geneigt. Kinn leicht angezogen. Augen in Orthostellung. Sensorisch: normale Korrespondenz mit Fusion und Tiefensehen (10 J., ♀).

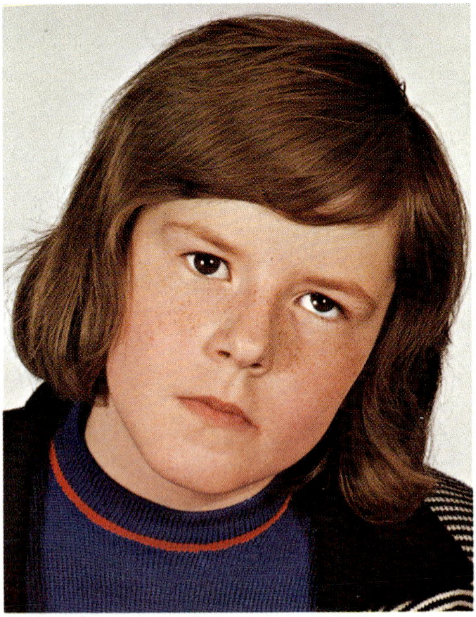

Abb. 16.**16** Gleiches Kind wie in Abb. 16.**15**: Kopfneigetest nach Bielschwosky. Bei Kopfneigung zur Seite des paretischen Muskels: Höhenabweichung mit Einwärtswendung des linken paretischen Auges. Wesentlich zur Erzielung des Bielschowsky-Zeichens: Fixation mit dem rechten, nicht gelähmten Auge (10 J., ♀).

17. Verätzung

Ätzstoffe schädigen nicht nur Bindehaut, Hornhaut und Lederhaut. Sie diffundieren sehr rasch in den Kammerwinkel (Sekundärglaukom!), in das Kammerwasser (Linsentrübung) und in den Glaskörper (Netzhaut-Aderhaut-Schädigung). Dies trifft in erster Linie für Alkalilaugen zu, die deshalb die schlechtere Prognose haben. Säureverätzungen hingegen bilden oberflächliche Schorfe.
Verätzungen erfordern rasche Hilfe. Die wichtigste Maßnahme ist die sofortige Spülung am Unfallort mit Wasser, ersatzweise mit jeder anderen Flüssigkeit, z. B. Milch, Limonade oder Bier. Ungeachtet der großen Schmerzhaftigkeit des verätzten Auges sollte gleichzeitig versucht werden, den Bindehautsack von großen Kalkpartikelchen zu säubern, z. B. mit der Spitze eines Taschentuches. Die weitere Behandlung übernimmt der Facharzt, der bereits vorab telefonisch zu verständigen ist, um verhängnisvolles Warten im Sprechzimmer zu vermeiden.
Die nachstehende Bildreihe zeigt die 3 Stadien der Verätzung. Beim ersten Stadium, der Rötung, ist es wichtig zu wissen, daß der erste Anblick täuschen kann. Je nach Intensität der Verätzung kann schon in wenigen Stunden oder am nächsten Tag das zweite Stadium der ischämischen Schwellung der Bindehaut mit Übergang in die verhängnisvolle ischämische Chemose auftreten. Auf jeden Fall ist stets die Sensibilität der Hornhaut und insbesondere ihrer Peripherie zu prüfen. Hypästhesie weist bereits auf Schädigung der oberflächlichen Stromaschichten der Hornhaut hin.
Im zweiten Stadium, der ischämischen Blasenbildung, ist bereits ein operativer Eingriff, die perilimbale Schlitzung bzw. Umschneidung der Bindehaut (Peritomie), erforderlich, zur Ablassung des toxischen Ergusses, der die Blutzufuhr durch Vasokonstriktion und Kolliquationsnekrose der Gefäße drosselt bzw. aufhebt.
Im dritten Stadium, der Nekrose, droht später die Gefahr des Sekundärglaukoms. Gleichwohl sollte die Passowsche Schlitzung mit Ausschneidung limbusnaher nekrotischer Bindehaut und Punktion des Kammerwassers noch versucht werden. Die sekundäre Drucksteigerung spricht auf Diamox, aber auch auf Betablocker, z. B. Timoptol, an. Im Falle gelungener Druckregulierung ist eine Keratoplastik angezeigt, wenngleich die Prognose nicht sehr gut ist.
Die letzte Abbildung zeigt die wiedergewonnene Durchblutung eines kalkverätzten Auges im zweiten Stadium, nach Passow-Schlitzung.

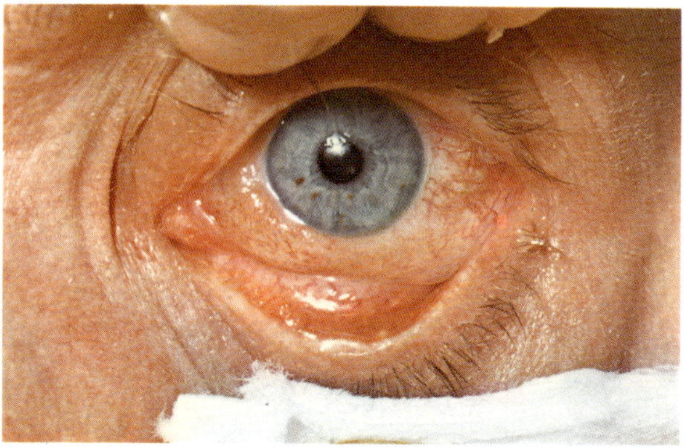

17.1

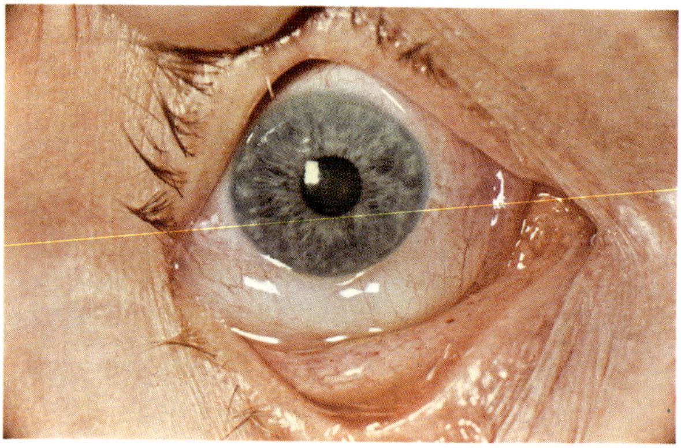

17.2

Abb. 17.**1** Frische Kalkverätzung 1. Grades. Stadium der Rötung oder einfachen Entzündung der Bindehaut. Geringe Hypästhesie der Hornhaut (54 J., ♂).

Abb. 17.**2** Kalkverätzung 2. Grades. Stadium der ischämischen Blasenbildung der Bindehaut mit Flüssigkeitserguß. Ausgeprägte Hypästhesie der Hornhaut im unteren Drittel (66 J., ♂).

17.3

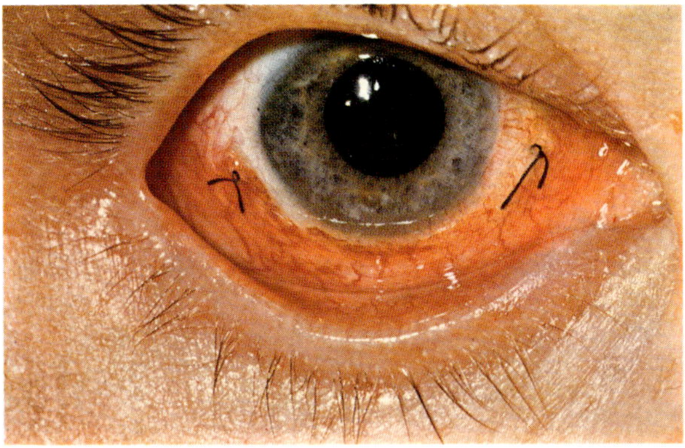

17.4

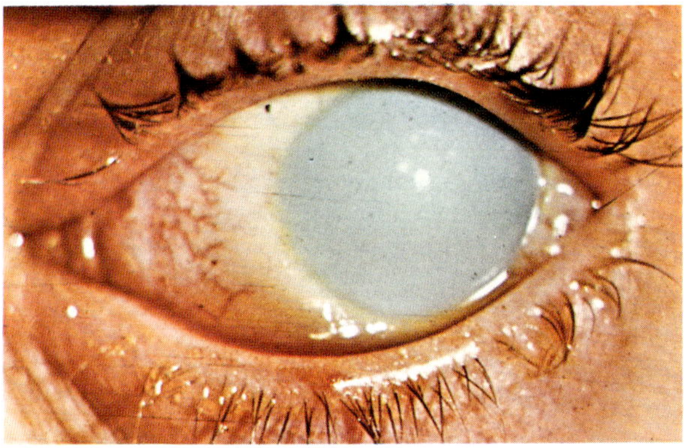

Abb. 17.**3** Zustand nach Passow-Schlitzung bei Kalkverätzung. Limbäre Umschneidung der Bindehaut mit Ablassung des toxischen Transsudates. Entlastung des Randschlingennetzes von dem gefäßverengend wirkenden subkonjunktivalen Erguß. Fixation der geschlitzten Bindehaut durch 2 Seidenknopfnähte. Wiedereintritt der Durchblutung (35 J., ♂).

Abb. 17.**4** Kalkverätzung 3. Grades. Stadium der Nekrose. Bindehaut perilimbär anämisch-blutleer. Hornhaut dicht milchig-grau getrübt. „Gekochtes Fischauge" (20 J., ♂).

18. Verletzungen

Durch mikrochirurgische Technik haben sich die Ergebnisse der Versorgung schwerster Verletzungen in erstaunlichem Maße verbessert. Monofile Nähte sichern die wasserdichte Adaptation von Hornhautwunden. Bei Verletzungen von Iris, Linse und vorderer Glaskörpergrenzmembran lassen sich infektionsgefährdende Linsenmassen absaugen, und durch vordere Vitrektomie läßt sich die Vorderkammer von prolabiertem Glaskörper säubern. Dadurch verhindert man sowohl die Einklemmung von Glaskörper-Linsen-Gewebe in die Wunde als auch die Ausbildung vorderer Synechien mit späterem Sekundärglaukom.
Besondere Aufmerksamkeit erfordern auch Verletzungen im inneren Lidwinkel mit Abriß des unteren Tränenröhrchens. Nicht sachgerechte Versorgung, z. B. durch einfache Situationsnähte, hinterläßt ein tränendes Auge, da die Revision im Narbenstadium kaum noch erfolgreich ist.
Die ersten Abbildungen demonstrieren das klinische Bild und die Versorgung von Lidverletzungen mit Einriß des unteren Tränenröhrchens.
Die nächsten Abbildungen betreffen einfache Hornhautabschürfungen (Erosio corneae), Lidhämatom und Hyposphagma nach Contusio bulbi.
Prellungen führen zum Einriß des Schließmuskels der Pupille bzw. zum Abriß der Regenbogenhaut an der Wurzel, zur Vorderkammerblutung ohne oder mit Blutfärbung der Hornhaut und Sekundärglaukom sowie zum Hämophthalmus, zur Subluxation bzw. Luxation der Linse, zur Berlinschen Trübung der Netzhaut, zum Einriß der Aderhaut oder schlimmstenfalles zum Makulaforamen oder Orariß.
Perforierende Verletzungen können Anlaß zum Irisvorfall und solche von Regenbogenhaut und Linse durch feinste eisenhaltige Splitter zur Siderose von Iris, Linse sowie Netzhaut geben.
Einen Sonderfall bilden Windschutzscheibenverletzungen. Vor der Gurt- bzw. Anschnallpflicht sind dadurch im Bundesgebiet jährlich rund 1000 nicht angeschnallte Kraftfahrer an einem Auge und ca. 50 an beiden Augen praktisch erblindet. Die Schnittwunden in der Stirn-Nasenrücken-, Oberlid- und Augenbrauenregion sind von charakteristischer grober Unregelmäßigkeit und heilen unter Keloidbildung nur entstellend ab. Die Schnittwunden an der Hornhaut sind durch das Absinken des Kopfes nach dem Aufprall auf die Kanten der gebrochenen Windschutzscheibe von ähnlicher grober Struktur; sie quellen infolgedessen rasch und verlangen eine weiträumige Nahtführung, um die wasserdichte Adaptation der Wundränder zu sichern.

Eine weitere Verletzungsart, die durch Verkehr, Sport und Spiel sowie durch Faustschlag entsteht und auch in erheblichem Maße zugenommen hat, ist die Blow-out-Fraktur. Kennzeichnend ist – nach Anheben der geschwollenen Lider – das Zurückbleiben des Augapfels bei Führungsbewegungen nach oben und unten (vgl. Abb. 18.**24**ff.). In etwa der Hälfte der Fälle besteht nur ein Spaltbruch des Orbitabodens mit eingeklemmter Hernie. In diesen Fällen genügt die Befreiung des orbitalen Gewebes einschließlich des M. rectus inferior, seltener des M. obliquus inferior im Hand-über-Hand-Verfahren nach Bleeker und die Deckung des Spaltes mit einer Teflonscheibe. In komplizierten Fällen ist die interdisziplinäre Versorgung mit Hilfe des Kieferchirurgen bzw. des Rhinologen erforderlich.

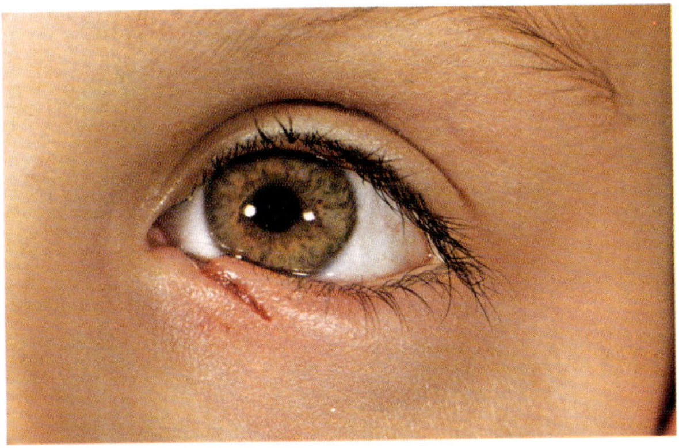

Abb. 18.**1** Abriß des unteren Tränenröhrchens durch Spielverletzung. Die zunächst harmlos aussehende, schräg verlaufende Lidwunde hat auch das untere Tränenröhrchen durchtrennt. Ophthalmochirurgische Wundversorgung mit Naht des Tränenröhrchens über Spezialsonde (Kellnar, Worst) erforderlich ($3^1/_2$ J., ♂).

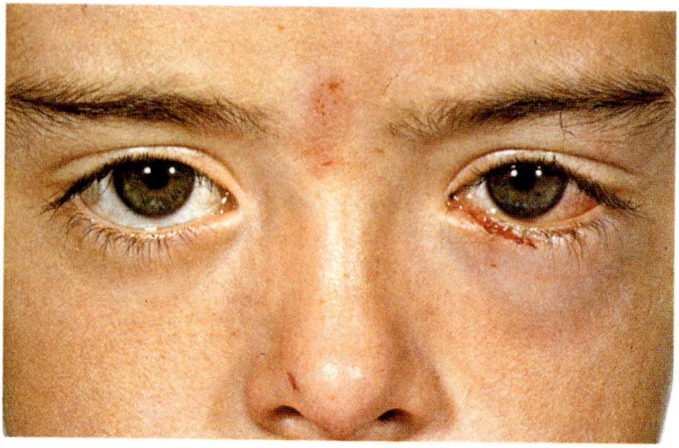

18.2

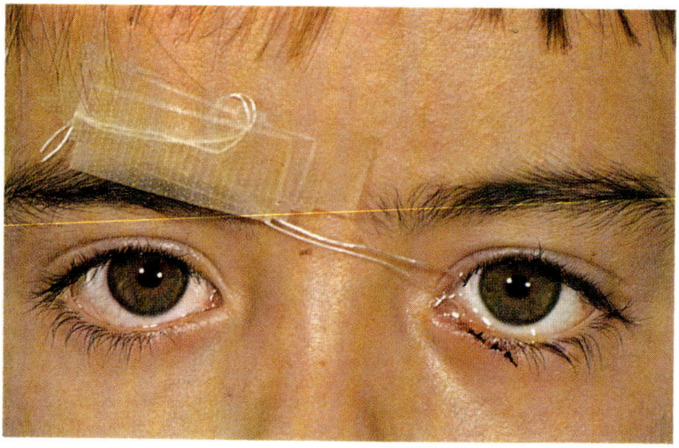

18.3

Abb. 18.**2** Einriß des linken Unterlides und des Tränenröhrchens durch Sturz auf den Fahrradlenker. Die Wunde verläuft dicht am Lidrand, vom inneren Lidwinkel zur Lidmitte (7 J., ♂).

Abb. 18.**3** Gleicher Patient wie in Abb. 18.**2**. Nach Einführung der Retrogradsonde (Kellnar, Worst) durch das obere Tränenpünktchen, Aufnehmen des abgetrennten distalen Kanälchenabschnittes, Durchführen der mit einer Öse versehenen Sondenspitze durch das untere Tränenpünktchen. Einfädeln eines Supramidfadens und retrograde Führung der Sonde bis zum Durchtritt des Fadens aus dem oberen Tränenpünktchen. Befestigung der beiden Fadenenden aus dem oberen und unteren Tränenpünktchen an der Stirne. Schichtweise Naht von Haut und Schleimhaut.

18.4

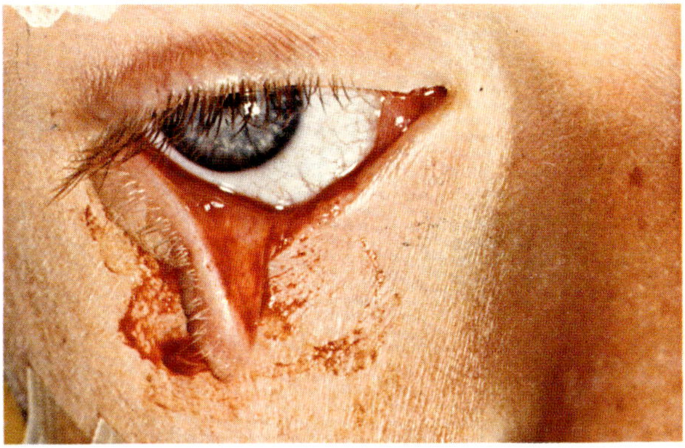

18.5

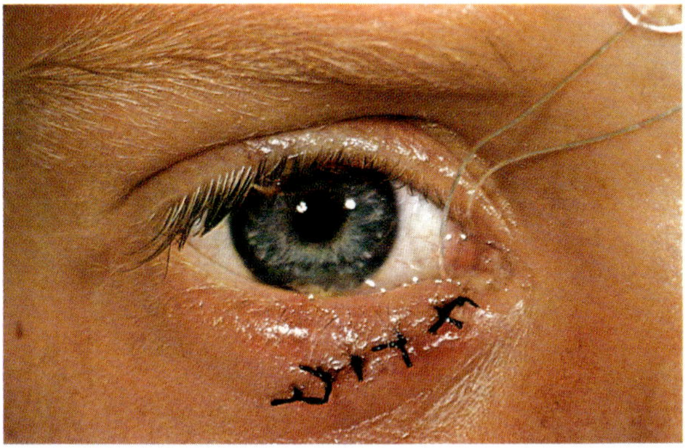

Abb. 18.**4** Abriß des Unterlides durch Draht beim Basteln. Beim Herausziehen des Drahtes reißt der innere Lidwinkel ein. Der mit eingerissene Unterlidrand steht senkrecht nach unten ab. Auf der abgerissenen Lidkante ist das Tränenpünktchen deutlich erkennbar (8 J., ♂).

Abb. 18.**5** Gleicher Patient wie in Abb. 18.**4**: Zustand 1 Tag nach operativer Versorgung. Schichtweiser Verschluß der Lidwunde. Naht des unteren Tränenröhrchens über Pigtail-Sonde nach Worst. Die beiden Fadenenden aus dem oberen und dem unteren Tränenpünktchen werden zusammen auf der Stirn befestigt. Tägliche vorsichtige Bewegung der Fäden über 6 Wochen (8 J., ♂).

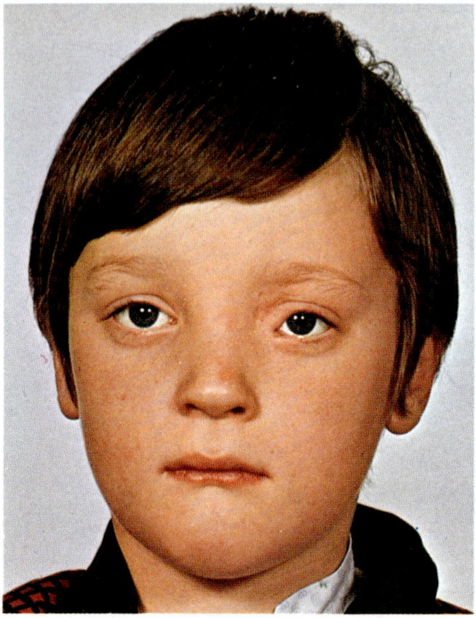

Abb. 18.**6** Zustand nach Hundebißverletzung. Einfacher Wundverschluß durch „Situationsnähte". Der linksseitige Abriß des unteren Tränenröhrchens blieb unversorgt. Bleibender narbiger Verschluß des unteren Tränenröhrchens. Epiphora, Tränensee (8 J., ♂).

Abb. 18.**7** Erosio corneae. Flächenhafte Epithelabschürfung in der Mitte der Hornhaut. Reflexbildung (Fensterkreuz) der Hornhaut matt. Intensive Grünfärbung durch Fluorescein. Durch freigelegte Hornhautnerven erhöhte Schmerzhaftigkeit. Perikorneale bzw. ziliare Injektion (61 J., ♀). ►

Abb. 18.**8** Lidhämatom und Hyposphagma nach Contusio bulbi. Bulbäre Bindehaut im unteren und temporalen Abschnitt unterblutet. Pupille mittelweit, durch gleichzeitige traumatische Sphinkterschädigung träge reagierend. Fundus: Berlinsches Ödem (24 J., ♂). ►

Abb. 18.**9** Sphinkterriß bei 6 Uhr nach Contusio bulbi. Einriß des Schließmuskels der Pupille. Der Schließmuskel reißt dann ein, wenn im Augenblick des Traumas die Pupille weit und der Sphinkter entspannt, verdünnt ist. Die Iris an der Wurzel hingegen reißt ein, wenn im Augenblick des Traumas die Pupille eng und die Regenbogenhaut ausgespannt und verdünnt ist (36 J., ♀). ►

18.7

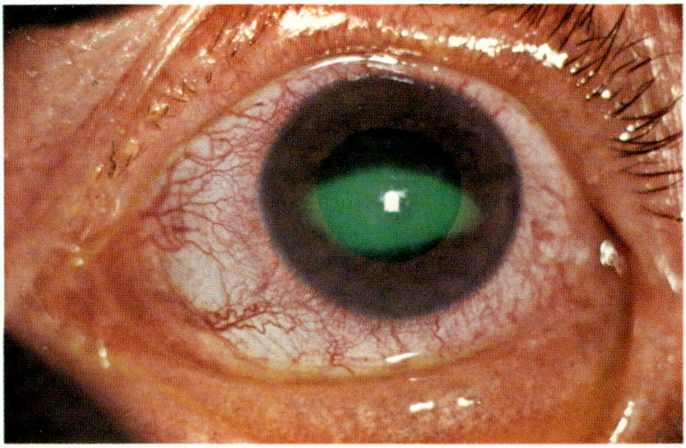

18.8

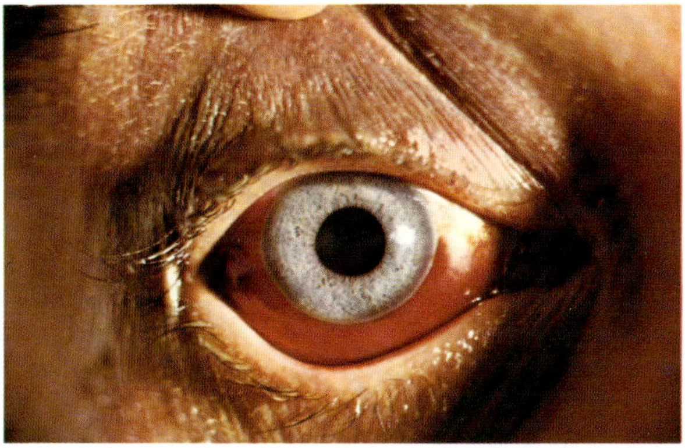

18.9

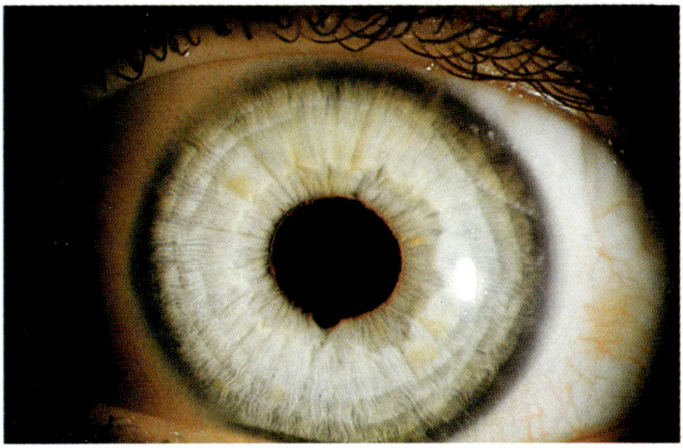

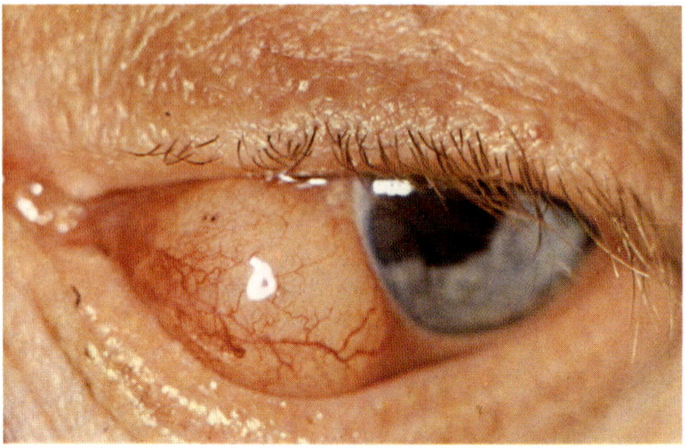

Abb. 18.**10** Luxatio lentis unter die Bindehaut. Die Linse ist nasal unter die bulbäre Bindehaut luxiert, die sich – mit verflüssigtem Glaskörper gefüllt – blasenartig aus dem Lidspalt vorwölbt. Gedeckte Perforation nach Holzscheitverletzung (68 J., ♂).

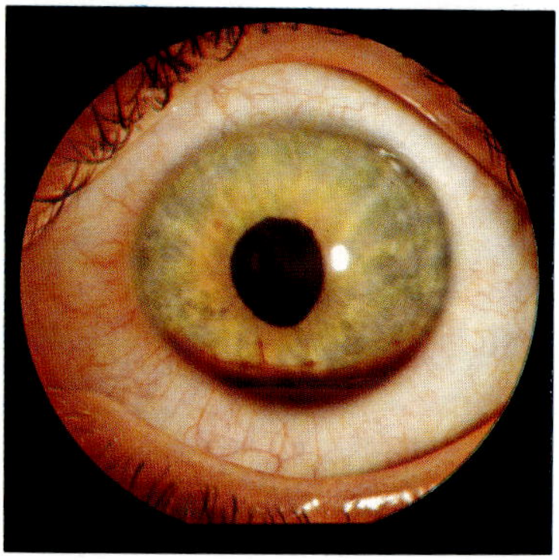

Abb. 18.**11** Hyphäma. Traumatische Mydriase und ovaläre Entrundung der Pupille. Nach Contusio bulbi durch Schneeballwurf. Die Blutung in die Vorderkammer hat sich bereits abgesetzt und zeigt angedeutete Spiegelbildung (11 J., ♂).

18.12

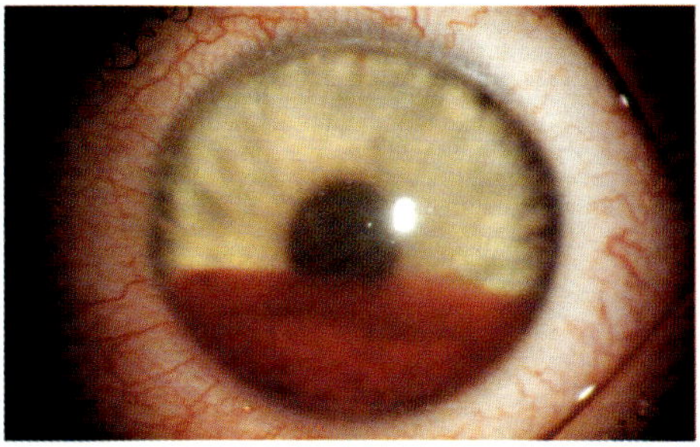

18.13

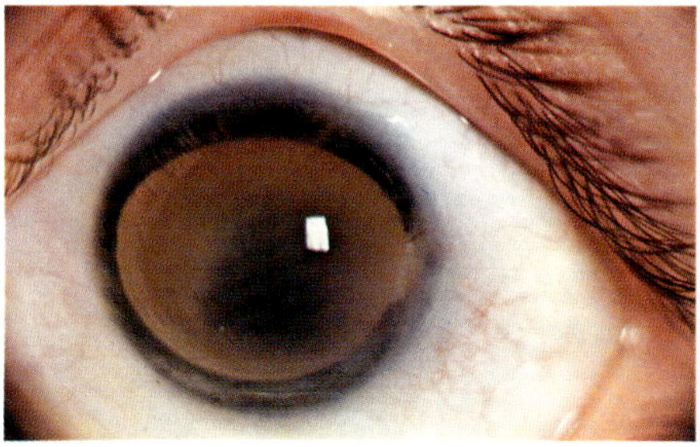

Abb. 18.**12** Hyphäma nach Contusio bulbi (Pfeilschuß). Bis in die Pupillenmitte reichende geschichtete Vorderkammerblutung. Spiegelbildung. Hornhautödem durch sekundäre Drucksteigerung. Pupille durch Sphinkterschädigung ovalär entrundet, von träger Reaktion. Sekundäre Heterochromie durch Blutfärbung der Iris. Kongestive Hyperämie der leicht ödematösen bulbären Bindehaut (14 J., ♂).

Abb. 18.**13** Blutfärbung der Hornhaut nach Contusio bulbi (Pfeilschuß). Vollständige rezidivierende Einblutung der Vorderkammer vor 6 Monaten. Durch traumatische und posttraumatische Schädigung der Hornhaut (erhöhter Druck, Ernährungsstörung durch Preßwirkung des Blutes und durch Abbauprodukte des Hämoglobins) dringt Blut durch das geschädigte Endothel in das Hornhautparenchym ein und setzt sich als abgebauter Blutfarbstoff fest. Hochgradige Atrophie der Regenbogenhaut (7 J., ♂).

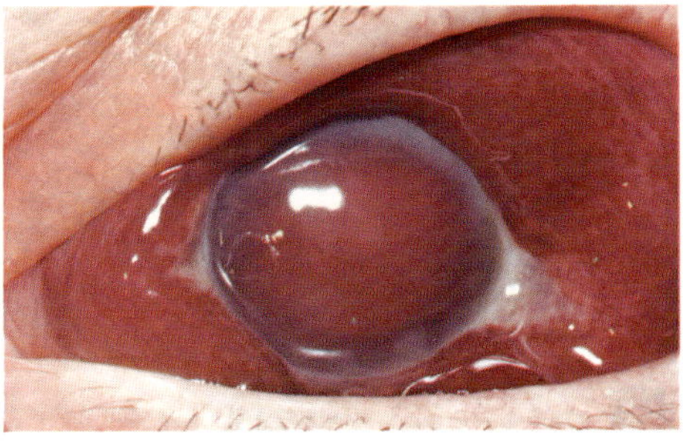

Abb. 18.**14** Hämophthalmus nach Contusio bulbi. Kissenartige Unterblutung der Bindehaut. Vollständige Einblutung der Vorderkammer. Beginnende Blutfärbung der Hornhaut. Sekundäre Drucksteigerung (68 J., ♀).

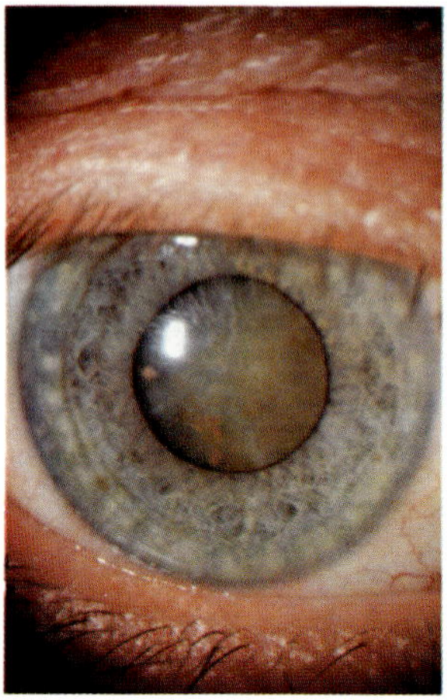

Abb. 18.**15** Siderosis lentis. Linse dicht getrübt, in leichter Quellung (Cataracta complicata). Punkt- und fleckförmige, rostbraune Niederschläge auf und unter der Kapsel. Vor 3 Monaten – als traumatische Konjunktivitis gedeutet – Verletzung durch kleinen Eisensplitter. Eintritt durch die Lederhaut. Keine Röntgenkontrolle trotz Hinweis auf Metallbearbeitung in der Anamnese. ERG ausgelöscht (45 J., ♂).

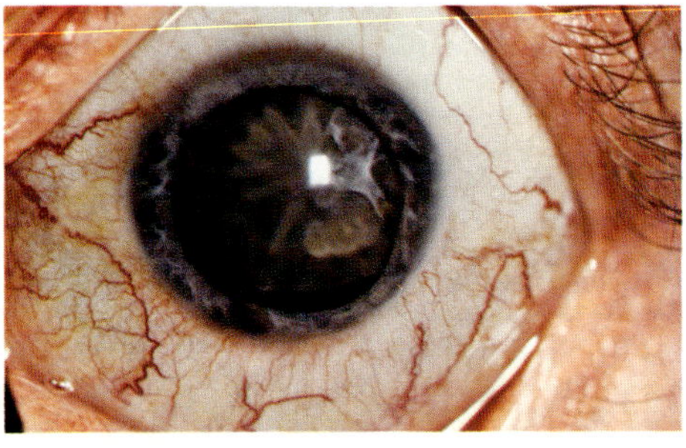

Abb. 18.**16** Subluxatio lentis nach Contusio bulbi. Subkapsuläre Perforationsrosette. Linsenkapsel an umschriebener Stelle grau-weiß getrübt. Traumatische, irreversible Mydriase der entrundeten Pupille. Atrophie der Regenbogenhaut (53 J., ♂).

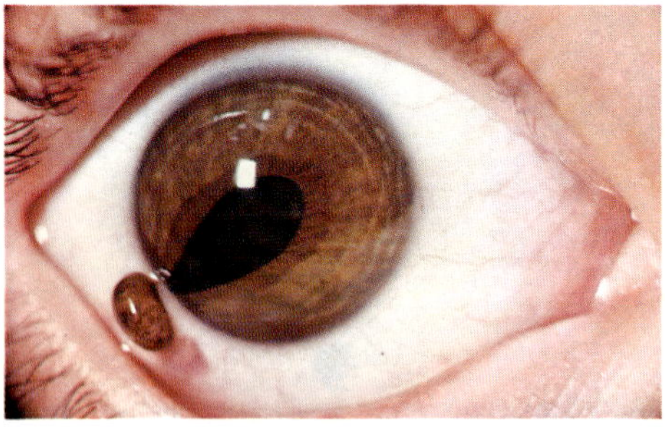

Abb. 18.**17** Irisvorfall nach perforierender Verletzung. Die Pupille ist birnenförmig zur Lederhautwunde verzogen. Iris eingeklemmt. Unfall vor 2 Stunden. Irisgewebe noch nicht entfärbt (11 J., ♂).

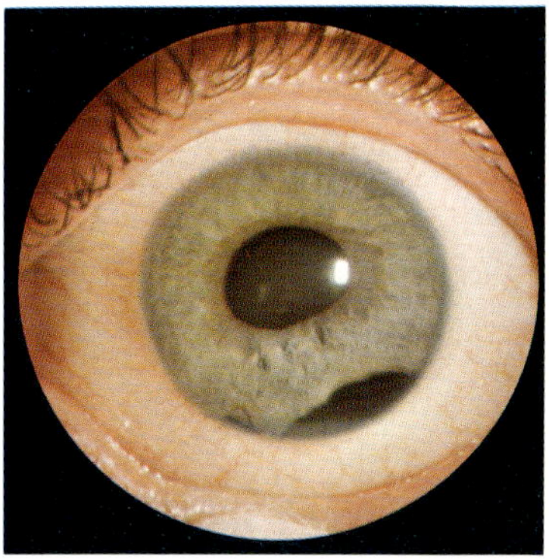

Abb. 18.**18** Iridodialyse nach Contusio bulbi. Abriß der Iris an der Wurzel zwischen 5 und 6 Uhr. Pupille ovalär entrundet (19 J., ♂).

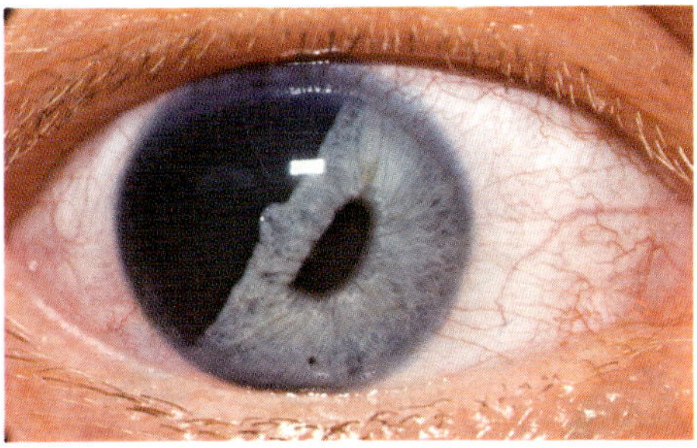

Abb. 18.**19** Iridodialyse nach Trauma. Vollständiger Abriß der temporalen Irishälfte an der Wurzel von 7 über 9 nach 1 Uhr. Pupille nach nasal verzogen, schlitzförmig verengt, entrundet. Starke Blendung bei hellem Licht (35 J., ♂).

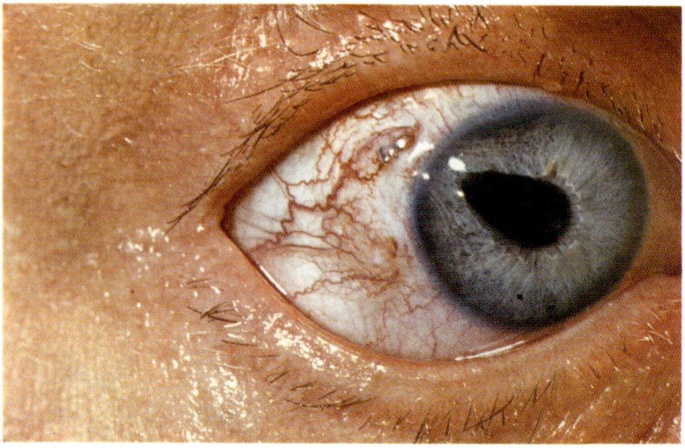

18.20

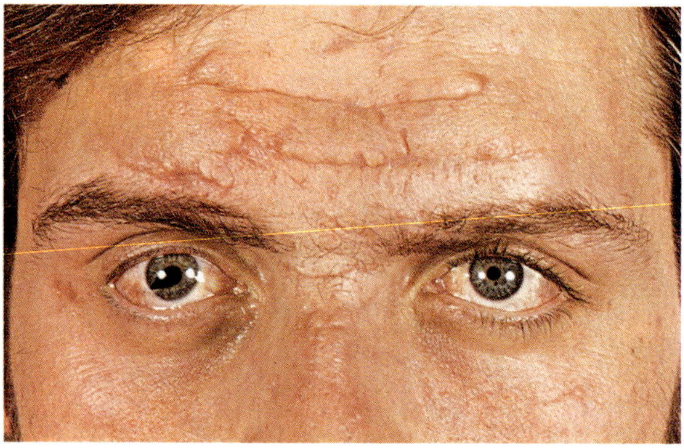

18.21

Abb. 18.**20** Gleicher Patient wie in Abb. 18.**19** nach Anheftung der Iriswurzel. 2 Nähte im temporalen Kammerwinkel fixieren die abgerissene Regenbogenhaut. 5 Tage postoperativ. Rückgang der Blendung (35 J., ♂).

Abb. 18.**21** Windschutzscheibenverletzung. Typische keloidartige Narbenbildung, querverlaufend über Nasenrücken, Oberlid-Augenbrauen-Region und Stirn verlaufend. Rechts perforierende Augapfelverletzung (19 J., ♂).

18.22

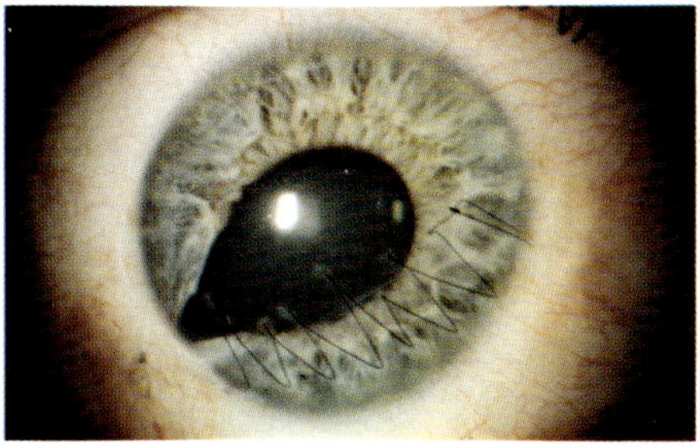

18.23

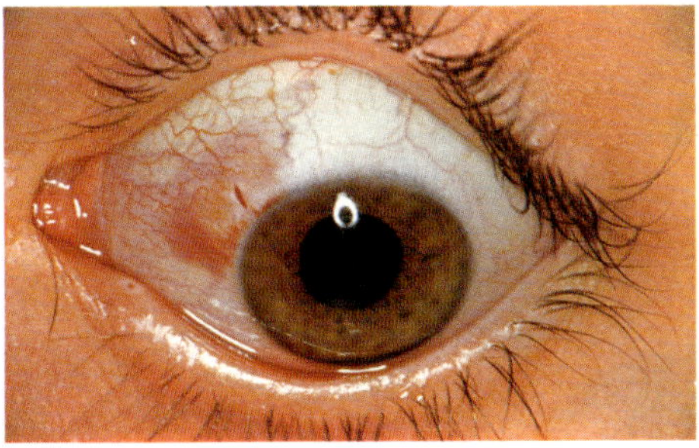

Abb. 18.**22** Rechtes Auge des gleichen Patienten wie in Abb. 18.**21**. Perforierende Hornhautwunde durch fortlaufende atraumatische, monofile Naht verschlossen. Fadenknoten außerhalb, bei 8 Uhr in die Episklera gelegt. Birnförmiges operatives Iriskolobom bei 8 Uhr nach Abtragung der vorgefallenen, entfärbten Regenbogenhaut (3 Tage nach Unfall) (19 J., ♂).

Abb. 18.**23** Perforierende Splitterverletzung. Kleines, radiär stehendes, schlitzförmiges Loch mit scharfen Rändern bei 11 Uhr am Limbus in der Lederhaut. Vorderkammer, Pupille regelrecht. Röntgenologisch: intraokularer eisenhaltiger Metallsplitter (14 J., ♂).

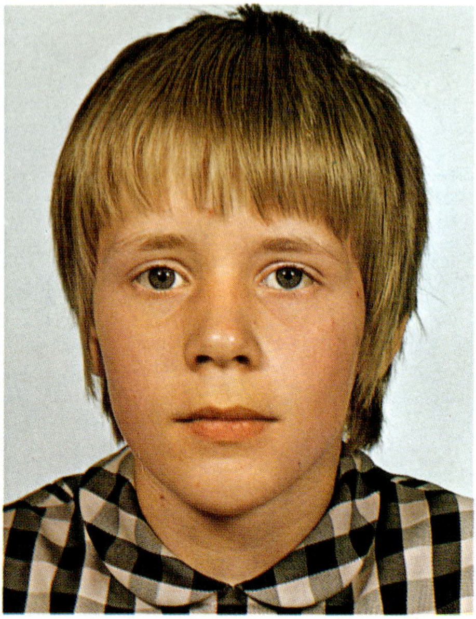

Abb. 18.**24** Blow-out-Fraktur links. Blick geradeaus: keine Motilitätsstörung, kein Doppelsehen. Vor 5 Tagen versehentliche Trittverletzung mit Schuhabsatz beim Turnen (11 J., ♀).

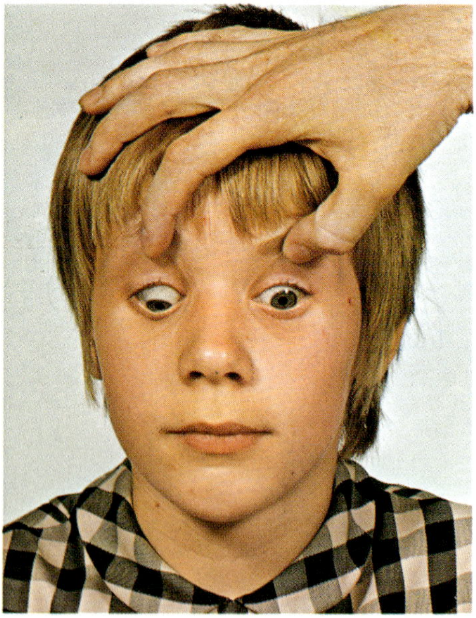

Abb. 18.**25** Gleiche Patientin wie in Abb. 18.**24**: beim Blick nach unten Zurückbleiben des linken Augapfels. Doppelsehen (11 J., ♀).

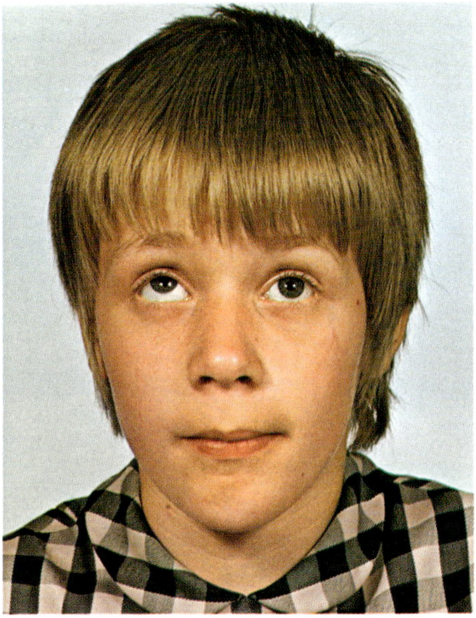

Abb. 18.**26** Gleiche Patientin wie in Abb. 18.**24**: beim Blick nach oben Zurückbleiben des linken Augapfels. Doppelsehen (11 J., ♀).

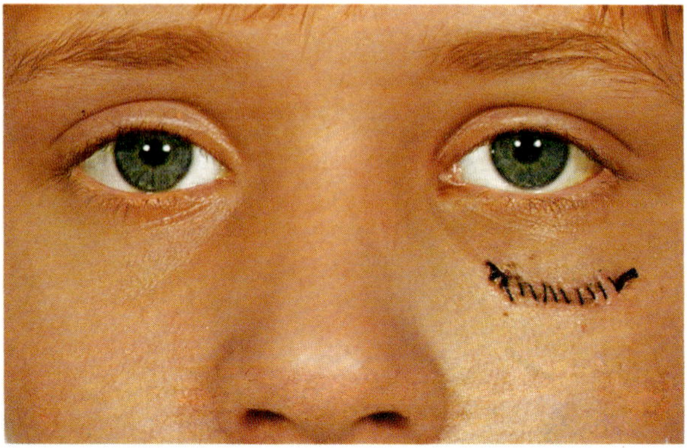

18.27

Abb. 18.**27** Gleiche Patientin wie in Abb. 18.**24**: 8 Tage postoperativ. Hervorholen des eingeklemmten M. rectus inferior aus dem Spaltbruch des Orbitabodens im Hand-über-Hand-Verfahren nach Bleeker. Abdecken des Spaltes mit Teflonplatte, die am Periost fixiert wird. Verschluß der Periorbita mit Catgutfäden. Naht der Hautwunde mit fortlaufenden Seidenfäden (11 J., ♀).

Abb. 18.**28** Gleiche Patientin wie in Abb. 18.**24**: Motilitätsprüfung mit Lees screen, präoperativ (11 J., ♀). ►

Abb. 18.**29** Gleiche Patientin wie in Abb. 18.**24**: Motilitätskontrolle mit Lees screen. 6 Wochen postoperativ (11 J., ♀). ►

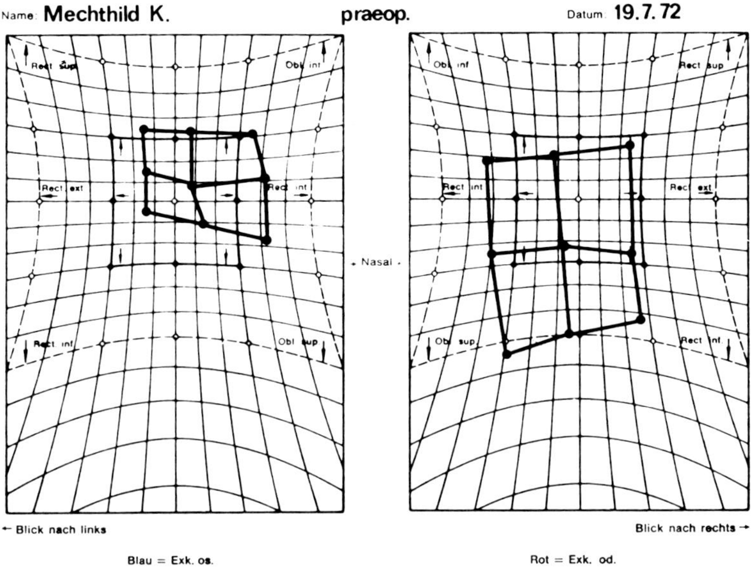
Name: Mechthild K.
praeop.
Datum: 19.7.72
Rect sup
Obl inf
Rect ext
Rect int
Rect inf
Obl sup
Obl inf
Rect sup
Rect int
Rect ext
Obl sup
Rect inf
Nasal
← Blick nach links
Blick nach rechts →
Blau = Exk. os.
Rot = Exk. od.

18.28

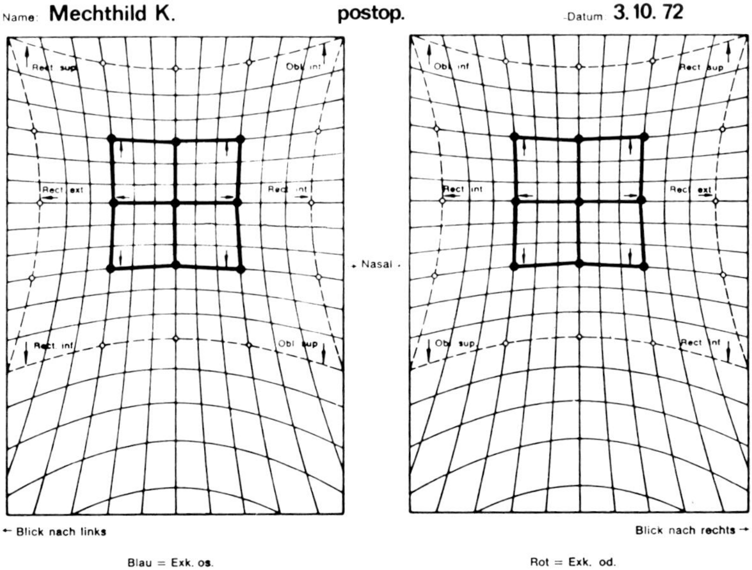
Name: Mechthild K.
postop.
Datum: 3.10.72
Rect sup
Obl inf
Rect ext
Rect int
Rect inf
Obl sup
Obl inf
Rect sup
Rect int
Rect ext
Obl sup
Rect inf
Nasal
← Blick nach links
Blick nach rechts →
Blau = Exk. os.
Rot = Exk. od.

18.29

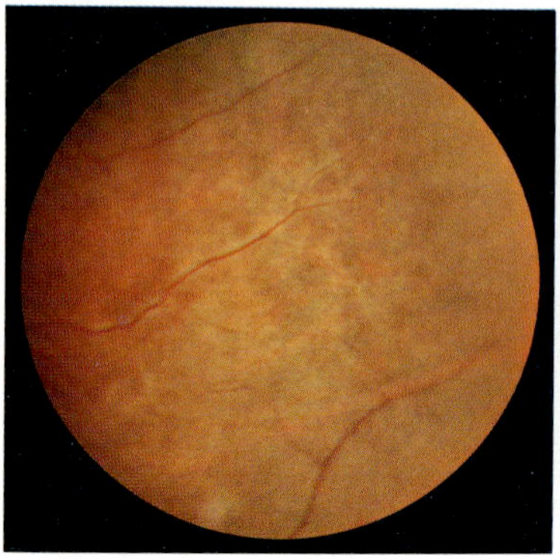

Abb. 18.**30** Berlin-Ödem am linken Auge. Einen Tag nach Contusio bulbi durch Apfelwurf. Weiß-grauer ischämischer Netzhautbezirk in der temporal-oberen Peripherie als Folge der prellungsbedingten spastischen Kontraktion der Netzhautarterien. Perivaskuläre, helle Streifen entlang der verdünnten Arterie, die in der Bildmitte bis zur Teilung schräg nach außen oben zieht. Zwei von dieser Arterie schräg nach außen unten laufende, feine Ästchen (Arteriolen) sind noch weitgehend blutleer (12 J., ♂).

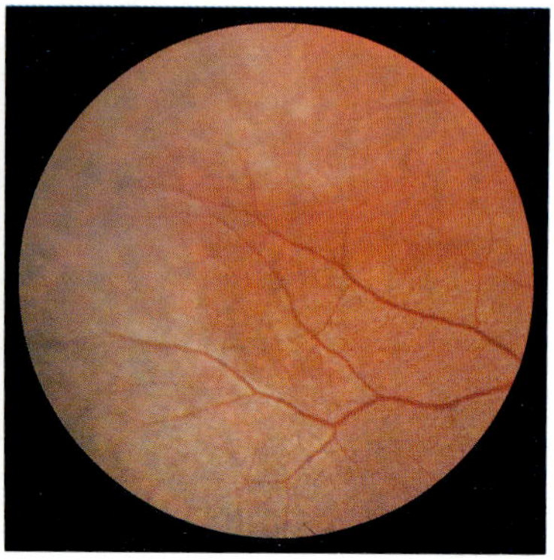

Abb. 18.**31** Berlin-Ödem am rechten Auge. Vor 3 Stunden Contusio bulbi durch Ballwurf. Weiß-graue ischämische Netzhaut in der temporalen Peripherie. Nur ein schmaler, sich zum nasaloberen Bildrand erweiternder Abschnitt ist ausgespart und regelrecht durchblutet. Unter dem Netzhautödem werden temporal außen die Konturen der Aderhautgefäße eben sichtbar. Die temporal unten sich in einzelne Äste aufteilende Arterie zeigt deutlich perivaskuläre Aufhellungsstreifen als Ausdruck der posttraumatischen Vasokonstriktion (15 J., ♀).

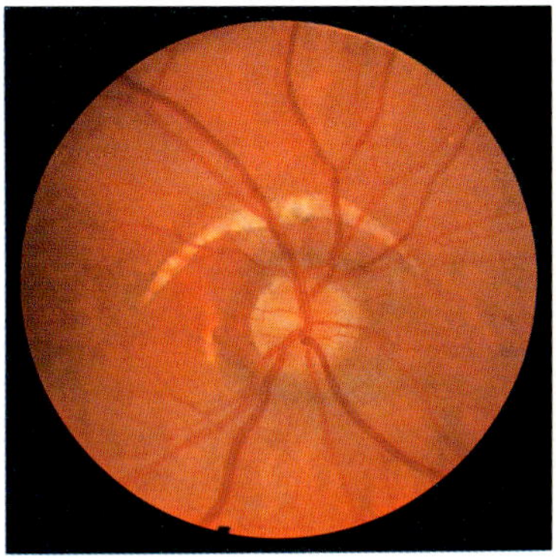

Abb. 18.**32** Aderhautruptur nach Contusio bulbi. Großer bogenförmiger und kleiner, senkrechter, konzentrisch zum Papillenrand verlaufender, hellweißer Einriß. Das Weiß der von Aderhaut entblößten Lederhaut ist sichtbar. Prellungsverletzung durch Expander (12 J., ♀).

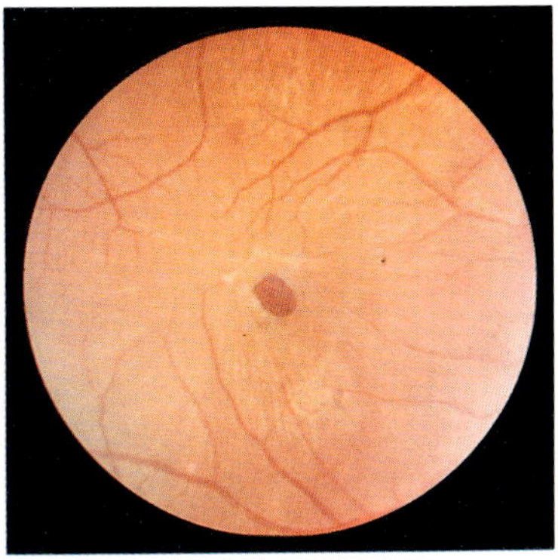

Abb. 18.**33** Makulaforamen nach Contusio bulbi. Scharf begrenzter, ausgestanzter Rand, tiefdunkler Grund, ovaläre Entrundung durch Narbenzug (radiäre Traktionsfalten der Netzhaut). Visus: 5/35, Verletzung durch Steinschleuder (14 J., ♂).

19. Augenbefunde bei farbigen Rassen

Erfahrungsgemäß treten bei Angehörigen farbiger Rassen, die außerhalb ihres Geburtslandes leben, mit wenigen Ausnahmen in der Regel die gleichen Erkrankungen am Auge auf, wie sie bei solchen der weißen Rasse vorkommen.
Abgesehen von dem rassisch bedingten Unterschied im Farbkolorit des Fundus, zeigen die nachstehenden Farbfotos bei den verschiedenen Erkrankungen des Augenhintergrundes die gleichen typischen Veränderungen, die dem jeweiligen Krankheitsbild zugeordnet sind.
Im einzelnen handelt es sich bei den Farbfotos, die aus der Sammlung von Prof. *Blodi* (Iowa City) stammen, um folgende Krankheitsbilder: Retinopathia hypertensiva (angiospastica), Lipaemia retinalis, primäre Optikusatrophie, konnatale Toxoplasmose, venöse Stase bei Hypertonie.
Die Vorderabschnittsaufnahme zeigt das bei Afrikanern häufiger – in unseren Breiten seltener – vorkommende Bild der Sarkoidose der vorderen Uvea.

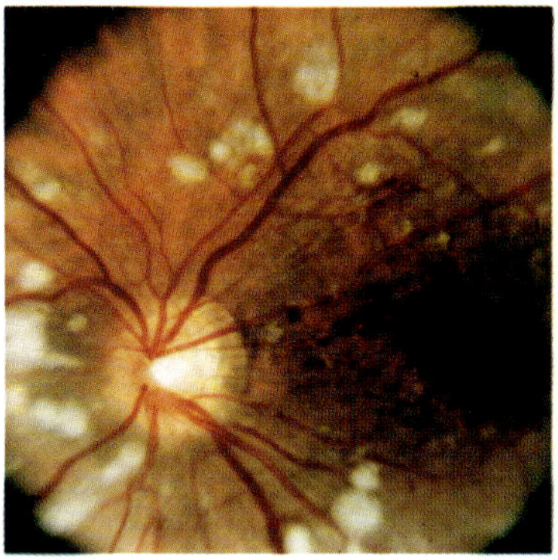

Abb. 19.**1** Retinopathia hypertensiva (Fundus eines Afrikaners). (Thiel Stadium III). Hauchiges Papillenödem. Engstellung der stark verdünnten Netzhautgefäße. Peripapillär zahlreiche Cotton-wool-Herde, die sich z.T. bis in die mittlere Peripherie erstrecken. Blutdruck: 220/120 mmHg (58 J., ♂).

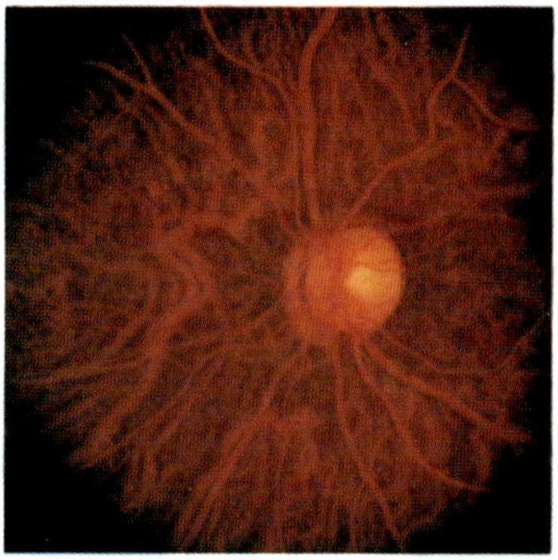

Abb. 19.**2** Lipaemia retinae (Fundus eines Afrikaners). Das gesamte Netzhautgefäßsystem ist von milchig gelbrötlicher Farbe. Es handelt sich um eine Fettstoffwechselstörung (Hyperlipoproteinämie) mit erhöhtem Triglycerinspiegel (32 J., ♂).

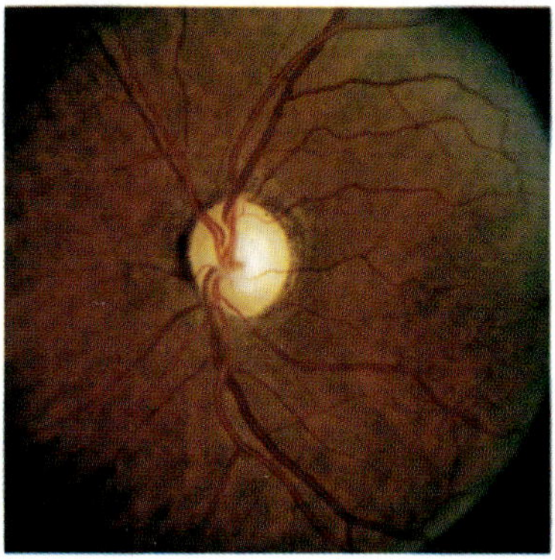

Abb. 19.**3** Primäre Optikusatrophie (Fundus eines Afrikaners). Die scharf begrenzte Papille ist – vor allem temporal – blaß-atrophisch. Die Netzhautarterien sind abschnittweise verdünnt, die makularen Venolen stärker geschlängelt. Es handelt sich um eine Fraktur des Canalis opticus nach Schädelbasisbruch (18 J., ♂).

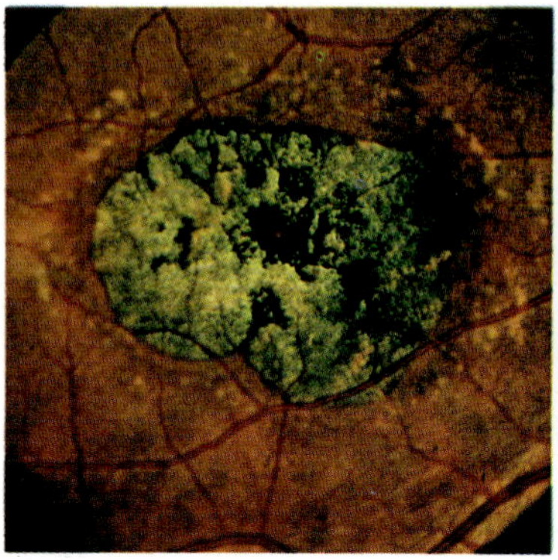

19.4

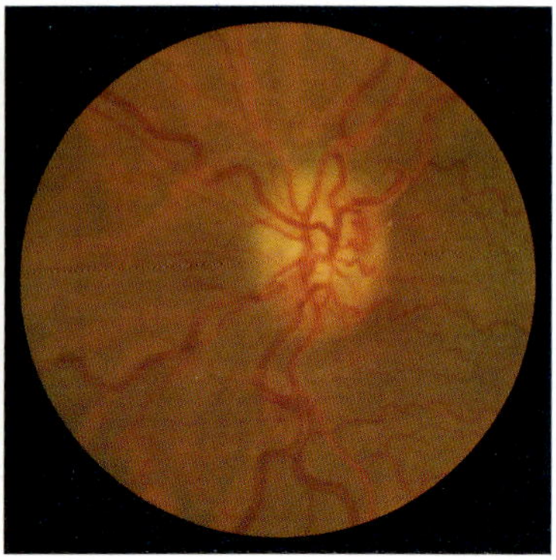

19.5

Abb. 19.**4** Toxoplasmoseherd (Fundus eines Afrikaners). In der Makula liegender „Rosettenherd“ nach François bei konnataler Toxoplasmose. Der große, gelbgrünliche chorioretinale Narbenherd zeigt tintenklecksartige Pigmentierung. Die Netzhautgefäße ziehen darüber hinweg (26 J., ♀).

Abb. 19.**5** Venöse Stase bei Hypertonie und Aortenstenose (Fundus eines Philippiners). Netzhautvenen gestaut und stellenweise tortuositasartig geschlängelt. Arterien eng gestellt, mit hellglänzenden Reflexen. Bei 2 und 7 Uhr haben die Vv. temporales superior und inferior eine starke S-förmige Krümmung und offenbar eine gemeinsame Adventitia mit den an diesen Stellen anliegenden Arterien. Die Papille ist ebenso wie die peripapilläre Netzhaut ödematös, mit wundernetzartigen Neubildungen nasal. Die makularen Venolen sind korkzieherartig geschlängelt. – Blutdruck 160/120 mmHg (48 J., ♀).

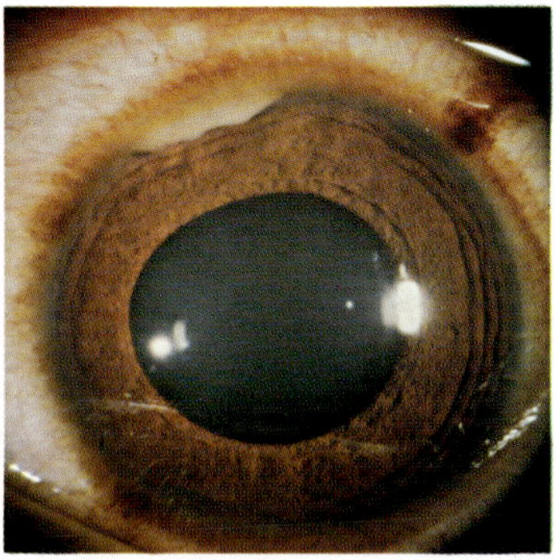

Abb. 19.**6** Sarkoidose (Auge eines Afrikaners). Der Limbus ist von einem lückenlosen Pigmentring umgeben, der von 2 bis 7 Uhr Stellen stärkerer Pigmentansammlung aufweist. Von ½ 11 bis 12 Uhr ist der Kammerwinkel von einem weißgelben Sarkoidoseknoten ausgefüllt, der die Regenbogenhautwurzel in Richtung der medikamentös erweiterten Pupille abdrängt. Die histologische Untersuchung eines mitbefallenen regionären Lymphknotens ist für die Diagnose von Nutzen. – Die Sarkoidose findet sich vorwiegend bei Farbigen (15 J., ♀).

Sachverzeichnis